普通高等学校省级规划教材

安徽省高等学校一流教材

医院概论

第2版

主　编　王　魁

副主编　陈兴智

编　委（按姓氏笔画排序）

王　魁　王　群　李传辉

李静霞　吴述银　张　敏

陈　玮　陈兴智　周　焕

潘　玮

中国科学技术大学出版社

内 容 简 介

　　本书共15章,主要内容包括医院发展历程,现代医院属性,医疗服务内容、工作流程,医疗质量,医疗安全,医患关系,医院人事管理,经营管理,医疗卫生改革等。本书贴近普通医务员工的视角与需求,能较好地为医学生和医务人员提供职业知识支持。

图书在版编目(CIP)数据

医院概论/王魁主编. —2 版. —合肥:中国科学技术大学出版社,2020.1
ISBN 978-7-312-04874-6

Ⅰ.医… Ⅱ.王… Ⅲ.医院—管理 Ⅳ.R197.32

中国版本图书馆 CIP 数据核字(2020)第 020176 号

出版	中国科学技术大学出版社
	安徽省合肥市金寨路 96 号,230026
	http://press.ustc.edu.cn
	https://zgkxjsdxcbs.tmall.com
印刷	安徽省瑞隆印务有限公司
发行	中国科学技术大学出版社
经销	全国新华书店
开本	787 mm×1092 mm　1/16
印张	18.75
字数	456 千
版次	2014 年 6 月第 1 版　2020 年 1 月第 2 版
印次	2020 年 1 月第 3 次印刷
定价	50.00 元

第 2 版前言

    《医院概论》第 2 版吸收了近些年国家医疗卫生事业和医院改革发展的重要内容,优化了全书的内在逻辑结构和篇章布局,对第 1 版大部分内容进行了更新,突出了本书作为医学生和医务人员职业手册以及公众了解医院指南的特点。

    《医院概论》不同于以医院管理者或医院管理专业学生为对象的《医院管理学》。《医院管理学》以管理者的视角介绍医院如何开展人、财、物管理和实现医院发展。《医院概论》围绕什么是医院、医院做什么、如何做等问题进行讨论,以业务和工作流程为主线,揭示医院发展历程、服务内容、管理要点和职工发展路径等,内容更加贴近普通医务员工的视角与需求,能较好地为医学生和医务人员提供职业知识支持。

    第 2 版为 15 章。第 2 版按内容内在逻辑结构可分为四个部分:

    第一部分共 3 章(第一、二、三章),围绕"什么是医院"介绍医院的由来、现代医院属性和政府对医院的管理等。

    第二部分共 5 章(第四、五、六、七、八章),围绕"医院做什么"介绍医院的主要业务和工作流程。

    第三部分共 4 章(第九、十、十一、十二章),围绕"如何做得好",包括紧盯"医学前沿"、提高"医疗质量"、保障"医疗安全"和搞好"医患关系"。

    第四部分共 3 章(第十三、十四、十五章),围绕"医院管理"介绍医院人、财、物的管理,以及影响和制约医院发展的外部主要因素,包括医改、医保等。

编　者

2019 年 9 月 16 日

第 1 版前言

这是一本为医科大学学生编写的具有职业手册功能的读本,可以作为医学院校教材和医院职工培训手册,也可作为患者及家属了解医院的指南。

现代医院专业性强,分科细,工作流程繁杂。不仅患者和家属感觉医院神秘,就是在医院工作多年的员工,也难以摸清医院内部运作规律。目前医学生在大学只是学习与人体和疾病有关的专业知识,除了与医院管理相关的专业外,一般不开设、不学习医院管理和医院工作流程等方面的课程。很多医学生进入工作岗位仍然对医院知之甚少。现代医学教育重视强化医学生的职业能力和职业素养,重视应用型人才的培养,大多数医学生将会以医院岗位为职业取向,在医学院校开设介绍医院管理、工作流程和职业发展等方面的课程显得十分必要。

本书是编者在多年从事医院管理工作和"医院管理学"课程授课经验基础上,总结编写而成的,不同于以医院管理者或医院管理专业学生为对象的《医院管理学》教材,简化了管理学的内容。重点介绍了医院的功能和结构,医疗机构管理与执业许可;用 5 章的篇幅围绕诊疗、护理、辅助诊疗等业务流程,介绍了医疗等服务的主要内容;把医务人员并不需要全面掌握的医政、院感管理等内容主要放在医疗服务质量管理一章中简单介绍;把医院管理者才需要重点掌握的财务、后勤管理等内容放在"医院经营管理"一章中简单介绍;但同时又分两章探讨了对医患双方都非常需要学习和掌握的医疗安全和医患关系方面的知识;专章介绍了医院人力资源管理;对全民医保基本实现,本书也作了较全面的介绍。

本书章节和内容安排上力求对医院进行全景展示,揭示了医院发展历程、服务内容、工作流程、管理要点和职工发展路径等,内容更加贴近普通医务员工视角和需求,能较好地为医学生提供职业知识准备。

编　者
2014 年 2 月 8 日

目　　录

第一章　医学与医院简史

◆ **本 章 提 要** ◆

中西方医学发展概览：

(1) 中医发展脉络及名医、名著。

(2) 印度古代医学成就。

(3) 西方医学及医学名人、医学成就。

(4) 以西方医学为基础的近、现代医学。

医院最初是因战争和瘟疫需要集中收治患者而产生的：

(1) 中国古代医院称"疠人坊""病坊""安济坊""安乐堂"等。

(2) 古印度于公元前 600 年就有医院的雏形。

(3) 西方古代医院发源于修道院。

(4) 传教医士派克于 1835 年 11 月在广州成立眼科医局，是中国第一家西医医院。

现代医院功能多样化，成为医疗、预防、康复、教学、科研中心。

第一节　医 学 简 史

一、医学的定义

人类伊始，就在与疾病和伤痛抗争，以及生活实践中逐步掌握了一些抗病疗伤的医术和取之于自然界的药物。

医学是在医术基础上形成的为人类防病、治病的专门知识体系。医学理论与实践在漫长的历史进程中不断积累，随着人类文明的发展不断进步。不同地域、不同民族、不同历史阶段的医学带着深刻的民族和历史特征。就古代医学而言，我们大体上把以中医为代表的东亚医学称为东方医学；把从古埃及、两河流域文明到古希腊、古罗马延续下来的医学以及其后的欧洲医学称为西方医学。

欧洲工业革命以后，科学技术日新月异，推动近现代医学以西方医学为基础飞速发展。现代医学不仅服务于人类健康，甚至引领人类文明前进的方向。

从不同的角度认识医学,会有不同的定义。英国《简明大不列颠百科全书》的定义是:医学是研究如何维持健康及预防、减轻、治疗疾病的科学,以及为上述目的而采用的技术。《中国百科大辞典》的定义是:医学是认识、保持和维护人体健康,预防和治疗疾病,促进机体康复的科学知识体系和实践活动。

医学不纯粹是自然科学,而是自然科学与社会科学相结合的科学。现代医学按研究内容、方法和应用领域可分为基础医学、临床医学、预防医学、康复医学等。

二、中国及东方古代医学

(一) 中国古代医学

中国古代医学产生于原始社会,"神农尝百草,始有医药"。中国医学的最早文字资料见于甲骨卜辞,这一时期巫医不分,巫师在奉祀天地鬼神的同时为人祈福禳灾。到春秋战国时期,医逐渐与巫分离,宫廷也有了医事管理。

春秋战国时期中医理论已经基本形成。据记载,扁鹊首创辨证论治,总结出"望、闻、问、切"的诊断方法。当时治疗方面有了砭石、针刺、汤药、艾灸、导引、布气、祝由等。现存世最早的医学典籍为战国时编撰的《黄帝内经》,现存世最早的药书为《神农本草经》。

中医理论把生命看成一个有机联系的整体,重视与外在环境的平衡和与内在自我的和谐。《黄帝内经》以阴阳五行来解读事物包括疾病的运行规律。认为"阴平阳秘"[1]是人体处于正常的生理状态,阴阳不平衡则是产生疾病的根源,治病就是调整阴阳。阴阳应用于归纳邪正、盛虚、脏腑、经络、脉象、寒热、气味、表里等众多不同层次的生命机理和表征,五行与脏腑、情志、季节、味、色等配属,以此来说明生命与外在环境和内在脏腑器官之间相互依存、相互制约的"生克"关系。《黄帝内经》还提出了系统的经络学说。中医认为经络是运行气血、联系脏腑和体表及全身各部的通道,是人体功能的调控系统。经络学也是人体针灸和按摩的基础。以阴阳五行理论建立起来的脏腑经络学说,成为中医理论的核心。

东汉著名医学家张仲景(图1.1)[2]提出辨证论治的理论和医疗原则,被尊称为医圣。他著有《伤寒论》《疗妇人方》等医书,被后人编纂为《伤寒杂病论》和《金匮要略》。这一时期,药物、方剂、针灸、诊断、病源等方面的研究也蓬勃发展起来。东汉末年,华佗以精通外科手术和麻醉名闻天下。三国时期著名医学家董奉,行医不收诊疗费,只求患者种棵杏树,数年后杏树成林,因此后人常用"杏林"比喻医家医术高超。魏晋时期王叔和写成《脉经》10卷,为最早的脉学专著。皇甫谧著《黄帝三部针灸甲乙经》,为我国最早的系统针灸专书。巢元方所著

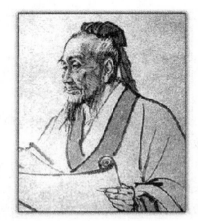

图1.1 医圣张仲景

---

① 《素问·生气通天伦》中记载:"阴平阳秘,精神乃治,阴阳离决,精气乃绝。"
② 本书图片除特别注明以外主要来自百度图片和呢图网。

《诸病源候论》是我国历史上第一部系统论述病因征候理论的专著。唐代孙思邈著《千金要方》，全书共 30 卷，是我国历史上第一部临床医学百科全书，他还著有《大医精诚》，被人尊为"药王"。

唐朝以后，中国医学理论和著作大量外传到高丽、日本、中亚、西亚等地。宋代设立翰林医学院，医学分科接近完备，编写了《太平圣惠方》《和剂局方》《圣剂总录》等，完成 10 余部医学书籍，并且统一了中国针灸由于传抄引起的穴位紊乱，出版了《图经》。宋慈的《洗冤集录》是我国最早法医学专著。明朝李时珍编《本草纲目》共有 52 卷，收载药物 1 892种。清代编辑医学丛书《医宗金鉴》《四库全书医家类》等，并有以叶天士、吴鞠通等为代表的温病学派。

中国古代医学还存在着西夏、契丹、回鹘、藏、彝、傣、维吾尔、朝鲜、蒙古等多种少数民族医学，与中医互相影响、互相促进。中医还汲取了世界各民族的医药经验以充实自己，如《千金要方》《外台秘要》等书中记有较多的印度、高丽、波斯等国的医方。元末明初编撰的《回回药方》，集中介绍了阿拉伯医药经验。

（二）古代印度医学

古代印度的医学体系包括阿育吠陀（Ayurveda，又称生命吠陀）医学和悉达（Siddha）医学。阿育吠陀可以追溯到公元前 5000 年。大约在公元前 1500 年，阿育吠陀医学分化为两个学派：内科学派阿提耶和外科学派昙梵陀利，分别编写了阿育吠陀医学的两部主要著作《遮罗迦集》与《妙闻集》。《妙闻集》记载了解剖学、外治学等独特理论内容，包括换肢手术、整形外科手术、剖腹手术甚至脑外科手术。大约在 500 年，综合了阿育吠陀医学两大学派观点的重要著作《八支心要集》问世。

阿育吠陀一词的意思为生命的科学。根据阿育吠陀的观点，人类应该和自然界和谐共存，疾病的产生是由于和谐被打破，恢复和谐状态是医学的主要目的。阿育吠陀将身、心、灵视为一个整体，治疗方法通常包括调节饮食，纠正不良行为，药物、手术治疗以及采取预防性疗法。传播甚广的瑜伽是其中一个分支。

阿育吠陀医学包括：内科医学，外科（包括解剖学），眼、耳鼻喉和头部等疾病与治疗，小儿科，精神病学和心身症，毒物学，返老还童之术及催情之术。在阿育吠陀医学系统中，有千余种草药和香料可以入药。阿育吠陀医生要经过长期训练，通过文字、直接的观察及推论来学习。

阿育吠陀医学的影响几乎波及所有医学系统。通过贸易和战争，古埃及、巴比伦以及希腊人和罗马人接触到阿育吠陀医学，阿育吠陀医学随着佛教也传播到东方，对藏医学和传统的中医草药学产生了巨大的影响。

知识拓展

中医四大经典

一般指《黄帝内经》《难经》《伤寒杂病论》《神农本草经》，也有把《黄帝内经》《伤寒论》《金匮要略》《温病条辨》当作四大经典的。

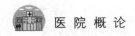

良医治未病

扁鹊是春秋时期的神医,而且兄弟三人的医术都挺高明。有一次,魏文王问扁鹊:"你们家兄弟三人,医术谁最高明?"扁鹊答道:"大哥最好,二哥次之,我最差。"魏文王不解:"那为什么你名气最大?"扁鹊解释:"我大哥治病,是治于未发之前。一般人不知道他事先能铲除病根,他的名气也就无法传出去。我二哥治病,是治病于初起之时。一般人以为他只能治些小病,所以他的名气只传于乡里。而我治病,是在患者病情严重之时,所以大家认为我的医术高明,名气因此传遍全国。"

扁鹊阐述的"良医治未病"的思想是中医理论的重要基石。

中国古代名医

① 扁鹊(前 407 年—前 310 年),其真实姓名是秦越人,又号卢医。精于切脉、望色、听声、问诊,尤擅长于推究病源。"扁鹊"是他的绰号,因为他如喜鹊,飞到哪里,就给那里带来喜乐,带来安康。

② 华佗(约 145 — 208 年),字元化,沛国谯(今安徽亳州市谯城区)人。他曾著《青囊经》(已失传)。他首创用全身麻醉法施行外科手术,被后世尊为"外科鼻祖"。

③ 张仲景(约 150 — 219 年),名机,南阳郡涅阳人。所著《伤寒杂病论》是我国第一部临床治疗学方面的巨著,经后人整理成《伤寒论》《金匮要略》两书,分论外感热病和内科杂病。所倡六经分证和治疗原则成为指导后世医家临床实践的基本准绳。其被后人称为"医圣"。

④ 黄甫谧(215 — 282 年),幼名静,字士安,自号玄晏先生,安定朝那(今甘肃灵台县朝那镇)人。编著的《针灸甲乙经》是针灸学的经典著作。

⑤ 葛洪(283 — 363 年),字稚川,自号抱朴子,晋丹阳郡句容(今江苏句容县)人。著有《抱朴子》《肘后备急方》《西京杂记》等。《肘后储急方》包括各科医学,其中有对肺结核、麻风、天花、恙虫病等世界最早的记载。

⑥ 孙思邈(541 或 581 — 682 年),被人称为"药王",京兆华原(今陕西耀县)人。对中医学的生理、病理、诊断、治则、药物、方剂等基础理论,以及临床各科的诊疗方法等均有精辟的论述。著有《千金要方》《千金翼方》等。

⑦ 钱乙(约 1032 — 1113 年),字仲阳。祖籍浙江钱塘,后祖父北迁,遂为东平郓州(今山东郓城县)人。所著《小儿药证直诀》,是我国现存的第一部儿科专著,后人视之为"幼科之鼻祖"。

⑧ 朱丹溪(1281 — 1358 年),名震亨,字彦修,浙江义与人。在学术上强调养阴和泻火二法,被称为"养阴学派"的鼻祖。著有《局方发探》等。

⑨ 李时珍(约 1518 — 1593 年),字东璧,号濒湖,湖北蕲(今湖北省蕲春县)人。所著《本草纲目》是我国药学史上的重要里程碑,还著有《濒湖脉学》《奇经八脉考》《脉诀考证》等。

⑩ 叶天士(1666 — 1745 年),名桂,号香岩,江苏吴县人。所著《温热论》对温病的理论、诊断、和治疗的发展起了重大的作用,是温病学的奠基人。

三、西方古代医学

古埃及医学可以追溯到公元前 3000 年。在第一王朝有称为"生命之屋"的医疗机构。约在公元前 1700 年古巴比伦国王汉谟拉比制定了《法典》,其中有关于医疗法的规定。公元前 1000 年左右,古巴比伦有医学文献《诊断手册》,记述了一些病症的诊治规则。

古希腊是西方文明的直接渊源。希腊医学吸收古埃及、古巴比伦医学成果,发展出较高的成就,为后来罗马及欧洲医学奠定了坚实的基础。许多古希腊的医学词汇至今仍在沿用。

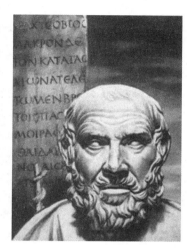

图 1.2　希波克拉底

古希腊医学的代表人物希波克拉底(Hippocrates,前 460 —前 377 年)(图 1.2),也被称为西方医学之父。他的著作《希波克拉底文集》(文集本身可能有许多后世学者的贡献),是研究希腊医学最重要的典籍。希波克拉底认为有机体的生命决定于四种体液(血、黏液、黄胆汁和黑胆汁),四种体液平衡则身体健康,失调则多病,重视外界因素对疾病的影响,要求医生不要妨碍病理变化的"自然"过程,强调医学道德问题,确立的《希波克拉底誓言》成为后世从医者的道德和行为准绳。

古罗马时期已设有"医务总督"的职位,管理开业行医。罗马最著名的医生盖伦(Galen,129 — 199 年)所著的《论解剖学》,对西方医学发展影响巨大。他重视药物治疗,利用植物药配制丸剂、散剂、浸剂、酊剂、洗剂等各种制剂,至今药房制剂仍称"盖伦制剂"。

8～12 世纪,阿拉伯继承了希腊、罗马的文化,又吸收了印度和中国的文化,在医学等方面有很大的成就。阿维森纳(Avicenna,980 — 1037)是中世纪伟大的阿拉伯医生,同时也是著名的百科全书编纂家和思想家。他的医学著作《医典》在很长一段时间内是研读医学的必读书。

希波克拉底、盖伦、阿维森纳被称为西方医学的三座里程碑。

中世纪的欧洲神学渗透到一切文化领域,医学也由僧侣掌握,成了所谓的"寺院医学"。当时鼠疫、麻风,以及后来的梅毒传播猖獗,这促使了欧洲各地医院的设立。医学实践和医学教育开始发展,9 世纪,萨勒诺医学校已经成为欧洲著名的医学校。

文艺复兴运动中,产生了以帕拉切尔苏斯为代表的医学革命。人体解剖活动的奠基人维萨里于 1543 年出版了《人体的构造》,巴累改革外科,弗拉卡斯托罗提出传染病是由一种能繁殖的"粒子"造成的,圣托里奥制作了体温计和脉搏计。

英国人哈维于 1628 年发表《论动物心脏与血液运动的解剖学研究》,奠定了生理学的基础。荷兰人列文虎克是第一个认出细胞的人。生理学之父哈勒、病理解剖学之父意大利人莫干尼等为医学进步做出了重要贡献。"临床医学之父"西登哈姆提出:"医生的任务首先要正确探明痛苦之本质,也就是应多观察患者的情况,然后再研究解剖、生理等知识,以导出疾病之解释和疗法。"

希波克拉底誓言

医神阿波罗,埃斯克雷彼斯及天地诸神作证,我——希波克拉底发誓:

我愿以自身判断力所及,遵守这一誓约。凡教给我医术的人,我应像尊敬自己的父母一样,尊敬他。作为终身尊重的对象及朋友,授给我医术的恩师一旦发生危急情况,我一定接济他……

我愿在我的判断力所及的范围内,尽我的能力,遵守为患者谋利益的道德原则,并杜绝一切堕落及害人的行为。我不得将有害的药品给予他人,也不指导他人服用有害药品,更不答应他人使用有害药物的请求。尤其不施行给妇女堕胎的手术。我志愿以纯洁与神圣的精神终身行医……

无论到了什么地方,也无论需诊治的患者是男是女,是自由民是奴婢,对他们我一视同仁,为他们谋幸福是我唯一的目的。我要检点自己的行为举止,不做各种害人的劣行,尤其不做诱奸女患者或患者眷属的缺德事。在治病过程中,凡我所见所闻,不论与行医业务有否直接关系,凡我认为要保密的事项坚决不予泄漏。

我遵守以上誓言,目的在于让医神阿波罗,埃斯克雷彼斯及天地诸神赐给我生命与医术上的无上光荣;一旦我违背了自己的誓言,请求天地诸神给我最严厉的惩罚!

《希波克拉底誓言》作为日内瓦宣言的一部分,由世界医学协会每隔10年重新评估誓言内容的准确性,以符合时代进步。《希波克拉底誓言》第八次修改(2017年10月,WMA大会,洛杉矶,美国)内容如下:

作为一名医疗工作者,我正式宣誓:

把我的一生奉献给人类;

我将首先考虑患者的健康和幸福;

我将尊重患者的自主权和尊严;

我要保持对人类生命的最大尊重;

我不会考虑患者的年龄、疾病或残疾,信条,民族起源、性别、国籍、政治信仰、种族、性取向、社会地位,或任何其他因素;

我将保守患者的秘密,即使患者已经死亡;

我将用良知和尊严,按照良好的医疗规范来践行我的职业;

我将继承医学职业的荣誉和崇高的传统;

我将给予我的老师、同事和学生应有的尊重和感激之情;

我将分享我的医学知识,造福患者和推动医疗进步;

我将重视自己的健康、生活和能力,以提供最高水准的医疗;

我不会用我的医学知识去违反人权和公民自由,即使受到威胁;

我庄严地、自主地、光荣地做出这些承诺。

世界最早的医学校

唐"太医署"是第一座由国家举办的正式医学专科学校,建立于唐高祖武德七年(624年),由行政、教学、医疗、药工四大部分组成。

西方最早的医学校是 9 世纪成立的意大利萨勒诺医学校。

中国医学生誓言

健康所系、性命相托。当我步入神圣医学学府的时刻,谨庄严宣誓:我志愿献身医学,热爱祖国,忠于人民,恪守医德,尊师守纪,刻苦钻研,孜孜不倦,精益求精,全面发展。我决心竭尽全力除人类之病痛,助健康之完美,维护医术的圣洁和荣誉。救死扶伤,不辞艰辛,执着追求,为祖国医药卫生事业的发展和人类身心健康奋斗终生!

四、近现代医学

18 世纪工业革命开始,欧洲进入资本主义时期,社会经济和科技的快速发展,推动了医学的巨大进步。医学也由经验医学向实证医学转变。跟随欧洲列强殖民的步伐和传教活动,以及其后的两次世界大战和全球化运动,西方医学逐步走向世界。在世界卫生组织等区域和国际卫生组织的推动下,以西方医学为基础,医学发展成为全人类服务的现代医学。

(一)西方近现代医学发展

18 世纪后,医学更加重视物理、化学实验研究和疾病的客观、细致观察。意大利解剖学家莫尔加尼于 1761 年发表《论疾病的位置和原因》一书,描述了疾病影响下器官的变化,在他以后医师开始用"病灶"解释症状。奥地利医生奥恩布鲁格发明了叩诊,德国生物学家施莱登及施旺共同发展了"细胞学理论",英国人詹纳发明牛痘接种法,德国微尔啸提出了细胞病理学理论,法国人巴斯德证明发酵及传染病都是微生物引起的,德国人科赫改进了培养细菌的方法和细菌染色方法,奠定了微生物学的基础。

这一时期,比较解剖学和胚胎学、生理学和实验生理学、生物化学、诊断学、细菌学、麻醉学等取得长足进步;对疾病主要从器官、细胞、生物大分子上找可测量的形态和(或)化学变化,确定生物的和(或)物理的病因,从而进行治疗,逐渐形成了生物医学模式。临床医学教育得到重视,莱顿大学在医院中设立了教学病床,临床医学家布尔哈维充分利用病床教学,开展临床病理讨论。公共卫生事业得到发展,德国人弗兰克写成《医务监督的完整体系》,提出公共卫生的很多问题。英国于 1848 年设立卫生总务部,规定一些预防疾病的法令。德国的佩滕科弗发表《卫生学指南》一书。1860 年南丁格尔在伦敦圣多马斯医院创建"南丁格尔护士训练学校",护理学兴起。瑞士人杜南于 1864 年在瑞士成立了国际红十字会。

科学技术的进步推动诊疗方法的革命,促进医学飞速发展。1896 年第一次在医院使用 X 光片诊断疾病,1901 年血型的发现为患者输血提供了安全保障,1903 年心电图第一次在医院用于诊断心血管疾病,1929 年脑电图用于脑神经疾病的诊断,以及对外科麻剂的不断改进等;在生物医学的病因学、病理学上有了大量的发现;青霉素的发现与应用,以及随后发展的抗生素药物等,为临床治疗提供有效的手段;护理学发展使医疗服务与生活服务结合起来成为一个护理体系;电子计算机 X 线断层扫描机(CT)和磁共振检查(MRI)的发明与应用;利用遗传工程生产生物制品使用等。

现代医学应用分子生物学改造临床医学,医学已经形成了分科专业化、发展国际化、技术现代化、学科相互渗透交叉等鲜明特点,临床医学与社会医学、全科医学的关系日益紧密。

西方医学在 16 世纪(文艺复兴时期)解剖学的基础上,经过了 17 世纪的生理学,18 世纪的病理解剖学,19 世纪的细胞学、细菌学,以及 19 世纪末和 20 世纪的临床医学的发展,成就了今日的医学科学。生物医学模式在 20 世纪 70 年代逐渐过渡到生物-心理-社会医学模式,从生物学、心理、社会和环境等因素综合地看待健康与疾病,从多个方面实施综合治疗。

(二)中国近代以来医学发展

1840 年鸦片战争以后,清朝衰弱,国门洞开,许多传教士和医生在华行医、办学校、译书并创办刊物,西医广泛传入我国。传教士在诊所或医院里培养了第一批中国的西医,留学生也陆续出国学习西医。中国逐步走上了以西医为主体的医学发展道路。

1906 年北京协和医学院成立,协和护士学校同时诞生,"中国医药学会"成立。后来,上海圣约翰医学院、杭州医科特别学校、上海震旦大学医学校、广州第一中山大学医学院等陆续成立。

西医传入中国后,中医面临竞争。中医界开始兴办中医教育,在上海、绍兴、北京、广东等地办起了中医学校,有利济医学堂、上海中医专门学校、浙江兰溪中医专门学校、广东中医药专门学校、北京国医学院等。在如何发展中医这一问题上,存在着多种不同的思想。中西医汇通是近代中医发展有益的探索。

中华民国国民政府时期,医疗卫生事业有所发展。1929 年国民政府行政院公布全国卫生行政系统大纲、药师暂行条例及医院、药商、麻醉品等管理规则。1941 年毛主席为延安中国医科大学题词"救死扶伤,实行革命的人道主义"。

新中国成立后,1950 年第一届全国卫生会议召开,制定"面向工农兵""预防为主""团结中西医"为卫生工作的三大方针。1964 年号召"把医疗卫生工作的重点放到农村去",大批城市医务人员下放农村。这一时期,临床医学发展缓慢,但预防保健和疾病控制体系不断加强,防治传染病、地方病、推广预防接种、普及新法接生等取得重大进展,烈性传染病得到有效控制或消灭,常见病的发病率和死亡率明显降低。

1972 年中国恢复了在世界卫生组织的席位,中外医学交流加快。特别是改革开放以后,医学与世界接轨,中国全面追赶世界先进医学知识、医疗技术等,医药卫生事业得以快速发展,人民群众的健康水平有了大幅度的提高。中国人口平均期望寿命等卫生指标已经居世界各国家的先进行列。

知识拓展

中西医比较

中医注重整体,辨证论治,重视激活人体有利的内因,设法让肌体功能恢复协调平衡状态;西医则倾向定量,辨病论治,重视通过分析实证的方法揭示人体的生理病理规律。治病采用的是对抗疗法,直接消除不利因素,排除病因,保持健康。西医长于诊断、防疫、手术与治疗,中医擅长对付亚健康和慢性病。钱学森认为"从根本上看,与其说中医落后于现代科学的发展,不如说现代科学落后于中医的实践""中医的长处就是他的整体观系统观多层次观"。

医坛拾穗

改写了医学史的12个突破性发现

医学史上,一些重大的突破性发现往往是通过一条意想不到的迂回曲折的路径来呈现于世人面前的。美国医学网站Medscape总结了12个医学史上意外突破性发现,它们的问世得益于科研者敏锐的观察能力,并在极大程度上改变了医学的进程。

(1) 1676年,Antony Van Leeuwenhoek发现了原生动物与细菌,奠定了细菌学和原生动物学基础。Leeuwenhoek是一个织物交易商,他最初自制显微镜是为了观察布料的质量。然而为了满足好奇心,他也通过显微镜观察雨水、跳蚤、粪便和精液,并意外发现了细菌。

(2) Humphry Davy发现的NO(一氧化氮),俗名笑气,为手术中麻醉打下了基础。Davy曾任英国皇家学会的主席,也是电化学领域的先驱,不仅发现了镁、钙、锶和钡等元素,还为矿工发明了戴维灯(Davy Lamp)。

(3) 1796年Edward Jenner创立了疫苗接种的理论并用之于实践,开创了疫苗接种时代并于1980年消灭了天花。Edward Jenner研究牛痘与天花之间的联系,创造了首个疫苗并成为免疫学的奠基人。

(4) 1881年Robert Koch开创了细菌的选择性培养法,首次建立了细菌学科并鉴定出很多致病病原菌。Koch从实验室的马铃薯长出不同颜色的细菌激发了灵感,研发出一种具有选择性培养细菌的革命性方法,并鉴定了多种引起疾病的病原体。他在1905年获得诺贝尔奖。

(5) 1895年Wilhelm Roentgen发现了"X-ray",创造了新的研究学科并在物理医学领域产生了深刻变革。X-ray被发现对许多学科均产生了广泛影响,因而Roentgen获得了1901年诺贝尔物理学奖。

(6) 1928年Alexander Fleming发现了青霉素(Penicillin),并迎来了抗生素的时代。Ernst Chain和Howard Florey的研究挖掘出了青霉素的全部潜力。这三位科学家因青霉素的发现以及其在各种感染性疾病的疗效而在1945年共享了诺贝尔生理医学奖。

(7) 1889年Oskar Minkowski和Joseph von Mering首次发现了胰腺与糖尿病之间的关系,为胰岛素的发现和糖尿病的治疗铺平了道路。他们发现,移除胰腺的狗所产生的高血糖症状可以通过皮下植入胰腺进行缓解,从而确定了胰腺在维持葡萄糖稳态中的作用。

(8) 1940 年 Karl Paul Link 和 Mark Arnold Stahmann 所发现的华法林（Warfarin）。他们在研究奶牛大出血死亡的原因时发现双香豆素可影响维生素 K 的凝血性能,进而研究出一种老鼠药,后一名失意的美国士兵用华法林老鼠药来自杀失败,人们才发现华法林可被用作为抗凝药物。

(9) 1949 年创造了人工晶状体的 Harold Ridley 提供一种预防失明的先进技术。他作为二战时的眼外科医生曾检查过被塑料碎片损坏眼睛的飞行员,发现塑料碎片对眼睛没有负面反应,后来研究成功通过植入塑料透镜来治疗白内障。如今,人工晶状体植入术在世界范围内已被操作了数百万次。

(10) 1959 年化学家 Leo Sternbach 从染料中分离出三环化合物后,发现了苯二氮卓类药物（Benzodiazepines）,其中包括 Diazepam（安定）药物,具有抗焦虑和放松人心情的效果。目前约有 30 种用于治疗焦虑、肌肉松弛、睡眠障碍、麻醉和癫痫的苯二氮卓类药物在世界各地范围内被使用。Sternbach 被美国 News&World Report 评为 20 世纪中最有影响力的美国人。

(11) 1963 年放射科医师 Charles Dotter 因开创了经皮腔内血管成形术,被认为是介入放射学之父。他也创造了其他医学介入技术,包括带气囊导管,双腔球囊导管、安全导丝、经皮动脉支架的概念以及支架移植等。在建立介入放射学科的过程中,Dotter 为 Andreas Gruentzig 的冠状动脉成形术和介入心血管技术的发展铺平了道路。

(12) 1982 年 Barry Marshall 和 Robin Warren 确定了幽门螺杆菌（Helicobacter Pylori）在胃炎和消化性胃溃疡中的作用,彻底转变了胃炎和胃溃疡的诊断和治疗方法。这个发现也帮助他们获得了 2005 年获诺贝尔生理医学奖。

第二节　医院简史

医院是人类社会化生活的产物。由于战争和瘟疫有了集中医治患者的需要,医院也就逐步产生了。现代医院是医疗服务的主要场所,是开展医学教育和科研的重要机构,是实践卫生政策、维护民众健康的重要社会组织,是科学知识以及科技进步的集合点和应用高地。

经历了漫长的历史过程,全球医院的发展大致可划分为三个阶段,即古代医院——经验医学时期,近代医院——实验医学时期,以及现代医院——现代医学时期。

一、古代医院

这个时期从公元前 7 世纪开始到 18 世纪末结束。医院起源于瘟疫、麻风病等传染病的隔离需要,军队受伤者的治疗需要,以及社会残疾人员的收容需要,早期具有隔离和慈善的性质,后来逐步发展为以收容和治疗患者为主。这一时期,社会的医疗形式主要是个体行医,医院规模小,条件差,发展缓慢,仅是一个补充。

在中国,公元前 7 世纪时管仲辅助齐桓公执政,在京都建立了残废院,收容残废人,给予治疗。秦代有收容麻风患者的医院。162 年汉军将传染病患者安置在临时指定的庵庐中隔离治疗。隋唐有收容患者的"疠人坊""病坊""养病坊""安济坊"等,元代有"军医院""安乐堂"等。南宋有刘震孙在广东建的"寿安院","对辟十室"可容 10 人,男东女西,界限有别,"诊必工,药必良,烹煎责两童"。

古代印度于公元前 600 年就有医院的雏形。古罗马在修道院收容患者。修道院实际上是客栈、收容、济贫和给予医疗的混合体。325 年,尼西亚第一次基督教全体会议号召在每一个教区建一所医院,为贫穷患者和流浪者服务。圣·巴赛尔医院是有记载的响应这次会议号召所建立的第一所医院。中世纪基督教医院得到迅速发展。巴黎主宫医院是目前仍在使用的最古老医院。14 世纪以前医生一般不属于医院工作人员,医院由护士管理。14 世纪后,欧洲麻风患者减少,许多麻风院便逐渐改做普通医院。医院规模不断发展,病床数量逐步扩增。

文艺复兴以后,医学从宗教中分离出来,医学科学由经验医学转变为实验医学,出现了医学的大发展,也促进了医院的发展。医院逐步将患者按疾病分类住院治疗,提供质量较高的医疗服务。

二、近代医院

近代医院时期,是指 18 世纪中叶至 20 世纪中叶。这一时期,西方资本主义国家社会经济飞速发展,医学科学和技术有了很大的进步,社会化大生产对医疗卫生也有了更高的要求。1889 年临床实验室在医院首次设立。与此同时,医学教育体系不断完善。1919 年美国进行大规格的医学教育改革,从而形成 20 世纪以来被各国广泛采用和延续的医学教育基本模式。医院不仅是医疗的场所,也是教育的场所,拓展了医院的功能。

近代医院已成为社会医疗的主要形式,个体医疗退居辅助的地位;医院形成了专业分工、医护分工、医技分工和集体协作的格局,相应建立了管理制度和技术性规章制度;以机体、器官、细胞为主的生物医学水平作为诊疗的理论基础,以物理诊断、实验诊断、化学治疗及一般手术治疗作为基本的诊断治疗手段,围绕以疾病为中心展开治病防病工作。

建于 1784 年维也纳的 Allgemeine Krankenhaus 医院已经实现功能合理化,分内科部、外科部和临床部,其中临床部用于教学。美国受英国非官办医院影响,1751 年第一所非官办医院宾夕法尼亚医院建于费城。美国重要的非官办医院还有纽约医院和麻省总医院等。1867 年,巴尔的摩慈善家约翰·霍普金斯遗赠 700 万美元,建造霍普金斯大学和霍普金斯医院。霍普金斯医院从根本上对医学实践、医学教育和医学研究进行了改革,通过联合委任的方法使医学校与医院一体化,首创了住院医师和实习医师制,并在医院内对住院医生和实习医生进行毕业后教育,开创了医院史上的一个新时代。它强调将科学的方法应用于临床研究,主张临床教学和实验室研究为教学内容的一部分,让学生在有名望的临床专家指导下进行临床学习、创新性研究和广泛的实验室训练。"临床-科学家"成为霍普金斯的一个标志,这种医、教、研一体的医院模式一直沿用至今。

中国近代医院是在 19 世纪出现的。1834 年基督教美国公理会派遣第一个来华的传教医士派克于 1835 年 11 月在广州成立眼科医局。此后西方列强在我国各通商口岸等设了教会诊所和医院。从 1835～1949 年的 100 多年间,教会医疗事业在中国共设有 25 000 张病床,投资约 5 000 万美元,平均每年约有 400 名医护人员在这些医院工作。1932 年,国民党政府筹设县立医院。据 1947 年统计,全国约有大小医院 2 000 多所,病床约为 90 000 张,其中省立医院 110 所、市立医院 56 所、县立卫生院 1 440 所,此外还有一批军队医院和一些传染病院、结核病防治院、精神病防治院、麻风病医院、戒烟医院。

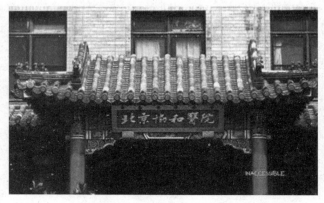

图 1.3　北京协和医院

三、现代医院

第二次世界大战以后,尤其是 20 世纪 70 年代以来,医学科学和医疗诊断技术日新月异,推动医院进入现代医院发展时期。主要表现为:医院功能多样化,成为医疗、预防、康复、教学、科研中心;医学模式的转变,医学从原来的生物医学模式向生物、心理、社会模式转变;大型医院内高度专业分工与多科协作化,新兴学科及边缘学科纷纷成立;医院设备走向自动化,医院建筑不断改进;医保的作用逐渐加强,医疗服务与收费逐步分离,由政府主导的公共医疗保险和社会医疗保险正在成为医疗机构的主要经费来源;现代管理理论向医院管理的广泛渗透,使医院管理学应运而生并得到迅速发展。

20 世纪上半叶开始,医院出现了专科的分化。性病、皮肤病、心脏病等较早从内科中分离出来,并出现了专科医院。20 世纪初,美国成立了医院资格鉴定联合委员会,为医院工作质量建立标准。随着医疗费用急剧增长,管理性保健组织应运而生。为使管理性保健不影响医疗质量,美国于 1979 年又成立了全国质量保证委员会(The National Committee for Quality Assurance,NCQA),专门对管理性保健组织医疗机构的医疗质量进行评价。在英国,自从 1948 年国家卫生服务系统(NHS)成立起,就将所有的医院连同社区和家庭医疗服务都统一管理起来。1991 年开始成立 NHS 的医疗专业公司(Trust)。1993 年,英国最大的盖氏医院和圣·托马斯医院也合并为 NHS 的医院专业公司(Guy's & St. Thomas' NHS Trust)。到 1995 年,英国所有的卫生保健服务都由 NHS 的医院专业公司提供。英国医疗机构的国家统一管理制度使全民享受免费医院服务得以实现。

新中国成立以后,主要实行公有制,国家对承担预防保健任务的卫生机构实行全额拨款,对公立医疗机构实行"包工资"并核拨发展经费,对集体所有制卫生机构实行"民办公助""社办公助"。这一时期,医院发展缓慢,但农村合作医疗覆盖率达到 90% 以上。

　　1978 年开始改革开放,国家鼓励社会办医、中外合资合作兴办医疗机构;逐步放开医疗服务收费和药品价格,医院实行灵活的收支分配政策。这些措施的实施,使各级各类医疗机构、病床数以及医疗设备、技术都有了明显改善,卫生服务体系得到前所未有的发展。

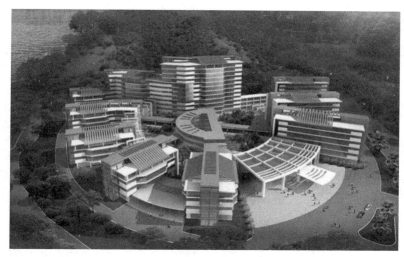

图 1.4　国内某医院建筑示意图

　　据 2018 年对 15 家知名医学院校附属医院的调查,这些全国知名或区域一流的大型医院平均拥有 3.5 个院区,4 000 张床位,6 000 名医护职工。规模最大的郑州大学医学院第一附属医院拥有 3 个院区,8 500 张床位。截至 2018 年 11 月底,全国医疗卫生机构数达 100万个,医院数达 3.2 万个,其中:公立医院 12 072 个,民营医院 20 404 个;基层医疗卫生机构95 万个;专业公共卫生机构 1.9 万个。具体数据如表 1.1 所示。

表 1.1　2018 年 11 月全国医疗卫生机构数

	2017 年 11 月底	2018 年 11 月底	增减数
医疗卫生机构合计	993 264	1 004 481	11 217
一、医院	30 294	32 476	2 182
按经济类型分			
公立医院	12 181	12 072	−109
民营医院	18 113	20 404	2 291
按医院等级分			
三级医院	2 311	2 498	187
二级医院	8 285	8 806	521
一级医院	9 632	1 0477	845
未定级医院	10 066	10 695	629

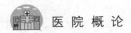
续表

	2017 年 11 月底	2018 年 11 月底	增减数
二、基层医疗卫生机构	937 810	949 983	12 173
社区卫生服务中心（站）	34 422	35 051	629
政府办	17 965	17 809	−156
乡镇卫生院	36 639	36 469	−170
政府办	36 152	35 999	−153
诊所（医务室）	212 054	227 930	15 876
村卫生室	637 814	629 522	−8 292
三、专业公共卫生机构	22 335	19 241	−3 094
疾病预防控制中心	3 481	3 469	−12
妇幼保健机构	3 071	3 079	8
专科疾病防治院（所、站）	1 193	1 165	−28
卫生监督所（中心）	3 132	3 141	9
计划生育技术服务机构	10 365	7 270	−3 095
四、其他机构	2 825	2 781	−44

知识拓展

世界卫生组织（简称"世卫组织"，World Health Organization——WHO）是联合国下属的一个专门机构，其前身可以追溯到 1907 年成立于巴黎的国际公共卫生局和 1920 年成立于日内瓦的国际联盟卫生组织。二战后，经联合国经社理事会决定，64 个国家的代表于 1946 年 7 月在纽约举行了一次国际卫生会议，签署了《世界卫生组织组织法》。1948 年 4 月 7 日，该法得到 26 个联合国会员国批准后生效，世界卫生组织宣告成立。每年的 4 月 7 日也就成为全球性的"世界卫生日"。同年 6 月 24 日，世界卫生组织在日内瓦召开的第一届世界卫生大会上正式成立，总部设在瑞士日内瓦。中国是"世卫组织"的创始国之一。

世界卫生组织的宗旨是使全世界人民获得尽可能高水平的健康。世界卫生组织的主要职能包括：促进流行病和地方病的防治；提供和改进公共卫生、疾病医疗和有关事项的教学与训练；推动确定生物制品的国际标准。

思 考 题

（1）比较中医和西医发展以及中医与现代医学的关系。

（2）西方宗教在医学及医院发展中的作用有哪些？

（3）简述世界卫生组织的地位和作用。

第二章 现代医院

◆ 本章提要 ◆

医院是有一定数量病床,能够提供住院诊疗服务的医疗机构。

按医疗技术水平及服务层次,医院可分为一级、二级和三级医院。

按收治范围,可分为综合医院和专科医院。

按运行目标,可分为营利性和非营利性医院。

医院的功能包括医疗,医学教育和科研,预防保健和社会卫生服务。

医疗是医院的主要功能,医疗包括诊治和护理两大业务主体。

医院各类组织机构按业务性质可以分为:诊疗部门,辅助诊疗部门,护理部门,职能管理和后勤部门,以及其他部门。

医院管理是运用现代管理理论和方法,对人、财、物、信息、时间等资源,进行计划、组织、协调、控制,充分发挥整体运行功能,以取得最佳医疗效率和医疗效果的管理活动过程。

第一节 医院属性

一、医院的定义和类型

(一)医院的定义

医院是依法设立,具有一定数量病床和必备的设备设施,通过医务人员的集体协作,为患者或特定人群提供防病治病、康复和保健等健康促进服务的医疗机构。

所谓医疗机构,是指依法定程序设立的以救死扶伤,防病治病,为公民的健康服务为宗旨的机构总称[1]。原卫生部规定设置医院的最低床位数为 20 张[2]。医院区别于其他医疗机构的根本特点是有一定数量病床,可以提供住院诊疗服务。

---

[1] 《医疗机构管理条例》(2016 修订)第三条:医疗机构以救死扶伤,防病治病,为公民的健康服务为宗旨。

[2] 卫生部 1994 年制定的《医疗机构基本标准(试行)》规定:"凡以'医院'命名的医疗机构,住院床位总数应在 20 张以上。"

所以简单地说,医院是具有 20 张以上住院床位,可以提供住院诊疗服务的医疗机构。这是从法规角度对医院的定义。但民众的理解可能没有那么明确,人们有时会把医院与诊所、卫生所(室)、卫生院、疗养院等混同。

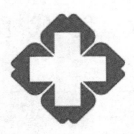

原卫生部颁布的医院标志,体现医务人员要以患者为中心,全方位为患者提供优质服务的理念。白十字代表以患者为中心,四颗红心代表对患者的爱心、耐心、细心和责任心。

图 2.1　医院标志

构成医院的基本条件:

(1) 有正式的病房并配备一定数量的病床,能实施住院诊疗,一般设有门诊(急诊)部、住院部等。

(2) 有基本的医疗设备、设施,具备适宜的医疗、休养环境,有能力为患者提供相应的医疗和基本生活服务。

(3) 有能实现基本医疗功能的人员配备、技术规范和管理制度。

(4) 履行相关批准设置手续,获得医疗机构执业许可。

知 识 拓 展

《〈医疗机构管理条例〉实施细则》

第三条　医疗机构的类别

① 综合医院、中医医院、中西医结合医院、民族医医院、专科医院、康复医院。

② 妇幼保健院、妇幼保健计划生育服务中心。

③ 社区卫生服务中心、社区卫生服务站。

④ 中心卫生院、乡(镇)卫生院、街道卫生院。

⑤ 疗养院。

⑥ 综合门诊部、专科门诊部、中医门诊部、中西医结合门诊部、民族医门诊部。

⑦ 诊所、中医诊所、民族医诊所、卫生所、医务室、卫生保健所、卫生站。

⑧ 村卫生室(所)。

⑨ 急救中心、急救站。

⑩ 临床检验中心。

⑪ 专科疾病防治院、专科疾病防治所、专科疾病防治站。

⑫ 护理院、护理站。

⑬ 医学检验实验室、病理诊断中心、医学影像诊断中心、血液透析中心、安宁疗护中心。

⑭ 其他诊疗机构。

（二）医院的类型

1. 按医疗技术水平及服务层次划分

医院可分为一级、二级和三级医院。

卫生部 1989 年《医院分级管理办法》规定建立医院评审制度。根据医院的功能、任务、设施条件、技术建设、医疗服务质量和科学管理的综合水平，对医院实行分级管理。对医院实行三级分类管理，每级医院设甲、乙、丙三等，三级医院增设特等，共三级十等。"级"反映的主要是医院的规模层次，"等"反映的主要是技术水平。

一级医院（床位 20～99 张），是为社区提供预防、医疗、保健、康复服务的初级卫生保健机构；

二级医院（床位 100～500 张）是跨社区的综合医疗卫生服务和承担一定教学、科研任务的地区性医院，一般市、县医院以及省、直辖市的区级医院；

三级医院（床位 500 张以上）是跨地区、省、市以及向全国范围提供医疗卫生服务的医院，是具有全面医疗、教学、科研能力的医疗预防技术中心，主要包括中央、省、市直属的城市大医院及医学院校的附属医院。

2. 按收治范围划分

医院可分为综合医院和专科医院。

综合医院通常是一个地区的主要医疗机构，有大量的病床，可以同时为许多患者提供各种疾病治疗和健康服务的医疗服务，设急诊部、门诊部和住院部。我国大多数医院是综合性医院。

专科医院有两种类型，一是以某一类型疾病或某一系统的疾病分科的专科医院，如肿瘤医院、心血管医院、眼科医院、骨科医院等；二是以某种人群为服务对象的专科医院，如儿童医院就包括小儿科、外科、耳鼻喉科、皮肤科等。

3. 按运行目标划分

医院可分为营利性和非营利性医院。

营利性医院以追求利润为目的，其税后利润可以给予投资者一定的回报。一般包括私立医院、股份制医院、中外合资医院等。私立医院有时也称民营医院。

非营利性医院不以获取利润为目的，而是追求特定的社会目标，其盈利只能用于自身的扩大再生产，不能以分红的形式给出资者回报。一般包括政府医院、企业医院和社区医院等。我国医院的主体是公益性非营利的。

4. 按出资和管理方式划分

医院可分为公立医院，民营医院，中外合资、合作医院等。

公立医院分为各级政府举办的医院和其他公立医院（主要包括军队医院、国有和集体企事业单位等举办的医院）。

公立医院是指政府举办的纳入财政预算管理的医院，为非营利性医疗机构。公立医院

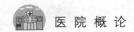

是体现公益性、解决基本医疗、缓解人民群众看病就医困难的主体。

民营医院大部分是由社会组织或个人出资以营利为目的的医疗机构;也有少数为非营利机构,享受政府补助。

中外合资、合作医疗机构是指外国医疗机构、公司、企业和其他经济组织,经批准,与中国的医疗机构、公司、企业和其他经济组织以合资或者合作形式设立的医疗机构。

军队医院和企业医院在为本系统内部人员提供医疗服务的同时,一般也向社会大众提供医疗服务。

二、医院的功能和特点

(一) 医院的功能

医院以救死扶伤、防病治病、为民众的健康服务为宗旨。医院的功能包括医疗、医学教育、医学研究、康复、预防保健和社区卫生服务。

国外有的将医院功能分为照料患者、培养医师及其他人员、增进大众健康和推进医学的研究四点。

1. 医疗

医疗是医院的主要功能。医疗工作是以诊治和护理两大业务为主体,并与医院医技部门密切配合形成医疗整体为患者服务。医疗分为门诊医疗、住院医疗、急救医疗。门诊、急诊医疗是第一线;住院医疗主要是针对疑难、复杂、危重的患者进行的。

2. 医学教育

医学教育的特点是:每个不同专业不同层次的卫生技术人员,经过学校教育后,必须进行临床实践教育和实习阶段。即使毕业后在职人员也需不断进行继续教育,更新知识和技术训练,才能熟练掌握各种医疗技能和提高医疗质量,以适应医学科技发展的需要。医学教育任务的比重,由医院等级所决定。

3. 医学研究

医院是医疗实践的场所,许多临床上的问题是科学研究的课题,通过研究解决了医疗中的难点,又能推动医疗教学的发展,因此,医学科学的发展需要医院的参与。

4. 康复

康复是运用医学、物理、心理、社会等方法,纠正先天残疾或因疾病引起的功能障碍或心理失衡,达到预期效果。

5. 预防保健和社会卫生服务

医院不仅诊治患者,更要进行预防保健工作,成为人民群众健康保健的服务中心。医院要开展社区医疗和家庭服务;进行健康教育和普及卫生知识;指导基层做好计划生育工作、健康咨询和疾病普查工作;提倡健康的生活行为和加强自我保健意识;延长寿命和提高生活质量等。

国家对公立医院的功能定位:公立医院要坚持维护公益性和社会效益的原则,充分发挥在基本医疗服务提供、危重急症和疑难病症诊疗等方面的骨干作用,承担区域内基层医疗卫生机构人才培养、医学科研、医疗教学等任务,承担政府指定的突发公共事件紧急救治、救灾、援外、支农、支边和服务社区等任务。

(二)医院的工作特点

1. 医疗服务的精细分工与工作高度协作的统一

现代医院分工精细,任何一项医疗活动都可能涉及医疗、护理、医技、后勤等多个环节,需要不同人员参与合作完成,分工与协作是医院开展工作的前提。

2. 患者病情变化的随机性与医疗活动的规范性的统一

无论是门诊还是住院,医务人员总是会随时面临各种各样的患者和千变万化的病情,必须具有随机应变的处置能力;同时任何医疗行为都关系到人的生命安全,务必严格规范,严肃认真执行技术操作规程与要求。

3. 医务人员繁重的脑力劳动与体力劳动的统一

很少有职业像医务人员那样要不断学习新知识和新技能,即使做到院士也要接诊患者,在治疗与抢救患者过程中要分秒必争,病情观察与治疗要求连续不间断,繁杂一些的手术动辄数个小时。

4. 大量新技术应用与最根本的人文关怀的统一

现代医院新设备新技术大量运用,一方面是医学进步,另一方面也有费用增加。医生对设备和技术的依赖性增强,与患者的交流和沟通却在减弱。医疗的公益性和对患者的人文关怀在现代医学中的地位越来越引起重视。

三、医院经营方式

医院的经营方式由医院的经营属性决定,我国医院总体上分为非营利性医疗机构和营利性医疗机构,两者的区分主要有以下 4 个方面:

(1)非营利性医疗机构是指为社会公众利益服务而设立和运营的医疗机构,不以营利为目的,其收入用于弥补医疗服务成本,实际运营中的收支结余只能用于自身的发展,如改善医疗条件、引进技术、开展新的医疗服务项目等。营利性医疗机构是指医疗服务所得收益可用于投资者经济回报的医疗机构。政府不举办营利性医疗机构。

(2)政府举办的非营利性医疗机构主要提供基本医疗服务并完成政府交办的其他任务,其他非营利性医疗机构主要提供基本医疗服务,这两类非营利性医疗机构也可以提供少量的非基本医疗服务;营利性医疗机构根据市场需求自主确定医疗服务项目。当发生重大灾害、事故、疫情等特殊情况时,各类医疗机构均有义务执行政府指令性任务。

(3)政府举办的非营利性医疗机构享受同级政府给予的财政补助,其他非营利性医疗机构不享受政府财政补助。非营利性医疗机构执行政府规定的医疗服务指导价格,享受相应的税收优惠政策。营利性医疗机构医疗服务价格放开,依法自主经营,照章纳税。

(4)非营利性医疗机构执行财政部、卫生部颁布的《医院财务制度》和《医院会计制度》等有关法规、政策。营利性医疗机构参照执行企业的财务、会计制度和有关政策。

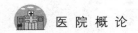

第二节 医院组织机构

一、医院组织机构设置

医院组织机构,或者说科室设置,应与医院的规模相适应。规模较小的医院,管理层次简单,一般是院长直接领导医疗科室,如内科、外科等;中等规模的医院,一般在院长和医疗科室外设立医务科、护理部等职能部门;大型医院承担医疗、教学、科研等任务,诊疗技术高,组织情况复杂,一般采用复合组织结构(图 2.2)。

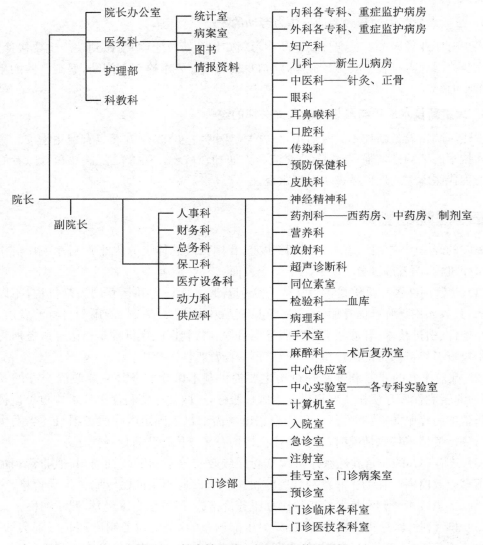

图 2.2 综合性医院一般组织机构设置图

医院各类组织机构按业务性质可以分为:诊疗部门,辅助诊疗部门,护理部门,职能管理和后勤部门,以及其他部门。

（一）诊疗部门

诊疗部门是医院主要业务部门,承担门诊、急诊、住院和预防保健等工作。我国医院种类较多,专科医院诊疗部门的设置重点各有不同,但与综合性医院的框架基本相似。

在综合性医院中,诊疗部门通常包括门诊、急诊诊疗部和住院诊疗部。在较小规模的医院,门诊、急诊诊疗通常是一个部门,而在较大规模的医院中,门诊、急诊是两个相对独立的部门,有的成立急诊中心,承担所辖区域的医疗急救任务。门诊诊疗部通常还包括预防保健、计划生育门诊、各种专科或专家门诊。

临床科室是医院诊疗组织的主要组成单位,它的划分大致有以下类型:

（1）按治疗手段分科,如内科、外科等。内科主要用药物治疗,外科主要以手术治疗。但随着医学技术的发展,这种传统的分科方法也有新的变化,如风湿性心脏病本来是内科病,由于心外科的发展,又成为外科治疗的对象。

（2）按治疗对象分科,如妇产科、儿科、老年病科等。

（3）按病种分科,如肿瘤科、结核病科、传染病科、精神病科、遗传病科、糖尿病科、计划生育科等。

（4）按人体系统及器官分科,如眼科、口腔科、神经科、皮肤科、内分泌科等。

（二）辅助诊疗部门

辅助诊疗部门也称为医技科室,包括药剂科、放射科、检验科、病理科、麻醉科、手术室、康复理疗科、供应室、功能检查科、内镜室、营养科等。

辅助诊疗科室以专门的技术和设备辅助诊疗工作的进行,为诊疗工作服务,是现代医院组成的一个重要环节。

我国医技诊疗科室发展较快,相应部门的设置呈中心化发展趋势。医院精密度高的医疗设备集中设置,集中使用,集中管理,如中心实验室、中心功能检查室、中心影像室、中心放疗室、超声诊断室、内镜检查室等。

（三）护理部门

护理部门包括住院护理、门诊护理、保健护理和医技护理等。

（四）职能管理和后勤部门

这些部门是协助院领导有效管理人、财、物、时间、信息等要素的部门,可分为党群、行政两个系统,党群系统包括党办、工会、共青团、纪委、宣传科等;行政系统包括院办、医务处（科）、科教处（科）、护理部、医疗保险办公室、组织人事科、财务科、审计科、器械设备科、总务科、基建科、信息科、预防保健科等。

（五）其他部门

常见的有科研教学部门、临床实验室或研究室,以及各种委员会（包括医疗事故鉴定会、药事管理委员会、院内感染管理委员会等)。

二、医院的规模与编制

医院规模受医院编制的管理,其大小通常是以医院的病床数来衡量,病床数又是人员编制的重要参考标准。

所谓医院编制,是指由国家主管部门确定的医院组织形式,病床数,内部机构设置,工作人员的数量、结构配额等。狭义的概念等同于医院人员编制。医院工作人员大致可以分为卫生技术人员、工程技术人员、工勤人员、党政管理人员四类。

《全国医疗卫生服务体系规划纲要(2015 — 2020 年)》要求,控制公立医院单体(单个执业点)床位规模的不合理增长,县办综合性医院床位数一般以 500 张左右为宜,100 万人口以上的县原则上不超过 1 000 张;市办综合性医院床位数一般以 800 张左右为宜,500 万人口以上的地市原则上不超过 1 200 张;省办及以上综合性医院床位数一般以 1 000 张左右为宜,原则上不超过 1 500 张。专科医院的床位规模要根据实际需要合理设置。

(一)一般综合性医院各科病床编设比例表(表 2.1)

表 2.1　一般综合性医院各科病床编设比例表

适应范围(床)	计算基数	床位与工作人员之比	核编总数(人)
80~150	100	1∶1.3~1∶1.4	130~140
151~250	200	1∶1.3~1∶1.4	260~280
251~350	300	1∶1.4~1∶1.5	420~450
351~450	400	1∶1.4~1∶1.5	560~600
>450	500	1∶1.6~1∶1.7	800~850

(二)一般综合性医院人员编制表(表 2.2)

表 2.2　一般综合性医院人员编制表

类　　别	比例(%)
行政、工勤人员	28~30
行政	8~10
工勤	18~22
卫技人员	70~72
中、西医师	18
护理	36
药剂	5.7
放射	3.1
检验	3.2
其他	5.7

（三）一般综合性医院人员的分类及其编制比例（表 2.3）

表 2.3　一般综合性医院人员的分类及其编制比例表

科别	百分比（%）	科别	百分比（%）
内科	30	传染、结核科	6
外科	25	眼科	3
妇产科	15	耳鼻喉科	2.5
儿科	10	口腔科	1.5
中医科	5	皮肤科	2

三、医院领导体制

（1）公立医院实行党委领导下的院长负责制[①]。党委等院级党组织发挥把方向、管大局、作决策、促改革、保落实的领导作用。实行集体领导和个人分工负责相结合的制度，凡属重大问题都要按照集体领导、民主集中、个别酝酿、会议决定的原则，由党委集体讨论，做出决定，并按照分工抓好组织实施，支持院长依法依规独立负责地行使职权。院长在医院党委领导下，全面负责医院医疗、教学、科研、行政管理工作。公立综合性医院管理结构如图 2.3 所示。

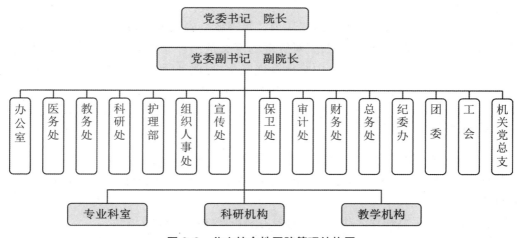

图 2.3　公立综合性医院管理结构图

（2）股份制医院和一些民营医院实行董事会领导下或投资方领导下的院长负责制。

（3）资产多元化、实行托管的医院以及医疗联合体等，可在医院层面成立理事会。

---

①　2018 年 6 月，中共中央办公厅印发了《关于加强公立医院党的建设工作的意见》，明确公立医院实行党委领导下的院长负责制。1982 年，卫生部颁布的《全国医院工作条例》规定："医院实行党委领导下的院长负责制。"3 年后，国务院批转了卫生部《关于卫生改革若干政策问题的报告》，要求各级卫生机构要积极创造条件实行院、所、站长负责制，以扩大全民所有制卫生机构的自主权。

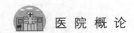

（4）各类医院都应组建医疗质量安全管理、药事管理等专业委员会，由专家提供技术咨询和可行性论证，健全以职工代表大会为基本形式的民主管理制度，推进院务公开，落实职工群众知情权、参与权、表达权、监督权。

第三节　医院管理

自 20 世纪以来，现代医院迅速发展，医疗活动日趋复杂，医院有了科学管理的要求。美国外科协会于 1918 年起开展了医院标准化运动。发达国家逐步开展了医院管理的教育和培训，在大学开设医院管理学专业课程，建立专业学术团体，推动了医院管理工作的不断进步。

新中国成立，我国一些较大规模的医院主要是采用欧美医院的管理方法。在 20 世纪五六十年代则主要是采用苏联的管理方法。改革开放以后，国内普遍学习欧美等国先进医院管理经验。1980 年中华医学会召开了全国第一届医院管理学术会议，同时成立了全国医院管理学会，医院的科学管理兴起。

一、管理的要义

管理是在特定的环境下，对组织所拥有的资源进行有效的计划、组织、协调和控制，以便达成既定的组织目标的过程。

"科学管理之父"弗雷德里克·泰罗认为："管理就是确切地知道你要别人干什么，并使他用最好的方法去干"。赫伯特·西蒙对管理的定义是："管理就是制定决策。"亨利·法约尔在其名著《工业管理与一般管理》中给出管理概念：管理是所有的人类组织都有的一种活动，这种活动由五项要素组成：计划、组织、指挥、协调和控制。

二、医院管理的概念

医院管理是按照医院工作的客观规律，运用现代管理理论和方法，对人、财、物、信息、时间等资源，进行计划、组织、协调、控制，充分发挥整体运行功能，以取得最佳医疗效率和医疗效果的管理活动过程。

医院管理学以医院管理活动为研究对象，是管理学的一个分支学科。

医院管理是个系统，由若干专业管理构成，各项专业管理围绕医疗服务中心分工协作，构成医院完整的管理系统。医院管理包括计划管理、人事管理、医疗管理、技术管理、经济管理、信息管理及政治思想工作等。

三、医院管理的重点

（一）医院章程

医院应通过制定章程，明确医院性质、功能定位、管理体制、经费来源、组织结构、管理制度、监督机制、文化建设,以及举办主体、医院、职工的权利义务等内容。医院要以章程为统领,建立健全内部管理机构、管理制度、议事规则、办事程序等,规范内部治理结构和权力运行规则。

（二）医疗质量安全管理

医疗质量安全实行院、科两级责任制。健全和落实首诊负责、三级查房、分级护理、手术分级管理、抗菌药物分级管理、临床用血审核等医疗质量安全核心制度。严格执行医院感染管理制度、医疗质量内部公示制度等。

（三）人力资源管理

主要包括人员聘用管理、岗位管理、职称管理、收入分配管理等制度。公立医院在核定的薪酬总量内进行自主分配,体现多劳多得、优绩优酬。实施住院医师规范化培训、专科医师规范化培训和继续医学教育制度。加强临床重点专科、学科建设,提升医院核心竞争力。

（四）财务资产管理

财务、价格、资产管理等纳入医院财务部门统一管理。确保经济活动合法合规,提高资金资产使用效益。要强化成本核算与控制,公立医院内部实行审计监督、注册会计师审计工作。

（五）科研管理

加强临床医学研究,大力开展适宜技术推广普及,加强和规范药物临床试验研究,提高医疗技术水平。加强基础学科与临床学科、辅助诊疗学科的交叉融合。健全科研项目管理、知识产权保护、成果转化推广等制度。

（六）后勤管理

落实基本建设项目法人责任制、招标投标制、质量责任终身制等。合理配置适宜医学装备,建立采购、使用、维护、保养、处置全生命周期管理制度。推行医院"后勤一站式"服务模式,医院后勤服务社会化。

（七）信息管理

医院信息系统标准化和规范化建设,与医保、预算管理、药品电子监管等系统有效对接。加强医院网络和信息安全建设管理,完善患者个人信息保护制度和技术措施。

（八）医院文化建设

树立正确的办院理念,恪守服务宗旨,促进形成良好医德医风。关心爱护尊重医务人员,建设医术精湛、医德高尚、医风严谨的医务人员队伍,塑造行业清风正气。

（九）医疗服务优化

改善医疗服务,优化就医流程,合理布局诊区设施,科学实施预约诊疗,推行日间手术、远程医疗、多学科联合诊疗模式。开展优质护理服务。推进院内调解、人民调解、司法调解、医疗风险分担机制有机结合的"三调解一保险"机制建设,妥善化解医疗纠纷,构建和谐医患关系。

第四节　外国医院简介

一、美国医院

美国的医院有公立医院,也有私立医院。公立医院是由政府办的;私立医院有社团办的、教会办的、股份制办的,也有私人个体办的。美国医院的社区医院占医院总数的80%,患者可以选择专家,在宁静、舒适、温馨的环境中进行心理交流和疾病治疗,是现代社会医学观念的体现和实践。社区服务需要全科医师,美国规定就诊必须由全科医师才可向专科医师转诊。

美国医院大多数实行董事会。院长由董事会任命或直接由医院职工民主选举产生。院长、资深副院长、副院长和院长助理组成医院的院务委员会,医院设立管理委员会,下设医疗执行委员会和行政执行委员会。医院人员全部实行公开招聘、逐级雇佣。

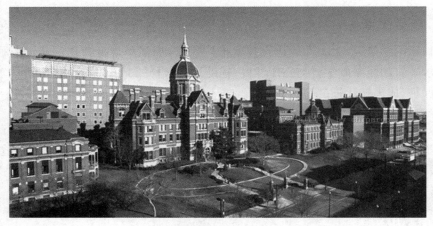

图2.4　美国约翰·霍普金斯医院

二、英国医院

英国是一个社会保障齐全的福利国家。实行国家卫生服务制度为全体国民提供广泛的医疗服务,支付大部分或全部医疗费用,实行初级服务(全科开业医生提供)、地段服务(当地政府提供)和医院服务(专科医疗服务)三级服务体制。规定所有医疗机构国有化,医务人员为国家工作人员。英国居民均可享受国家医院的免费医疗。

医院院长负责医院全面指挥,下设医务、人事、财务(司库)、护理部主任。

三、日本医院

日本医院分为国立医院、地方公立医院、社团或私立医院。医院领导成员由院长、副院长领导下的诊疗部长、事务部长、护理部长组成。也有的医院采用在院长领导下,设诊疗部长、助理医疗部长、事务部长、护理部长、研究部长、药剂部长、营养部长 7 个部长的管理体制。

四、法国医院

法国医院属于福利事业单位,公立医院面向低收入居民,私立医院面向高收入家庭,法国公立医院分为地区大学医院(医学中心)、省级中心医院、地方医院、专科医院、急诊医院五类。政府对医院控制较直接,包括医院登记注册、床位增减、大型设备购置都必须经卫生行政部门核批。

院长负责医院全面工作,一般设副院长 4 人,设有院务委员会以及医疗咨询委员会、急诊医疗委员会、安全保险委员会、技术协调委员会等。

五、德国医院

德国将医院分为社区服务医院、跨社区服务医院、中心医院和特级医院四个层次。医院的性质有公立医院、社团医院(宗教、慈善团体或各类基金会捐资)和私人医院三种。

医院领导体制的最大特点是设行政院长、医疗院长和护理院长"三驾马车式"结构,医院不设职能科室建制,由三院长在配有秘书的情况下分别负责各自的职责,其中行政院长是医院领导人和最高决策者。

六、新加坡医院

新加坡将卫生部直属公立医院转变为私人有限公司管理体制,卫生部派人员参加公司董事会,原股权由国家卫生保健局管理,但医院则全部按私人企业管理方式进行管理。医院的管理体制是,由董事会委派行政总监全权负责,行政总监一般由非医务人员的企业管理专家担任,下设医药委员会、医院筹划委员会。

新加坡医院分为国家津贴医院和私立医院,政府对国家津贴医院补助约占医院总支出的 58%,公立医院收费标准由政府定价,病房分 A、B1、B2、C 级 4 等,政府分别补贴 0、20%、65%、80%,说明严格控制了医疗需求的导向。新加坡政府规定专科医师不超过医师总数40%,也就是 60%医师将受训为全科医师。

思 考 题

(1) 简述医院的定义和功能。

(2) 综合医院的一般组织机构如何设置?

(3) 医院管理的主要管理手段有哪些?

第三章 法规与医政

◆ 本 章 提 要 ◆

　　医疗卫生法是由国家制定或认可的,并由国家强制力保证实施的医疗卫生方面的行为规范的总和,由一系列调整医疗卫生社会关系的法律规范所构成。

　　医疗卫生法坚持人人有获得卫生保护的权利,强调预防为主,患者自主。

　　卫生政策是国家、政府或管理部门为保障居民健康和解决社会卫生问题,而制定并实施的用以规范政府、公民和医院等社会组织的一系列政策性文件。

　　国家最高卫生行政机关是国务院组成部门国家卫生健康委员会,各省、市、县设本级卫生健康委员会。各级卫生健康委员会依卫生法律法规和卫生政策进行卫生事业管理。

　　我国 20 世纪 80 年代后期实施医院分级管理和医院评审工作。

　　我国对医疗机构和医务人员实行执业许可,对医疗技术、药品、器械等实行医疗准入。没有执业资格的机构和人员不得从事医疗活动,没有获得批准的技术、药品、器械等不得用于人体。

第一节　法规与政策

　　医院的建设发展和日常运营,受医疗卫生法规制约,接受国家和政府相关部门卫生政策指导。

一、医疗卫生法规

　　医疗卫生法是由国家制定或认可的,并由国家强制力保证实施的关于医疗卫生方面的行为规范的总和。

　　医疗卫生法通过对人们在医疗实践中各种权利和义务的规定,来调整、确认、保护、发展良好的医疗法律关系和医疗卫生秩序。它反映了医疗卫生领域内人与自然以及人与人之间的关系。

　　目前我国医疗卫生法主要是由《中华人民共和国执业医师法》、《医疗机构管理条例》及其实施细则、《护士管理办法》、《中华人民共和国母婴保健法》及其实施办法、《中华人民共和国义务献血法》等法律法规构成。

（一）医疗卫生法的基本原则

医疗卫生法以保护公民的健康权利为宗旨，综合运用民法、刑法、行政法、环境法等调节手段，重视法规与医疗卫生技术规范的结合，将防治疾病、保护健康的客观规律加以法律化。医疗卫生法的基本原则包括：

（1）卫生保护原则——人人有获得公平、公正和有质量卫生保护的权利，同时要协调个人权益与社会健康利益的关系，不得损害社会健康利益，对可能威胁社会整体利益和他人权益的个人行为进行合理限制；

（2）预防为主原则——预防优先、无病防病、有病治疗、防治结合；

（3）公平原则——合理配置卫生资源，基本公共服务均等化；

（4）患者自主原则——患者自主处理个人权利，如医治权、知情权、同意权、隐私权、申诉权等。

（二）医疗卫生法律关系的构成

1. 医疗卫生法律关系的主体

医疗卫生法律关系的主体是指参加卫生法律关系，享有卫生权利和承担卫生义务的公民、法人和其他组织，简称当事人，包括卫生行政部门、医疗卫生保健机构、与医疗卫生单位发生直接或间接关系的企事业单位、我国的公民及境内的外国人。

2. 医疗卫生法律关系的客体

医疗卫生法律关系的客体是指法律关系主体之间的权利和义务所指向的对象。医疗卫生法律最高层次的客体是生命和健康，因具体法律不同而有各自的客体，如在药品生产中药品是客体，在护理活动中各护理活动是客体。

3. 医疗卫生法律关系的内容

医疗卫生法律关系的内容是指卫生法律关系主体之间的法律权利与义务，如护士的权利是依法实施护理服务并获得报酬，义务是为服务对象提供及时、准确的护理服务。

（三）医疗卫生违法行为及法律责任

医疗卫生法律责任指违反医疗卫生法的个人或单位所应承担的、带有强制性的责任。根据违法行为和法律责任的性质及法律责任承担的方式不同，可分为行政责任、民事责任及刑事责任。

1. 行政责任

行政责任是指个人、组织实施违反医疗卫生法律法规的尚未构成犯罪的一般违法行为而承担的法律后果，分为医疗违法行政处罚和医疗卫生行政处分。行政处罚指医疗卫生行政机关对违反卫生法律法规规章，对应处制裁的违法行为，作出的罚款、没收违法所得、责令停产停业、吊销许可证以及卫生法律行政法规规定的其他行政处罚。行政处分是医疗卫生行政机关对违反法律法规的下属工作人员实施纪律惩罚，包括警告、记过、降级和开除等。

2. 民事责任

民事责任是指根据民法及医疗卫生专门法律规范的规定，个人或组织对实施侵害他人人身财产和健康权利的不法行为应承担的法律后果。民事责任主要是弥补受害方当事人的损失，以财产责任为主。

3. 刑事责任

刑事责任是指行为人实施了犯罪行为，严重侵犯医疗卫生管理秩序及公民的人身健康权而依刑法应承担的法律后果。医疗卫生法中的犯罪主体多为特定主体，这种主体既包括不法行为造成严重后果的个人，也包括由不法行为造成严重后果的单位或单位的直接责任人员。

二、医疗卫生政策

卫生政策是国家、政府或相关部门为保障居民健康和解决社会卫生问题，而制定并实施的用以规范政府、医院等社会组织和个人的一系列政策性文件。

党的十九大提出实施健康中国战略，要求完善国民健康政策，为人民群众提供全方位全周期的健康服务。重点包括：

（1）深化医药卫生体制改革，全面建立中国特色基本医疗卫生制度、医疗保障制度和优质高效的医疗卫生服务体系，健全现代医院管理制度。

（2）加强基层医疗卫生服务体系和全科医生队伍建设。

（3）全面取消以药养医，健全药品供应保障制度。

（4）坚持预防为主，深入开展爱国卫生运动，倡导健康文明生活方式，预防控制重大疾病。

（5）实施食品安全战略，让人民吃得放心。

（6）坚持中西医并重，传承发展中医药事业。

（7）支持社会办医，发展健康产业。

（8）促进生育政策和相关经济社会政策配套衔接，加强人口发展战略研究。

（9）积极应对人口老龄化，构建养老、孝老、敬老政策体系和社会环境，推进医养结合，加快老龄事业和产业发展。

为推动实施健康中国战略，医疗卫生服务要以促健康、转模式、强基层、重保障为着力点，把以治病为中心转变到以人民健康为中心，为人民群众提供全方位全周期健康服务。

一是更加注重预防为主和健康促进，加强预防控制重大疾病工作，积极应对人口老龄化，健全健康服务体系。

二是更加注重工作重心下移和资源下沉，推进卫生健康公共资源向基层延伸、向农村覆盖、向边远地区和生活困难群众倾斜。

三是更加注重提高服务质量和水平，推进卫生健康基本公共服务均等化、普惠化、便捷化。

四是协调推进深化医药卫生体制改革，加大公立医院改革力度，推进管办分离，推动卫生健康公共服务提供主体多元化、提供方式多样化。

第二节　医　政　管　理

　　国家实行统一的医药卫生管理体制,实施属地化和全行业管理,所有医疗卫生机构,不论所有制、投资主体、隶属关系和经营性质,均由所在地卫生行政部门实行统一规划、统一准入、统一监管。

　　医政管理,是指卫生行政部门依照法律法规和有关政策规定对医疗机构、医疗卫生技术人员、医疗服务及其相关领域,实施行政管理活动的过程。

一、卫生行政机关

　　国家卫生行政机关依据卫生法律法规进行卫生事业管理。

　　卫生行政机关包括国务院卫生行政主管部门——国家卫生健康委员会,省、自治区、直辖市卫生健康委员会以及地(市)和县级相应卫生主管部门等。卫生行政机关进行卫生事业管理,主要通过卫生行政许可、卫生行政处罚、卫生监督检查、卫生行政强制措施、卫生行政执法监督等卫生行政执法的途径实现。

　　国家卫生健康委员会涉及医疗卫生服务的职责包括:

　　(1)组织拟订国民健康政策,拟订卫生健康事业发展法律法规草案、政策、规划,制定部门规章和标准并组织实施。制定并组织实施推进卫生健康基本公共服务均等化、普惠化、便捷化和公共资源向基层延伸等政策措施。

　　(2)协调推进深化医药卫生体制改革,组织深化公立医院综合改革,推动卫生健康公共服务提供主体多元化、提供方式多样化的政策措施。

　　(3)制定并组织落实疾病预防控制规划,负责卫生应急工作,组织指导突发公共卫生事件的预防控制和各类突发公共事件的医疗卫生救援。

　　(4)制定国家药物政策和国家基本药物制度。

　　(5)制定医疗机构、医疗服务行业管理办法并监督实施,建立医疗服务评价和监督管理体系。制定并组织实施医疗服务规范、标准和卫生健康专业技术人员执业规则、服务规范。

　　(6)负责计划生育管理和服务工作,指导基层医疗卫生、妇幼健康服务体系和全科医生队伍建设。推进卫生健康科技创新发展。

　　各级卫生行政部门一般都设立医政医管机构,对医院及其他医疗机构进行行政和业务管理。其主要职责包括:

　　(1)对医疗机构及医务人员、医疗技术应用、医疗质量和安全、医疗服务、采供血机构管理以及行风建设等,进行政策规范管理、标准制定并监督实施。

　　(2)负责医疗机构和医疗服务的行业准入管理并监督实施。负责拟定卫生专业技术人员执业规则和服务规范并组织实施。承担医师、护师执业资格考试和执业注册。推进临床重点专科建设。

　　(3)推进公立医院管理体制改革。拟订公立医院运行监管、绩效评价和考核制度。建立医疗机构医疗服务评价和监督管理体系。配合做好医务人员医德医风教育培训和医疗机构的行风建设。指导医疗纠纷与医疗事故的处理。

（4）对医院感染业务进行管理和监督,指导医院药事管理工作,负责血液安全监管工作等。

（5）指导医疗急救体系建设和能力提升,做好对重大人员伤亡事件紧急救护和突发公共卫生事件的应急救治。

（6）做好医院对口支援等组织工作。参与医疗支边、支农、扶贫等工作。配合做好老龄服务和养老服务相关工作。推进护理、康复事业发展。

知识拓展

国家卫生健康委员会组建

2018年国务院机构改革方案,不再保留国家卫生和计划生育委员会,新组建国家卫生健康委员会。将国家卫生和计划生育委员会、国务院深化医药卫生体制改革领导小组办公室、全国老龄工作委员会办公室的职责,工业和信息化部的牵头《烟草控制框架公约》履约工作职责,国家安全生产监督管理总局的职业安全健康监督管理职责整合,组建国家卫生健康委员会,作为国务院组成部门。

其主要职责是,拟订国民健康政策,协调推进深化医药卫生体制改革,组织制定国家基本药物制度,监督管理公共卫生、医疗服务、卫生应急,负责计划生育管理和服务工作,拟订应对人口老龄化、医养结合政策措施等。

二、规划与监督

（一）医疗卫生规划

我国定期编制的国民经济和社会发展五年规划纲要都会对医疗卫生事业发展做出安排。为服务健康中国战略,国家先后发布了《"十三五"卫生与健康规划》和《全国医疗卫生服务体系规划纲要（2015—2020年）》,指导全国医疗卫生服务体系建设发展。省、市政府也编制相应的医疗卫生发展规划,指导区域内医疗卫生发展和资源配置。

医疗机构设置规划是区域卫生规划的重要组成部分,是以向民众提供及时、安全、适宜的医疗保健服务为目的,对区域内各级各类医疗卫生机构和医疗资源进行统一配置和合理布局的宏观规划。医疗机构设置规划强调区域内卫生资源合理投入、合理利用;强调卫生资源的整体效能,均衡整体与局部、部门与部门之间的利益,科学地布局卫生资源。

按照《全国医疗卫生服务体系规划纲要（2015—2020年）》要求（表3.1）,到2020年,每千常住人口医疗卫生机构床位数应控制在6张以上,其中,医院床位数4.8张以上,基层医疗卫生机构床位数1.2张以上。在医院床位中,公立医院床位数3.3张以上,并按照每千常住人口不低于1.5张为社会办医院预留规划空间。每千常住人口执业（助理）医师数达到2.5人,注册护士数达到3.14人,医护比达到1：1.25,市办及以上医院床护比不低于1：0.6,公共卫生人员数达到0.83人,城乡和区域医药卫生人才分布趋于合理。促进医务人员合理流动。

表 3.1　全国医疗卫生服务体系规划纲要指标

主要指标	2020 年目标	指标性质
每千常住人口医疗卫生机构床位数(张)	6	指导性
医院	4.8	指导性
公立医院	3.3	指导性
社会办医院	1.5	指导性
基层医疗卫生机构	1.2	指导性
每千常住人口执业(助理)医师数(人)	2.5	指导性
每千常住人口注册护士数(人)	3.14	指导性
医护比	1∶1.25	指导性
市办及以上医院床护比	1∶0.6	指导性
县办综合性医院适宜床位规模(张)	500	指导性
市办综合性医院适宜床位规模(张)	800	指导性
省办及以上综合性医院适宜床位规模(张)	1 000	指导性

（二）医疗卫生监督

国家卫生健康委员会及各省、市卫生行政主管部门负责制定医疗机构、医疗服务行业管理办法并监督实施,建立医疗服务评价和监督管理体系。各级卫生行政部门内设卫生监督机构并下设卫生监督执行机构,负责辖区内卫生监督工作。

医疗卫生监督的主体是卫生行政管理部门或由卫生行政管理部门授权的机构。设区的市、县级卫生监督机构负责辖区内日常卫生监督工作,主要职责为:

（1）对医疗机构的执业资格、执业范围及其医务人员的执业资格、执业注册进行监督检查,规范医疗服务行为,打击非法行医;对医疗机构的传染病疫情报告、疫情控制措施、消毒隔离制度执行情况和医疗废物处置情况进行监督检查,查处违法行为。

（2）对采供血机构的执业资格、执业范围及其从业人员的资格进行监督检查,打击非法采供血行为;对采供血机构的采供血活动、传染病疫情报告和医疗废物处置情况进行监督检查,查处违法行为。

（3）对疾病预防控制机构的传染病疫情报告、预防控制措施和菌(毒)种管理情况进行监督检查,查处违法行为。

三、医院分级管理和医院评审

我国 20 世纪 80 年代后期实施医院分级管理和医院评审工作。主要依据是《医疗机构管理条例及实施细则》和《医院评审暂行办法》,目前执行《三级综合医院评审标准(2011 年版)》《二级综合医院评审标准(2012 年版)》及相关实施细则。

（一）医院分级

我国医院实行三级管理。对医院分级管理的依据是医院的功能、任务、设施条件、技术建设、医疗服务质量和科学管理的综合水平。医院的设置与分级,应在保证城乡医疗卫生网的合理结构和整体功能的原则下,由卫生行政部门按地方政府的区域卫生规划来统一规划确定。

一级医院是直接为社区提供医疗、预防、康复、保健综合服务的基层医院,是初级卫生保健机构。其主要功能是直接对人群提供一级预防,在社区管理多发病、常见病现症患者并对疑难重症做好正确转诊,协助高层次医院搞好中间或院后服务,合理分流患者。

二级医院是跨几个社区提供医疗卫生服务的地区性医院,是地区性医疗预防的技术中心。其主要功能是参与指导对高危人群的监测,接受一级转诊,对一级医院进行业务技术指导,并能进行一定程度的教学和科研。

三级医院是跨地区、省、市以及向全国范围提供医疗卫生服务的医院,是具有全面医疗、教学、科研能力的医疗预防技术中心。其主要功能是提供专科(包括特殊专科)的医疗服务,解决危重疑难病症,接受二级转诊,对下级医院进行业务技术指导和培训人才;完成培养各种高级医疗专业人才的教学和承担省以上科研项目的任务;参与和指导一、二级预防工作。

医院分级、分等的标准和指标,主要内容是:

(1) 医院的规模,包括床位设置、建筑、人员配备、科室设置等四方面的要求和指标。

(2) 医院的技术水平,即与医院级别相应的技术水平,在标准中按科室提出要求与指标。

(3) 医疗设备。

(4) 医院的管理水平,包括院长的素质、人事管理、信息管理、现代管理技术、医院感染控制、资源利用、经济效益 7 个方面的要求与指标。

(5) 医院质量,包括诊断质量、治疗质量、护理质量、工作质量、综合质量等几个方面的要求与指标。

各级医院经过评审,按照《医院分级管理标准》确定为甲、乙、丙三等,其中三级医院增设特等①,因此医院共分三级十等。

医疗收费应与医院级别挂钩,级别不同,门诊挂号、住院床位收费等都应有所不同,以适当拉开档次。

(二) 医院评审

医院评审是指医院按照《医院评审暂行办法》要求,根据医疗机构基本标准和医院评审标准,开展自我评价,持续改进医院工作,并接受卫生行政部门对其规划级别的功能任务完成情况进行评价,以确定医院等级的过程。

医院评审包括周期性评审和不定期重点检查。医院周期性评审包括对医院的书面评价、医疗信息统计评价、现场评价和社会评价等方面的综合评审。

1. 评审组织与评审标准

评审组织是指在卫生行政部门领导下具体负责医院评审的技术性工作的专门机构。评审组织可以由卫生行政部门组建或是受卫生行政部门委托的适宜第三方机构。

全国医院评审委员会负责全国医院评审的领导、组织、抽验、质量控制及监督管理。各省级卫生行政部门成立医院评审领导小组,负责本辖区的医院评审工作。评审专家库由卫

---

① 国家还没有正式开展三级特等医院评审工作。

生行政部门、行业学（协）会、医疗保险机构、社会评估机构、医疗机构等方面的专家和群众代表组成，由卫生行政部门选聘。评审专家经培训，考核合格方可参加评审工作。

医院评审周期为 4 年，评审标准由卫生行政部门统一制定。省级卫生行政部门可结合本地特点，遵循"内容只增不减，标准只升不降"的原则，适当调整标准并报国家卫生主管部门备案。

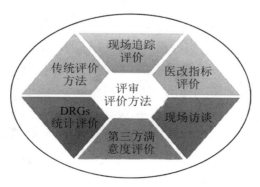

图 3.1　评审方法

2. 评审申请受理

医院在等级证书有效期满前 3 个月可以向有评审权的卫生行政部门提出评审申请。新建医院在取得《医疗机构执业许可证》，执业满 3 年后方可申请首次评审。医院设置级别发生变更的，应当在变更后执业满 3 年方可按照变更后级别申请首次评审。

卫生行政部门在受理评审申请后，向医院发出受理评审通知，明确评审时间和日程安排，同时通知评审组织。评审组织从医院评审专家库中抽取专家组建评审小组。评审小组在规定时间内完成评审工作，形成评审报告。

评审工作报告经评审组织审核同意后报卫生行政部门。卫生行政部门在收到评审工作报告后，应当在 30 个工作日内作出评审结论。评审结论应以适当方式对社会公示，同时报送上级卫生行政部门备案。

在评审周期内，卫生行政部门应当组织对医院的管理、专科技术水平等进行不定期重点评价。

3. 评审结论

各级医院评审结论分为甲等、乙等、不合格三个等级。

甲等、乙等医院，由省级卫生行政部门发给国家卫生主管部门统一格式的等级证书及标识。等级证书的有效期与评审周期相同。

对评审结论为"不合格"的医院，给予 3～6 个月的整改期。医院应当于整改期满后 5 个工作日内向卫生行政部门申请再次评审，再次评审结论分为乙等或者不合格。医院整改期满后未在规定时间内提出再次评审申请的，或再次评审不合格的医院，适当调低或撤销医院级别；有违法违规行为的，依法进行相应处理，同时给予医院法定代表人或者主要负责人行政处分或者纪律处分。

35

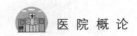

（三）国外医院评审制度

国际上最早开展医疗机构评审的国家是美国。世界范围内许多国家与地区均选择开展医疗机构评审与医疗质量认证。比较有代表性的有美国 JCI 医院评审、英国星级医院评审、ISO 9000 族标准评审等。

美国 JCI 医院评价标准受到了国际社会的广泛关注，影响较大。JCI 是国际医疗卫生机构认证联合委员会（Joint Commission on Accreditation of Healthcare Organizations，简称 JCAHO）用于对美国以外的医疗机构进行认证的附属机构。JCI 由医疗、护理、行政管理和公共政策等方面的国际专家组成，目前已经给世界 40 多个国家或地区的公立、私立医疗卫生机构和政府部门进行了指导和评审，中国也有一些医疗机构通过了国际 JCI 认证。

国外医疗机构评价多由第三方组织具体承担，有健全的法律保障。医疗机构第三方评价组织，有完善的运行机制来保证其评价质量的科学性、专业性和公正性；吸收社会力量参与医院评价；评价标准不断更新，引导医院发展方向。

四、政府和社会对医院的非医疗管控

医院作为一个社会组织并不只是受到卫生行政机关的管理，同时接受政府相关部门，如人力资源与社会保障、财政、审计、工商、税务、卫生监督等部门的业务职能管理，接受公检法的管理和制约，接受所在地各级政府的管理等。

公立医院的院级领导一般由地方政府或相应的党委组织部门考核任命；人员编制由政府编制委员会核定；公立医院还有全额拨款的事业单位和非全额拨款的事业单位之分，享受一部分人员工资的财政补贴和基本建设、设备购置等行政事业拨款，这归人社、经济计划和财政部门管；医院的安全、消防等归公安部门管；政府的工商、税务等部门也经常会对医院进行执法检查；街道和居委会在社会活动和环境卫生等方面也对医院有管理权；医院还会因医疗纠纷经常与法院打交道。国家改革的方向是，进一步落实公立医院法人自主权，建立健全法人治理结构，管办分离，逐步取消行政级别。科学制定机构编制标准，控制总量，优化结构，强化监督管理。

知识拓展

全额拨款的事业单位和非全额拨款的事业单位

我们国家现在的管理体制中，划分出行政单位、事业单位、企业等几大块，国家机关的经费由国家财政全额拨款。事业单位又根据事业单位的性质分为全额拨款、差额拨款、自收自支三种类型。

全额预算管理的事业单位一般适用于没有收入或收入不稳定的事业单位，如学校、科研单位、卫生防疫、工商管理等事业单位，即人员费用、公用费用都要由国家财政提供。一部分非营利性机构（如医疗卫生机构）属于差额拨款类型，人员费用由财政拨款，其他费用自筹。这些单位的人员工资构成中固定部分为 60%，非固定部分为 40%。差额拨款单位要根据经费自主程度,实行工资总额包干或其他符合自身特点的管理办法,逐步向经费自收自支过渡。

《中共中央　国务院关于分类推进事业单位改革的指导意见》(2011 年 3 月 23 日),把事业单位按照社会功能划为三类:一是承担行政职能的,逐步将其行政职能划归行政机构或转为行政机构;二是从事生产经营活动的,逐步将其转为企业;三是从事公益服务的,继续将其保留在事业单位序列、强化其公益属性。

从事公益服务事业单位细分为两类:承担义务教育、基础性科研、公共文化、公共卫生及基层的基本医疗服务等基本公益服务,不能或不宜由市场配置资源的,划入公益一类;承担高等教育、非营利医疗等公益服务,可部分由市场配置资源的,划入公益二类。

第三节　执业许可与医疗准入

一、医疗机构执业许可

《医疗机构管理条例》规定:从事疾病诊断、治疗活动的医院、卫生院、疗养院、门诊部、诊所、卫生所(室)以及急救站等医疗机构,必须经过县级以上(含县级)人民政府卫生主管机关的审批并取得《医疗机构执业许可证》方可从事医疗活动。

(一)医疗机构的审批权限

单位或者个人设置医疗机构,必须经县级以上地方人民政府卫生行政部门审查批准,并取得设置医疗机构批准书,方可向有关部门办理其他手续。不设床位或者床位不满 100 张的医疗机构,向所在地的县级人民政府卫生行政部门申请;床位在 100 张以上的医疗机构和专科医院按照省级人民政府卫生行政部门的规定申请。

申请设立中外合资、合作医疗机构按照 2000 年 7 月 1 日起施行的《中外合资、合作医疗机构管理暂行办法》执行。

(二)申请设置医疗机构的条件

1. 申请人

地方各级人民政府设置的医疗机构,由政府指定或任命的拟设医疗机构的筹建负责人申请;法人或者其他组织设置的医疗机构,由其他代表人申请;个人设置的医疗机构,由设置人申请;二人以上合伙设置的医疗机构,由合伙人共同申请。

2. 不能申请设置医疗机构的情况

有下列情形之一的,不得申请设置医疗机构:

(1)不能独立承担民事责任的单位。

(2)正在服刑或不具有完全民事行为能力的个人。

(3)医疗机构在职、因病退职或者停薪留职的医务人员;发生责任性医疗事故和二级以上的技术性医疗事故未满 5 年的医务人员;受吊销医师和护士执业证书行政处罚不满 2 年及刑事处罚执行完毕后不满 2 年的医务人员。

（4）被吊销《医疗机构执业许可证》的医疗机构法定代表人或者主要负责人。

（5）患传染病未愈或者其他健康原因不宜从事医疗执业活动的人员。

（6）省、自治区、直辖市政府卫生行政部门规定的其他情形。

3. 设置诊所的个人

（1）在县以上城镇设置诊所的个人,应取得《医师执业证书》后,从事 5 年以上同一专业临床工作。

（2）在乡镇和村设置诊所的个人,应取得执业医师或执业助理医师《医师执业证书》后,从事 5 年以上同一专业的临床工作。

4. 设置护理站的个人

设置护理站的个人,应取得《护士执业证书》并从事五年以上护理专业的临床工作。

（三）医疗机构执业登记

医疗机构执业必须进行登记,领取《医疗机构执业许可证》。医疗机构的执业登记,由批准其设置的人民政府卫生行政部门办理。任何单位或者个人,未取得《医疗机构执业许可证》,不得开展诊疗活动。医疗机构必须按照核准登记的诊疗科目开展诊疗活动。

医疗机构的名称必须符合有关规定,做到命名准确、规范、合理。

（四）诊疗科目

1994 年卫生部颁布《医疗机构诊疗科目名录》(表 3.2),是卫生行政部门核定医疗机构诊疗科目,填写《医疗机构执业许可证》和《医疗机构申请执业登记注册书》相应栏目的标准。医疗机构实际设置的临床专业科室名称不受本《名录》限制,可使用习惯名称和跨学科科室名称。

诊疗科目分为"一级科目"和"二级科目"。一级科目一般相当于临床一级学科,如"内科""外科"等;二级科目一般相当于临床二级学科,如"呼吸内科""消化内科"等。为便于专科医疗机构使用,将部分临床二级学科列入一级科目。

表 3.2 医疗机构诊疗科目名录

代码	诊疗科目	代码	诊疗科目
01.	预防保健科	03.04	心血管内科专业
		03.05	血液内科专业
02.	全科医疗科	03.06	肾病学专业
03.	内科	03.07	内分泌专业
03.01	呼吸内科专业	03.08	免疫学专业
03.02	消化内科专业	03.09	变态反应专业
03.03	神经内科专业	03.10	老年病专业

代码	诊疗科目	代码	诊疗科目
03.11	其他	07.04	小儿呼吸专业
		07.05	小儿心脏病专业
04.	外科	07.06	小儿肾病专业
04.01	普通外科专业	07.07	小儿血液病专业
04.02	神经外科专业	07.08	小儿神经病学专业
04.03	骨科专业	07.09	小儿内分泌专业
04.04	泌尿外科专业	07.10	小儿遗传病专业
04.05	胸外科专业	07.11	小儿免疫专业
04.06	心脏大血管外科专业	07.12	其他
04.07	烧伤科专业		
04.08	整形外科专业	08.	小儿外科
04.09	其他	08.01	小儿普通外科专业
05.	妇产科	08.02	小儿骨科专业
05.01	妇科专业	08.03	小儿泌尿外科专业
05.02	产科专业	08.04	小儿胸心外科专业
05.03	计划生育专业	08.05	小儿神经外科专业
05.04	优生学专业	08.06	其他
05.05	生殖健康与不孕症专业		
05.06	其他	09.	儿童保健科
		09.01	儿童生长发育专业
06.	妇女保健科	09.02	儿童营养专业
06.01	青春期保健专业	09.03	儿童心理卫生专业
06.02	围产期保健专业	09.04	儿童五官保健专业
06.03	更年期保健专业	09.05	儿童康复专业
06.04	妇女心理卫生专业	09.06	其他
06.05	妇女营养专业		
06.06	其他	10.	眼科
07.	儿科	11.	耳鼻咽喉科
07.01	新生儿专业	11.01	耳科专业
07.02	小儿传染病专业	11.02	鼻科专业
07.03	小儿消化专业	11.03	咽喉科专业

代码	诊疗科目	代码	诊疗科目
11.04	其他	16.05	动物源性传染病专业
		16.06	蠕虫病专业
12.	口腔科	16.07	其他
12.01	口腔科专业		
12.02	口腔颌面外科专业	17.	结核病科
12.03	正畸专业		
12.04	口腔修复专业	18.	地方病科
12.05	口腔预防保健专业		
12.06	其他	19.	肿瘤科
13.	皮肤科	20.	急诊医学科
13.01	皮肤专业		
13.02	性传播疾病专业	21.	康复医学科
13.03	其他		
		22.	运动医学科
14.	医疗美容科		
		23.	职业病科
15.	精神科	23.01	职业中毒专业
15.01	精神病专业	23.02	尘肺专业
15.02	精神卫生专业	23.03	放射病专业
15.03	药物依赖专业	23.04	物理因素损伤专业
15.04	精神康复专业	23.05	职业健康监护专业
15.05	社区防治专业	23.06	其他
15.06	临床心理心业		
15.07	司法精神专业	24.	临终关怀科
15.08	其他		
		25.	特种医学与军事医学科
16.	传染科		
16.01	肠道传染病专业	26.	麻醉科
16.02	呼吸道传染病专业		
16.03	肝炎专业	30.	医学检验科
16.04	虫媒传染病专业	30.01	临床体液、血液专业

代码	诊疗科目	代码	诊疗科目
30.02	临床微生物学专业	50.05	皮肤性病专业
30.03	临床生化检验专业	50.06	眼科专业
30.04	临床免疫、血清学专业	50.07	耳鼻咽喉科专业
30.05	其他	50.08	口腔科专业
		50.09	肿瘤科专业
31.	病理科	50.10	骨伤科专业
		50.11	肛肠科专业
32.	医学影像科	50.12	老年病科专业
32.01	X线诊断专业	50.13	针灸科专业
32.02	CT诊断专业	50.14	推拿科专业
32.03	磁共振成像诊断专业	50.15	康复医学专业
32.04	核医学专业	50.16	急诊科专业
32.05	超声诊断专业	50.17	预防保健科专业
32.06	心电诊断专业	50.18	其他
32.07	脑电及脑血流图诊断专业		
32.08	神经肌肉电图专业	51.	民族医学科
32.09	介入放射学专业	51.01	维吾尔医学科
32.10	放射治疗专业	51.02	藏医学
32.11	其他	51.03	蒙医学
50.	中医科	51.04	彝医学
50.01	内科专业	51.05	傣医学
50.02	外科专业	51.06	其他
50.03	妇产科专业		
50.04	儿科专业	52.	中西医结合科

二、医务人员执业许可

国家对医务人员从业资格有严格的要求,颁布了《中华人民共和国执业医师法》等法律法规。很多医疗技术岗位对从业人员不仅有专业、学历的要求,而且必须通过国家相应的执业资格考试,经注册后才能开展相关的医疗活动。

(一)医师执业

国家实行医师资格考试和注册制度。

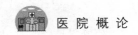

1. 医师资格考试

医师资格考试分为执业医师资格考试和执业助理医师资格考试。医师资格考试成绩合格,取得执业医师资格或者执业助理医师资格。具有下列条件之一的,可以参加执业医师资格考试:

(1) 具有高等学校医学专业本科以上学历,在执业医师指导下,在医疗、预防、保健机构中试用期满1年的。

(2) 取得执业助理医师执业证书后,具有高等学校医学专科学历,在医疗、预防、保健机构中工作满2年的;具有中等专业学校医学专业学历,在医疗、预防、保健机构中工作满5年的。

(3) 具有高等学校医学专科学历或者中等专业学校医学专业学历,在执业医师指导下,在医疗、预防、保健机构中试用期满1年的,可以参加执业助理医师资格考试。

(4) 以师承方式学习传统医学满3年或者经多年实践医术确有专长的,经县级以上人民政府卫生行政部门确定的传统医学专业组织或者医疗、预防、保健机构考核合格并推荐,可以参加执业医师资格或者执业助理医师资格考试。

知识拓展

执业考试分为两级四类

即执业医师和执业助理医师两级;每级分为临床、中医、口腔、公共卫生四类。中医类包括中医、民族医和中西医结合,其中民族医又含蒙医、藏医和维医三类。

七年制临床医学、口腔医学、中医学的临床硕士生和八年制毕业生(临床医学、口腔医学、中医学和公共卫生预防医学硕士或博士研究生)毕业当年可以报执业医师。

2. 医师执业注册

取得医师资格的,可以向所在地县级以上人民政府卫生行政部门申请注册。医师经注册后,可以在医疗、预防、保健机构中按照注册的执业地点、执业类别、执业范围执业,从事相应的医疗、预防、保健业务。经注册的执业医师在执业地点取得相应的处方权。未经医师注册取得执业证书,不得从事医师执业活动。

获得执业医师资格或执业助理医师资格后2年内未注册者,终止医师执业活动两年以上者或不予注册的情形消失的医师,申请注册时,还应提交在省级以上卫生行政部门指定的机构接受连续6个月以上的培训,并经考核合格的证明。

医疗、预防、保健机构可以为本机构中的医师集体办理注册手续。

医师变更执业地点、执业类别、执业范围等注册事项的,应当到准予注册的卫生行政部门办理变更注册手续。中止医师执业活动2年以上或注册失效的,在影响注册失效的条件消失后可以按规定重新申请注册。在国家医改措施中提出:促进不同医疗机构之间人才的纵向和横向交流,研究探索注册医师多点执业。

申请个体行医的执业医师,须经注册后在医疗、预防、保健机构中执业满五年,并按照国家有关规定办理审批手续;未经批准,不得行医。

医师在注册的执业范围内,进行医学诊查、疾病调查、医学处置、出具相应的医学证明文件,选择合理的医疗、预防、保健方案等权利。医师在执业活动中遵守法律、法规,遵守技术操作规范;尊重患者,保护患者的隐私,尽心为患者提供医疗服务。医师实施医疗、预防、保健措施,签署有关医学证明文件,必须亲自诊查、调查,并按照规定及时填写医学文书,不得隐匿、伪造或者销毁医学文书及有关资料。不得出具与自己执业范围无关或者与执业类别不相符的医学证明文件。

执业助理医师应当在执业医师的指导下,在医疗、预防、保健机构中按照其执业类别执业。在乡、民族乡、镇的医疗、预防、保健机构中工作的执业助理医师,可以根据医疗诊治的情况和需要,独立从事一般的执业活动。

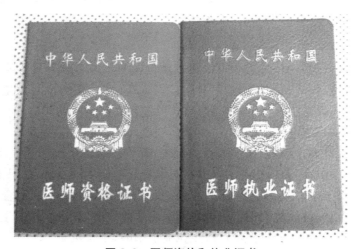

图 3.2 医师资格和执业证书

知 识 拓 展

医师注册执业范围

(1)临床类别医师执业范围:① 内科专业;② 外科专业;③ 妇产科专业;④ 儿科专业;⑤ 眼耳鼻咽喉科专业;⑥ 皮肤病与性病专业;⑦ 精神卫生专业;⑧ 职业病专业;⑨ 医学影像和放射治疗专业;⑩ 医学检验、病理专业;⑪ 全科医学专业;⑫ 急救医学专业;⑬ 康复医学专业;⑭ 预防保健专业;⑮ 特种医学与军事医学专业;⑯ 计划生育技术服务专业;⑰ 省级以上卫生行政部门规定的其他专业。

(2)口腔类别医师执业范围:① 口腔专业;② 省级以上卫生行政部门规定的其他专业。

(3)公共卫生医师执业范围:① 公共卫生类别专业;② 省级以上卫生行政部门规定的其他专业。

(4)中医类别(包括中医、民族医、中西医结合)医师执业范围:① 中医专业;② 中西医结合专业;③ 蒙医专业;④ 藏医专业;⑤ 维医专业;⑥ 傣医专业;⑦ 省级以上卫生行政部门规定的其他专业。

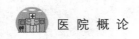

知识拓展

医师申请变更执业注册

医师申请变更执业注册事项,注册事项属于原注册主管部门管辖的,申请人应到原注册主管部门申请变更手续;申请变更执业注册事项不属于原注册主管部门管辖的,申请人应当先到原注册主管部门申请办理变更注册事项和医师执业证书编码,然后到拟执业地点注册主管部门申请办理变更执业注册手续。跨省、自治区、直辖市变更执业注册事项的,除依照前款规定办理有关手续外,新的执业地点注册主管部门在办理执业注册手续时,应收回原《医师执业证书》,并发给新的《医师执业证书》。

3. 乡村医生执业注册

《乡村医生从业管理条例》对于尚未取得执业医师资格或者执业助理医师资格,在村医疗卫生机构从事预防、保健和一般医疗服务的乡村医生,国家实行乡村医生执业注册制度。条例公布之日起进入村医疗卫生机构从事预防、保健和医疗服务的人员,应当具备执业医师资格或者执业助理医师资格。

《乡村医生从业管理条例》公布前的乡村医生,取得县级以上地方人民政府卫生行政主管部门颁发的乡村医生证书,只要有中等以上医学专业学历,或在村医疗卫生机构连续工作20年以上、或者是按照省级卫生行政部门制定的培训规划接受培训取得合格证书的,都可以向县级人民政府卫生行政主管部门申请乡村医生执业注册,取得乡村医生执业证书后,继续在村医疗卫生机构执业。未取得乡村医生执业证书的,不得执业。

(二)护士执业

《护士条例》规定护士执业应当经执业注册取得护士执业证书。申请护士执业注册,应当具备下列条件:

(1)具有完全民事行为能力。

(2)在中等职业学校、高等学校完成国务院教育主管部门和国务院卫生主管部门规定的普通全日制3年以上的护理、助产专业课程学习,包括在教学、综合医院完成8个月以上护理临床实习,并取得相应学历证书。

(3)通过国务院卫生主管部门组织的护士执业资格考试。

(4)符合国务院卫生主管部门规定的健康标准。

护士执业注册申请,应当自通过护士执业资格考试之日起3年内提出;逾期提出申请的,除应当具备前款第(1)项、第(2)项和第(4)项规定条件外,还应当在符合国务院卫生主管部门规定条件的医疗卫生机构接受3个月临床护理培训并考核合格。

护士执业注册有效期为5年。

护士在其执业注册有效期内变更执业地点的,应当向拟执业地省、自治区、直辖市人民政府卫生主管部门办理变更手续。护士跨省、自治区、直辖市变更执业地点的,收到报告的卫生主管部门还应当向其原执业地省、自治区、直辖市人民政府卫生主管部门通报。

护士执业注册有效期届满需要继续执业的,应当在护士执业注册有效期届满前 30 日向执业地卫生主管部门申请延续注册,延续执业注册有效期为 5 年。

医疗卫生机构不得允许下列人员在本机构从事诊疗技术规范规定的护理活动:

(1) 未取得护士执业证书的人员。

(2) 未依照本条例第九条的规定办理执业地点变更手续的护士。

(3) 护士执业注册有效期届满未延续执业注册的护士。

护士被吊销执业证书的,自执业证书被吊销之日起 2 年内不得申请执业注册。

(三) 药师执业

药师也称药剂师、执业药师,是指经全国统一考试合格,取得《执业药师资格证书》并经注册登记,在药品生产、经营、使用单位中执业的药学技术人员。在医院,执业药师负责处方的审核及监督调配,提供用药咨询与信息,指导合理用药,开展治疗药物的监测及药品疗效的评价等临床药学工作。

执业药师资格实行全国统一组织考试制度。由国家人事部(现人保部)、国家食品药品监督管理局共同负责,一般每年举行一次。具备以下条件之一者,可申请参加执业药师资格考试:

(1) 取得药学、中药学或相关专业中专、大专、本科学历,从事药学或中药学专业工作分别满 7 年、5 年、3 年。

(2) 取得药学、中药学或相关专业第二学士学位、研究生班结业或取得硕士学位,从事药学或中药学专业工作满 1 年。

(3) 取得药学、中药学或相关专业博士学位。

执业药师资格考试合格者,获得中华人民共和国《执业药师资格证书》。该证书在全国范围内有效。取得《执业药师资格证书》者,须按规定向所在省(区、市)药品监督管理局申请注册。经注册后,方可按照注册的执业类别、执业范围从事相应的执业活动。未经注册者,不得以执业药师身份执业。

执业药师只能在一个省、自治区、直辖市注册。执业药师变更执业地区、执业范围应及时办理变更注册手续。执业药师注册有效期为 3 年,有效期满前 3 个月,持证者须到注册机构办理再次注册手续。

(四) 其他医务人员从业条件

目前,国家规定必须通过国家相应的执业资格考试,经注册后才能开展相关的医疗活动的主要是医疗、护理和药剂工作岗位人员,对于其他医务人员如检验、输血、营养、从事医疗器械相关工作的技术人员等,主要是有对应的专业和学历要求,有的实行国家或省内统一的上岗资格考试合格证等,同时通过以考带评等职务晋升管理办法,严格岗位工作人员的从业条件。

三、医疗技术准入

医疗技术是指医疗机构及其医务人员以诊断和治疗疾病为目的,对疾病作出判断和消

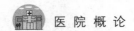

除疾病、缓解病情、减轻痛苦、改善功能、延长生命、帮助患者恢复健康而采取的诊断、治疗措施。

原卫生部制定了《医疗技术临床应用管理办法》,建立医疗技术准入和管理制度,对医疗技术实行分类、分级管理。

医疗技术临床应用应当遵循科学、安全、规范、有效、经济、符合伦理的原则。医疗机构开展医疗技术应当与其功能任务相适应,具有符合资质的专业技术人员、相应的设备、设施和质量控制体系,并遵守技术管理规范。医疗机构开展的临床检验项目必须是卫生部公布的准予开展的临床检验项目。

(一)医疗技术分类

医疗技术分为三类:

第一类医疗技术是指安全性、有效性确切,医疗机构通过常规管理在临床应用中能确保其安全性、有效性的技术。

第二类医疗技术是指安全性、有效性确切,涉及一定伦理问题或者风险较高,卫生行政部门应当加以控制管理的医疗技术。

第三类医疗技术是指具有下列情形之一,需要卫生行政部门加以严格控制管理的医疗技术:

(1)涉及重大伦理问题。

(2)高风险。

(3)安全性、有效性尚需经规范的临床试验研究进一步验证。

(4)需要使用稀缺资源。

(5)国家卫生主管部门规定的其他需要特殊管理的医疗技术。

属于第三类的医疗技术首次应用于临床前,必须经过卫生部组织的安全性、有效性临床试验研究、论证及伦理审查。省级卫生行政部门指定或者组建的技术审核机构负责第二类医疗技术临床应用能力技术审核工作。医疗机构开展第二类医疗技术或者第三类医疗技术前,应当向相应的技术审核机构申请医疗技术临床应用能力技术审核。

省级卫生行政部门负责审定第二类医疗技术的临床应用。国家卫生主管部门负责审定第三类医疗技术的临床应用。

医疗机构在通过相关医疗技术临床应用能力技术审核后,要到卫生行政部门办理诊疗科目项下的医疗技术登记,经登记后可在临床应用相应的医疗技术。

国家卫生与计划生育委员会于2013年公布的第三类医疗技术目录:

(1)涉及重大伦理问题,安全性、有效性尚需经规范的临床试验研究进一步验证的医疗技术:克隆治疗技术、自体干细胞和免疫细胞治疗技术、基因治疗技术、中枢神经系统手术戒毒、立体定向手术治疗精神病技术、异基因干细胞移植技术、疫苗治疗技术等。

(2)涉及重大伦理问题,安全性、有效性确切的医疗技术:同种器官移植技术、变性手术等。

(3)风险性高,安全性、有效性尚需验证或者安全性、有效性确切的医疗技术:利用粒子发生装置等大型仪器设备实施毁损式治疗技术,放射性粒子植入治疗技术,肿瘤热疗治疗技术,肿瘤冷冻治疗技术,组织、细胞移植技术,人工心脏植入技术,人工智能辅助诊断治疗技术等。

(4) 其他需要特殊管理的医疗技术:基因芯片诊断和治疗技术,断骨增高手术治疗技术,异种器官移植技术等。

(二)手术分级

手术是指医疗机构及其医务人员使用手术器械在人体局部进行操作,以去除病变组织、修复损伤、移植组织或器官、植入医疗器械、缓解病痛、改善机体功能或形态等为目的的诊断或者治疗措施。

手术根据风险性和难易程度不同分为一级至四级,共四个等级:一级手术风险和技术难度低;四级手术风险高、过程复杂、难度大。

医疗机构要建立手术分级管理和麻醉技术分级管理制度,按照手术分级管理要求对医师进行手术授权并动态管理,建立健全医疗技术评估与档案管理制度,对具有不同专业技术职务任职资格的医师开展不同级别的手术进行限定,并对其专业能力进行审核后授予相应的手术权限。

医疗机构应当开展与其级别和诊疗科目相适应的手术。三级医院重点开展三、四级手术。二级医院重点开展二、三级手术。一级医院、乡镇卫生院可以开展一、二级手术,重点开展一级手术。社区卫生服务中心(站)、诊所、卫生所(室)等其他医疗机构,原则上不得开展手术。

介入诊疗、人工关节植入、内镜诊疗等重点医疗技术是管理和质量控制的重点。

(三)审批改备案

国家卫生计生委于 2015 年落实国务院行政审批制度改革要求,决定取消第三类医疗技术临床应用准入审批。明确禁止临床应用和限制临床应用的医疗技术确定原则,将限制临床应用的医疗技术作为管理重点。

取消第三类医疗技术临床应用准入审批后,医疗机构对本机构医疗技术临床应用和管理承担主体责任。医疗机构开展《限制临床应用的医疗技术(2015 版)》在列医疗技术临床应用进行备案管理。

医疗机构禁止临床应用安全性、有效性存在重大问题的医疗技术(如脑下垂体酒精毁损术治疗顽固性疼痛),或者存在重大伦理问题(如克隆治疗技术、代孕技术),或者卫生计生行政部门明令禁止临床应用的医疗技术(如除医疗目的以外的肢体延长术),以及临床淘汰的医疗技术(如角膜放射状切开术)。

涉及使用药品、医疗器械或具有相似属性的相关产品、制剂等的医疗技术,在药品、医疗器械或具有相似属性的相关产品、制剂等未经食品药品监督管理部门批准上市前,医疗机构不得开展临床应用。

知 识 拓 展

限制临床应用的医疗技术(2015 版)

(1) 安全性、有效性确切,但是技术难度大、风险高,对医疗机构的服务能力和人员技术水平有较高要求,需要限定条件的医疗技术。如:造血干细胞(包括脐带血造血干细胞)移植治疗血液系统疾病技术,质子、重离子加速器放射治疗技术,放射性粒子植入治疗技术(包括口腔颌面部恶性肿瘤放射性粒子植入治疗技术),肿瘤深部热疗和全身热疗技术,肿瘤消融治疗技术,心室辅助装置应用技术,颅颌面畸形颅面外科矫治术,口腔颌面部肿瘤颅颌联合根治术,人工智能辅助诊断、治疗技术等。

(2)存在重大伦理风险或使用稀缺资源,需要严格管理的医疗技术。如:同种胰岛移植治疗糖尿病技术,同种异体组织移植治疗技术(仅限于角膜、骨、软骨、皮肤移植治疗技术),性别重置技术等。

未在上述名单内的《首批允许临床应用的第三类医疗技术目录》其他在列技术,按照临床研究的相关规定执行。

四、药品与医疗器械准入

(一)药品生产准入

我国对药品生产企业资质管理实行"两证一照"的管理制度。企业在依法取得药品生产许可证、工商营业执照和药品生产 GMP 证书后,才具备生产资质。根据 2001 年修订的《药品管理法》,生产新药或者已有国家标准的药品,须经国务院药品监督管理部门批准,并发给药品批准文号。但是,生产没有实施批准文号管理的中药材和中药饮片除外。药品生产企业在取得药品批准文号后,方可生产该药品。

医院采购药品必须从具有合法证照的供货单位进货,应审验企业药品生产许可证、工商营业执照和药品生产 GMP 证书,经营企业的 GSP 认证证书等。购入进口药品要审验《进口药品注册证》或《医药产品注册证》和《进口药品检验报告书》等。

(二)医疗器械注册

我国实行医疗器械临床准入与评价管理。医疗器械是指医疗机构中与医疗活动相关的仪器、设备、器具、材料等物品。

《医疗器械监督管理条例》明确,国家对医疗器械按照风险程度实行分类管理。

第一类是风险程度低,实行常规管理可以保证其安全、有效的医疗器械。

第二类是具有中度风险,需要严格控制管理以保证其安全、有效的医疗器械。

第三类是具有较高风险,需要采取特别措施严格控制管理以保证其安全、有效的医疗器械。

评价医疗器械风险程度,应当考虑医疗器械的预期目的、结构特征、使用方法等因素。

国务院食品药品监督管理部门负责制定医疗器械的分类规则和分类目录,并根据医疗器械生产、经营、使用情况,及时对医疗器械的风险变化进行分析、评价,对分类目录进行调整。制定、调整分类目录,应当充分听取医疗器械生产经营企业以及使用单位、行业组织的意见,并参考国际医疗器械分类实践。医疗器械分类目录应当向社会公布。

第一类医疗器械实行产品备案管理,第二类、第三类医疗器械实行产品注册管理。医疗器械产品应当符合医疗器械强制性国家标准;尚无强制性国家标准的,应当符合医疗器械强制性行业标准。

第一类医疗器械产品备案,由备案人向所在地设区的市级人民政府食品药品监督管理部门提交备案资料。

申请第二类医疗器械产品注册,注册申请人应当向所在地省、自治区、直辖市人民政府食品药品监督管理部门提交注册申请资料。申请第三类医疗器械产品注册,注册申请人应当向国务院食品药品监督管理部门提交注册申请资料。

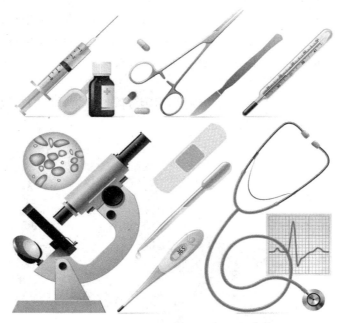

图 3.3 小型医疗器械

向我国境内出口第二类、第三类医疗器械的境外生产企业,应当由其在我国境内设立的代表机构或者指定我国境内的企业法人作为代理人,向国务院食品药品监督管理部门提交注册申请资料和注册申请人所在国(地区)主管部门准许该医疗器械上市销售的证明文件。

医疗器械注册证有效期为 5 年。有效期届满需要延续注册的,应当在有效期届满 6 个月前向原注册部门提出延续注册的申请。

(三)大型医疗设备准入

原卫生部制定了《大型医用设备配置与使用管理办法》,实行大型医疗设备准入审批制度。

所谓大型医用设备,是指列入国务院卫生行政部门管理品目的医用设备,以及尚未列入管理品目、省级区域内首次配置的整套单价在 500 万元人民币以上的医用设备。大型医用设备管理品目分为甲、乙两类。

资金投入量大、运行成本高、使用技术复杂、对卫生费用增长影响大的为甲类大型医用设备(简称甲类),由国务院卫生行政部门管理。管理品目中的其他大型医用设备为乙类大型医用设备(简称乙类),由省级卫生行政部门管理。

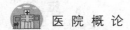

　　大型医用设备的管理实行配置规划和配置证制度。甲类大型医用设备的配置许可证由国务院卫生行政部门颁发；乙类大型医用设备的配置许可证由省级卫生行政部门颁发。国务院卫生行政部门等部门配合编制甲类大型医用设备的配置规划和提出乙类大型医用设备配置规划指导意见。省级卫生行政部门会同省级有关部门制定乙类大型医用设备配置规划。

　　甲类大型医用设备的配置，由医疗机构向所在地卫生行政部门提出申请，逐级上报，经省级卫生行政部门审核后报国务院卫生行政部门审批；乙类大型医用设备的配置，由医疗机构按属地化原则向所在地卫生行政部门提出申请，逐级上报至省级卫生行政部门审批。

　　医疗机构获得《大型医用设备配置许可证》后，方可购置大型医用设备。

　　大型医用设备上岗人员（包括医生、操作人员、工程技术人员等）要接受岗位培训，取得相应的上岗资质。

　　甲、乙类大型医用设备检查治疗收费项目，由国务院价格主管部门会同卫生行政部门制定，并列入《全国医疗服务价格项目规范》。

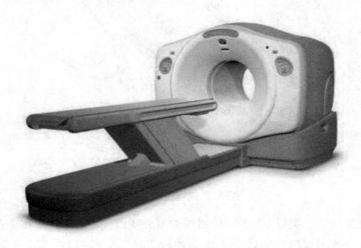

图 3.4　大型医疗器械

知 识 拓 展

大型医用设备管理品目

　　甲类大型医用设备管理品目（国务院卫生行政部门管理）（第一批）：① X 线-正电子发射型电子计算机断层扫描仪（PET-CT，包括正电子发射型断层仪即 PET）；② 伽玛射线立体定位治疗系统（γ 刀）；③ 医用电子回旋加速治疗系统（MM50）；④ 质子治疗系统；⑤ 其他未列入管理品目、区域内首次配置的单价在 500 万元以上的医用设备。

　　乙类（省级卫生行政部门管理）（第一批）：① X 线电子计算机断层扫描装置（CT）；② 医用磁共振成像设备（MRI）；③ 800 毫安以上数字减影血管造影 X 线机（DSA）；④ 单光子发射型电子计算机断层扫描仪（SPECT）；⑤ 医用电子直线加速器（LA）。

　　甲类大型医用设备管理品目（第二批）：① X 线立体定向放射治疗系统（英文名为

CyberKnife);② 断层放射治疗系统(英文名为 Tomo Therapy);③ 306 道脑磁图;④ 内窥镜手术器械控制系统(英文名为 da Vnici S)。

甲类大型医用设备管理品目(第三批):① 正电子发射磁共振成像系统(英文简称PET-MR,包括一体化和分体式两种类型);② TrueBeam、TrueBeam STX 型医用直线加速器;③ Axesse 型医用直线加速器。

思 考 题

(1) 谈谈卫生法的基本原则。

(2) 开办医疗机构的条件及审批权限有哪些?

(3) 医务人员执业资格分类及获得资格的条件有哪些?

(4) 医疗技术、药品与医疗器械准入管理主要内容是什么?

第四章　医疗服务导论

◆ 本 章 提 要 ◆

医疗服务是指医务人员遵照执业规范提供的照护生命、诊治疾病的健康促进服务。诊疗、护理两大业务为医疗服务的主体。

医生是取得执业医师资格并按注册要求从事医疗服务活动的卫生技术人员。医嘱是医师在医疗活动中下达的医学指令。

经注册的执业医师在执业地点取得相应的处方权。

临床诊断是指医生运用医学理论和技能对患者所患疾病进行识别、判断的过程。

临床治疗包括药物治疗、手术治疗、物理治疗、放射治疗、心理治疗、机能锻炼等,通常由医师和护士分工、协同进行。

护理是为人的健康提供服务的过程,护理是一种艺术和科学的结合,包括照顾患者的一切,增进其智力、精神和身体的健康。

疾病的转归有完全恢复健康、不完全恢复健康和死亡三种情况。

诊疗规范一般也称为诊疗常规、诊疗护理常规,是医疗机构和医务人员进行诊疗活动必须遵守的行为规范。

医学伦理是指涉及医疗卫生实践和医学发展过程的医学道德准绳。

第一节　医疗服务概念及属性

医院以救死扶伤、防病治病和为民众的健康服务为宗旨。医院的功能包括医疗、医学教育和科研、康复、预防保健和社区卫生服务。医疗服务是医院的首要功能和中心任务,也是医院管理的核心。

一、医疗服务的概念

健康和疾病是生命进程中互动的基本状态。世界卫生组织(WHO)给出的健康概念:健康不仅仅是没有疾病或虚弱状态,而是身体、心理和社会生活方面的完满状态。疾病是指人体在一定病因作用下,出现功能、体征和行为的异常状态。

医疗，即疾病的治疗。而医疗服务却不仅仅指疾病治疗的服务，医疗服务的概念有很大的扩展。《全国医院工作条例》第二条要求"医院必须以医疗工作为中心"。《医疗机构管理条例》(2016 修订)第三条规定：医疗机构以救死扶伤、防病治病和为公民的健康服务为宗旨。《"健康中国 2030"规划纲要》第八章"提供优质高效的医疗服务"中要求：实现人人享有均等化的基本医疗卫生服务；加强康复、老年病、长期护理、慢性病管理、安宁疗护等接续性医疗机构建设；实现医防结合；健全治疗—康复—长期护理服务链等。由此可见，医疗服务或称医疗工作的概念已经不仅局限于"疾病的治疗"，而是扩展到健康促进的更多领域。

关于医疗服务，现行比较有力的定义来自财政部、国家税务总局《关于医疗卫生机构有关税收政策的通知》(财税〔2000〕42 号)："医疗服务是指医疗服务机构对患者进行检查、诊断、治疗、康复和提供预防保健、接生、计划生育等方面的服务以及与这些服务有关的提供药品、医用材料器具、救护车、病房住宿和伙食方面的业务。"这一定义对医疗服务常规业务进行了描述，但是没有很好地揭示医疗服务的内涵，而且一些服务对象如孕妇等也不能归为患者。

另外，医疗服务属于法律授权的社会活动。《医疗机构管理条例》(2016 修订)要求：单位或者个人设置医疗机构，必须经县级以上地方人民政府卫生行政部门审查批准，并取得设置医疗机构批准书。任何单位或者个人，未取得《医疗机构执业许可证》，不得开展诊疗活动[①]。医疗机构不得使用非卫生技术人员从事医疗卫生技术工作。

综上所述，完备的医疗服务概念是指卫生技术人员遵照执业技术规范提供的照护生命、诊治疾病的健康促进服务。照护生命主要是指对生命由孕育到衰亡的自然进程的关照、护卫，如孕期保健、分娩支持、临终关怀、预防保健等；诊治疾病主要是指对人体在受到病因损害后进行识别，并对出现的功能紊乱或损伤进行调整，以求改善机能、恢复健康的过程。

医疗服务是一种健康促进服务，防病治病是其主要业务。在不同语境下，医疗服务的范围有所不同，狭义的医疗服务主要指医务人员提供的诊治疾病的服务，也可称为临床医疗服务。诊疗、护理两大业务为临床医疗服务的主体。

传统上医疗服务主要是在医院内提供的诊疗、预防、康复等，是从患者就诊，与医院建立服务关系开始，直至治疗终结，痊愈出院或死亡的全过程。

现代医疗服务在加强院内医疗服务的同时，重视延伸到院外开展社会医疗服务，包括出院后随访、家庭病床、民众健康教育、疾病普查、社会医疗救助和对口支援、医疗下乡等。

二、医疗服务的基本原则

(一)以患者为中心

"以患者为中心"强调患者权益和医患沟通，重视尊重、理解患者，关注患者的生活条件与社会环境，关注患者对医疗的期望。

---

① 《执业医师法》第三十九条规定：未经批准擅自开办医疗机构行医或者非医师行医的，由县级以上人民政府卫生行政部门予以取缔，没收其违法所得及其药品、器械，并处十万元以下的罚款；对医师吊销其执业证书；给患者造成损害的，依法承担赔偿责任；构成犯罪的，依法追究刑事责任。

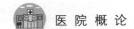

国际医疗卫生机构认证委员会 JCI 考核指标要求：医院及全体医护人员要将患者的病情、患者的心理感受、患者的（财政）承受能力、患者家属的要求等因素综合在一起，为患者带来"最佳医疗解决方案"。

美国在 1950 年提出"以患者为中心的医疗服务"时，强调 8 个要素：就医途径、尊重患者的价值观和偏好、沟通和患者教育、医疗服务的协调、情感及心理上的支持、生理上舒适感的支持、家人和朋友的参与、出院和后续治疗转换的准备。后又进一步提出"以患者为中心的医疗服务"本质应是"以患者和患者家庭为中心的医疗服务"，将 8 个方面浓缩成 4 个核心概念：

（1）尊重患者。医护人员要听取并尊重患者及患者亲属的意见和选择。患者及患者亲属价值观、信仰和文化背景应被关注。

（2）信息共享。医护人员应使用患者及患者亲属能够理解的语言（非专业术语）及时、准确地共享信息。

（3）患者参与。鼓励并支持患者及患者亲属参与到治疗过程中。

（4）医患合作。患者及患者亲属，医护人员和医院管理者应该成为一个团队，共同实施诊疗活动，改进医疗服务。

（二）诚信公平

诚信公平是民事活动的基本原则，在医疗活动中医患双方都应尊重对方的权利，履行各自的义务。医疗机构和医务人员要为就诊者提供公平的医疗保障，履行医疗告知义务，尊重患者知情同意权；就诊者应当如实陈述病情，保持合理的医疗服务期望，配合医务人员开展医疗活动。

（三）诊疗责任制

接诊科室和医务人员对患者，特别是对危、急、重患者的检查、诊断、治疗、会诊、转诊、转科、转院、病情告知等医疗工作认真负责，特别是要坚持首诊负责制，及时处理好与患者相关的各种问题。

（四）安全有效

把医疗服务质量放在首位，保证医疗安全，不发生因医疗不当引发的患者损害和痛苦。有效体现在医疗的适应性、适度性、可获取、可承受等方面。

（五）重点加强

对重点患者、关键科室、特殊岗位、重要医疗环节等，在制度、人力、技术条件等方面加强管理，实施关键控制，保障医疗安全。重点患者主要是如急症、重症、疑难患者，也包括对医疗服务有过度期望，心理不稳定易发生医疗纠纷的患者。

三、医疗服务的特点

医疗服务是为社会公众提供疾病诊治和健康保障的特殊服务，除具有一般服务的共性外，还具备有别于其他服务行业的特殊性。

（一）服务的科学性和规范性

医学知识体系庞大，更新迅速。医学知识和技能总是最新科学技术的反映，医疗设备设施通常都是高科技的应用。医务人员只有经过院校系统培养才能获得医疗服务资格。医疗服务流程多，分工细。医疗行为以完备的技术和服务规范为支撑，所有医疗活动都应遵照规范执行。

（二）需求的多样性和随机性

医疗服务个性化程度高，同一患者在不同时期或者同病种的不同患者，在临床症状、心理状况和经济条件等方面都有不同，在检查、治疗、用药、费用来源以及个体化需求方面会存在很大差异。个体病情变化的不确定性以及突发性事故、伤害等，使医疗需求的随机性增大。

（三）过程的专科性和系统性

现代医学模式要求从整体上关注患者，疾病治疗强调系统性，但现代医学分科越来越细，医务人员知识体系和技能专科化倾向越来越重，对于一些危重、繁杂的疾病，一般都需要多专科的会诊和协同治疗。

（四）信息的不对称性和可选择性

医疗服务专业性强，医生通常处于主导地位，患者在多数情况下只能被动地接受医生要求或建议的检查、治疗方案。但随着网络普及，医学知识和信息的获取简单而迅速，患者往往会以自己的意愿有选择地提取信息，对治疗的参与度增加，有时对治疗会形成干扰。

（五）行为的道德高尚性和职业风险性

医学是人学，社会对医疗行业有很高的道德要求和价值期待。医生是各种利益诉求实现的交结点，多种利益交汇冲击又容易使医疗行为受诱惑偏离职业道德要求。疾病的诊断和治疗有其模糊性和经验性，一些治疗手段和药品还具有一定的毒副作用，医疗服务效果存在不确定性。低质量和不适宜的医疗服务，会对人体的健康带来不利影响，重者可危及生命，造成难以挽回的损失。

四、医疗服务的本质

（一）医疗服务的核心价值追求是拯救生命、促进健康

生命伟大。在法律、伦理许可的范围内，医疗服务应尽所能拯救生命、促进健康，这应成为医务人员的根本信念和价值追求。在医疗服务过程中，医务人员应对所有病患和医疗服务求助者给予真诚和有益的帮助。当医患的价值选择不同时，患者具有决定权。但对于如安乐死等违背医学基本价值取向的患者选择，医务人员应遵从法律规定。

医学并非万能，衰亡是生命的自然进程，医疗服务也必须尊重自然规律。医患双方共同认识疾病的复杂性，认识医学发展的局限性，有理性和有尊严地面对疾病痛苦、面对衰亡进

程,也是医疗服务的基本要求。

(二)医疗服务本质是对生命的护卫、救助和关怀、慰藉

"医乃仁术。"美国医生特鲁多行医生涯中有一句著名的座右铭:"有时去治愈,常常去帮助,总是去安慰(To cure sometimes,to relieve often,to comfort always.)。"特鲁多医生认为:"医学关注的是在病痛中挣扎、最需要精神关怀和治疗的人,医疗技术自身的功能是有限的,需要在沟通中体现的人文关怀去弥补。""医学的目的不单纯是与疾病对抗,也不是对生老病死的阻断,而是对于人疾苦的安抚。"

引领现代医疗服务模式的美国梅奥医学中心,推崇"患者需求第一"的价值理念,强调医护人员同患者建立起亲密合作的关系,掌握患者的真正需求,不仅要医治疾病,还要给予情感抚慰。

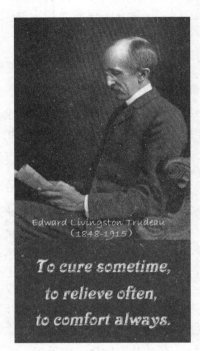

图 4.1　特鲁多医生

(三)医疗服务是有求乃应、遇危施助的非主动性服务

依法设立的各类医疗机构主要是以患者挂号、呼号救护等方式,在患者或社会相关方发出服务要求的情况下展开医疗服务,在一般情况下,不会主动搜寻患者,开展强制性医疗服务。但在生命出现危机状态时,医疗服务应予以响应,为病患提供紧急救助。

医疗机构参与公共危机应对、开展送医上门医疗服务,原则上需要有当地政府或社区的知情同意和支持协助。医疗机构为了推广医疗服务项目,开展的宣传活动,需要在病患同意的情况下才能与之形成医疗服务关系。

医疗服务应能充分感知人们合理的医疗需求和期望,并做出相应的反应,运用适宜的医疗技术、诊疗手段,为患者提供高质量的健康促进服务。

(四)医疗服务是医患平等主体间的契约性服务关系

医患关系是建立在平等基础上的契约关系[①]。契约活动是一种自主自愿的活动,许诺、信赖和义务构成了契约活动的基本特征。患者挂号、就诊即要约,医疗机构接诊和救治就属承诺,承诺一旦做出,医患关系即告成立。医务人员运用医学知识和医疗技术,为患者提供服务;患者尊重医务人员的劳动,配合诊治,共同完成维护健康的任务。

医患的平等主体地位,要求在开展医疗服务的过程中,各自履行权利与义务。医生不是

---

①　契约是一切经由当事人双方或数方为确立和实现各自权利和义务而订立的共同遵守的协议,主要包括口头契约和文字契约。1932 年美国律师学会在《合同法重述》中所下的定义是:契约是"一个诺言或一系列诺言,法律对违反这种诺言给予制裁,或者在某种情况下,认为履行这种诺言乃是一种义务"。

神仙,患者也不是上帝。患方要约主要是对医疗服务的期望,其合理性受医学技术和服务能力的可能性限制;医方应尽可能通过优质的服务履行承诺,并取得合理对价。

第二节　医务人员与医疗权限

一、医务人员

(一)医务人员的定义

医务人员有时也称为医务工作者或卫生技术人员,一般意义上说卫生技术人员的概念要宽泛些。卫生技术人员[①]是指在医疗卫生机构从事医疗卫生服务工作,并依据法规取得卫生技术工作资质或职称的专业技术人员。医务人员不仅要按规定取得卫生专业技术资质,还应取得执业证书并通过注册才能从事医务工作,未取得执业证书的不得从事诊疗、护理活动。

严格意义上说医生是取得执业医师资格并按注册要求从事医疗服务活动的卫生技术人员,只有医师才能称为医生。患者常习惯性将医院从事医疗服务的人员统称为医生,或者只分出医生和护士两大类,这里的医生概念包含了药剂和其他医技人员。

(二)医务人员的分类

卫生技术人员按业务性质可分为:

(1)医疗防疫人员(包括中医、西医、卫生防疫、地方病及特种病防治、工业卫生、妇幼保健等技术人员)。

(2)药剂人员(包括中药、西药技术人员)。

(3)护理人员(包括护师、护士、护理员)。

(4)其他技术人员(包括检验、理疗、病理、口腔、同位素、放射、营养等技术人员)。

卫生技术职务分为医、药、护、技4类:

(1)主任医(药、护、技)师、副主任医(药、护、技)师为高级技术职务。

(2)主治(主管)医(药、护、技)师为中级技术职务。

(3)医(药、护、技)师、士为初级技术职务。

未取得执业资格但依法在医疗、保健、预防机构进行实习或试用的人员,可依法从事相应卫生技术工作。实习或试用单位应对其职务活动承担责任。

---

① 根据《医疗机构管理条例实施细则》附则,卫生技术人员是指按照国家有关法律、法规和规章的规定取得卫生技术人员资格或者职称的人员。

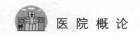

二、医嘱与病历

(一) 医嘱

医嘱是医师在医疗活动中下达的医学指令。

医嘱内容包括:护理常规、护理级别、饮食种类、体位、各种检查和治疗、药物名称、剂量和用法。医嘱内容及起始、停止时间应当由医师书写。医嘱内容应当准确、清楚,每项医嘱应当只包含一个内容,并注明下达时间,应当具体到分钟。医嘱不得涂改。需要取消时,应当使用红色墨水标注"取消"字样并签名。一般情况下,医师不得下达口头医嘱。因抢救急危患者需要下达口头医嘱时,护士应当复诵一遍。抢救结束后,医师应当即刻据实补记医嘱。

医嘱单分为长期医嘱单和临时医嘱单。长期医嘱单内容包括患者姓名、科别、住院病历号(或病案号)、页码、起始日期和时间、长期医嘱内容、停止日期和时间、医师签名、执行时间、执行护士签名。临时医嘱单内容包括医嘱时间、临时医嘱内容、医师签名、执行时间、执行护士签名等。

(二) 病历

病历,亦叫病史、病案,是医务人员对患者疾病的发生、发展、转归,进行检查、诊断、治疗等医疗活动过程的记录。也是对采集到的资料加以归纳、整理、综合分析,按规定的格式和要求书写的患者医疗健康档案。病历资料是医务人员在医疗活动过程中形成的文字、符号、图表、影像、切片等资料的总和。病历既是临床实践工作的总结,又是探索疾病规律及处理医疗纠纷的法律依据。病历对医疗、预防、教学、科研、医院管理等都有重要的作用。

病历包括门(急)诊病历和住院病历。

从内容上说,病历资料分两大类:客观病历资料和主观病历资料。客观病历资料是客观记载患者病情、检查、治疗等情况的资料,主要包括门诊病历、住院志、体温单、医嘱单、化验单(检验报告)、医学影像检查资料、特殊检查同意书、手术及麻醉记录单、病理资料、护理记录及其他病历。主观病历资料是记录医务人员对患者病情、治疗进行分析、讨论的主观意见的资料,主要包括死亡病例讨论记录、疑难病例讨论记录、上级医师查房记录、会诊意见、病程记录等。

从保管形式上说,病历资料也分为两类:

第一类是患者自行保管的病历资料。没有在医疗机构建立门(急)诊病历档案的患者就诊的门(急)诊病历等由患者自行保管。

第二类是医院保管的病历资料。在医疗机构建有门(急)诊病历档案的,其门(急)诊病历由医疗机构负责保管;住院病历由医疗机构负责保管。医疗机构应当严格病历管理,严禁任何人涂改、伪造、隐匿、销毁、抢夺、窃取病历。发生医疗纠纷后,医院负有提供由其保管的病历原件的义务。

医疗机构应当按照国务院卫生行政部门规定的要求,书写并妥善保管资料。因抢救急危患者,未能及时书写病历的,有关医务人员应当在抢救结束后6小时内据实补记,并加以注明。

(三)电子病历

随着科学技术的进步,现在医院基本上都使用了电子病历。目前执行国家卫生行政部门2017年颁布的《电子病历应用管理规范(试行)》。

1. 电子病历的概念

电子病历是指医务人员在医疗活动过程中,使用信息系统生成的文字、符号、图表、图形、数字、影像等数字化信息,并能实现存储、管理、传输和重现的医疗记录,是病历的一种记录形式,包括门(急)诊病历和住院病历。

2. 电子病历的建立

医务人员使用电子病历系统进行病历书写,病历内容同纸质病历要求一致。

医院为患者电子病历赋予唯一患者身份标识,以确保患者基本信息及其医疗记录的真实性、一致性、连续性和完整性。

采用身份标识登录电子病历系统,保存历次操作印痕,可追溯。

医务人员,包括实习医务人员、试用期医务人员,书写、审阅、修改的权限和时限应分别设定。

3. 电子病历的归档

患者门(急)诊就诊结束或出院后,医院适时将电子病历转为归档状态。电子病历归档后原则上不得修改,特殊情况下确需修改的,经医疗机构的医务部门批准后进行修改并保留修改痕迹。

门(急)诊电子病历由医疗机构保管的,保存时间自患者最后一次就诊之日起不少于15年;住院电子病历保存时间自患者最后一次出院之日起不少于30年。

医坛拾穗

世界上最早的病历

早在公元前6世纪,自古希腊阿戈利斯湾的东海岸伯罗奔尼撒半岛的一个村子里,矗立着一尊医神阿克勒庇俄斯神像,每天都有患者前来祈祷求医。祭司们为这些虔诚的患者治病,并将每个患者的病情、症状、治疗结果记录在案,妥善保管起来。这就是世界上最早的病历。

我国最早记录病史的医生是汉初医生淳于意,称为"诊籍"。淳于意行医时常把患者的姓名、地址、病症、药方、诊疗日期等记录下来,对于诊断和治疗都有益处。为后世效仿。

三、处方与处方权

(一)处方

处方是指由注册的执业医师和执业助理医师(以下简称医师)在诊疗活动中为患者开具

的、由取得药学专业技术职务任职资格的药学专业技术人员(以下简称药师)审核、调配、核对,并作为患者用药凭证的医疗文书。处方包括医疗机构病区用药医嘱单。处方是医生对患者用药的书面文件,是药剂人员调配药品的依据,具有法律、技术、经济责任。

处方共有三部分:

(1) 处方前记。包括医院全称、科别、患者姓名、性别、年龄、日期等。可添列特殊要求的项目。麻醉药品和第一类精神药品处方还应当包括患者身份证明编号,代办人姓名、身份证明编号。

(2) 处方正方。包括处方头,处方以"R"或"RP"起头,意为拿取下列药品;接下来是处方的主要部分,包括药品的名称、剂型、规格、数量、用法等。

(4) 处方后记。包括医生、药剂人员、计价员签名以示负责,签名必须签全名。处方原则上不得涂改,如有涂改,处方人必须在涂改处签字以示负责。处方常用缩写。

处方由各医疗机构按规定的格式统一印制,麻醉药品处方、急诊处方、儿科处方、普通处方的印刷用纸应分别为淡红色、淡黄色、淡绿色和白色,并在处方右上角以文字注明。

急诊处方用药量一般不超过 3 日量,一般处方 3～7 日量,对慢性或某些特殊情况,可适当延长。一般处方保存 1 年,医用毒药和精神药品处方保存 2 年,麻醉药处方保存 3 年备查。药师有权监督医师科学合理用药。

(二) 处方权

(1) 经注册的执业医师在执业地点取得相应的处方权。助理医师开具的处方应经执业医师签名或加盖专用签章后方有效;但在乡镇、村的医疗机构独立从事一般的执业活动的助理医师,可以在注册的执业地点取得相应的处方权。

(2) 医师应当在注册的医疗机构签名留样或专用签章备案后,方可开具处方。

(3) 医师经考核合格后可取得麻醉药品和第一类精神药品的处方权;药师经考核合格后取得麻醉药品和第一类精神药品调剂资格。

(4) 试用期人员开具处方,应当经所在医疗机构有处方权的执业医师审核并签名或加盖专用签章后方有效。

(5) 进修医师由接收进修的医疗机构对其胜任本专业工作的实际情况进行认定后授予相应的处方权。

(6) 药学技术人员不得擅自修改处方,如处方有错误或缺药,建议其他药物代替,需经医师同意,修改处重新签字后方属有效。

(7) 未取得处方权的人员及被取消处方权的医师不得开具处方。未取得麻醉药品和第一类精神药品处方资格的医师不得开具麻醉药品和第一类精神药品处方。

(8) 除治疗需要外,医师不得开具麻醉药品、精神药品、医疗用毒性药品和放射性药品处方。

第三节　医疗业务与服务规范

一、临床诊断

临床诊断是指医生运用科学的临床思维,通过病情学、体征学和其他医学检查手段等,对患者所患疾病进行识别、判断,对病因、发病机制作出鉴别,确定疾病的分类名称,以此制订治疗方案的过程。临床诊断为保护机体的健康、预防和治疗疾病提供依据。

(一)临床诊断的分类

临床诊断是动态的过程,诊断会因对疾病认识的加深和治疗的作用而发生一定程度的改变。因诊断产生时序和治疗阶段不同,有初步诊断、门诊诊断、入院诊断、出院诊断、死亡诊断、剖检诊断等。

(二)临床诊断基本方法

包括询问病史,体格检查(视、触、叩、听诊),实验室检查及器械检查(心电图、心电向量图、心功能、肺功能、X线、超声波、脑电图、同位素、CT、MRI、内窥镜等),手术探查诊断和治疗诊断等。

(三)临床诊断的主要任务

1. 病史采集

病史采集,即问诊,是医生通过与患者交流,了解疾病发生与发展的过程。许多疾病经过详细的病史采集,配合系统的体格检查,即可提出初步诊断。

2. 症状和体征

症状是患者病后对机体生理功能异常的自身体验和感觉。如瘙痒、疼痛、心悸、气短、胀闷、恶心和眩晕等,这种异常感觉出现的早期,临床上往往尚未能客观地查出,但在问诊时则可由患者的陈述中获得。体征是患者的体表或内部结构发生可察觉的改变,如皮肤黄染、肝脾肿大、心脏杂音等。症状和体征可单独出现或同时存在。

3. 体格检查

体格检查是医生用自己的感官或传统的辅助器具(听诊器、叩诊锤、血压计、体温计等)对患者进行系统的观察和检查,揭示机体正常和异常征象的临床诊断方法。进行体格检查时应做到既不使患者感到不适,又能获得准确结果,以期尽早达到明确诊断的目的。

4. 实验室检查

实验室检查是通过物理、化学和生物学等实验室方法对患者的血液、体液、分泌物、排泄物、细胞取样和组织标本等进行检查,从而获得病原学、病理形态学或器官功能状态等资料,

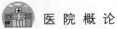

结合病史、临床症状和体征进行全面分析的诊断方法。当实验室检查结果与临床表现不符时,应结合临床慎重考虑或进行必要的复查。

5.辅助检查

辅助检查,包括心电图、肺功能、B超、内镜检查等临床常用诊断技术,以及近年来发展的各种介入检查。这些辅助检查对于疾病的诊断大有益处,应该结合病情的实际需要,综合成本-效益加以选择。

6.分析资料

分析资料是对收集到的资料,评价其诊断价值。反映不正常状态的资料,常常是诊断疾病的线索和依据。

7.形成诊断

临床上进行诊断的思维方式有病象对比、鉴别推断等。病象对比用于所获得的资料能比较明显地反映疾病的整体形象时,医生通过对比,考虑某病。鉴别推断多用于病情复杂的疾病,通过综合分析和尝试治疗,排除和保留一些诊断,逐步逼近真实。

8.病历记录

病历记录是指将病史、体格检查、实验室检查和辅助检查等资料经过医学的思维归纳、分析和整理、加工成书面记录。

当前医学科学的飞速发展,突出表现在诊断领域高新技术的应用,如影像诊断方面有计算机体层扫描(CT)、仿真内镜、磁共振、数字放射摄影系统、三维彩色多普勒超声检查及正电子发射断层摄影术等。分子生物学方面有DNA重组技术、荧光定量PCR技术、基因诊断及计算机生物芯片技术等。这些新技术极大地提高了临床诊断水平。计算机辅助诊断目前在临床上用于少数几类疾病中。

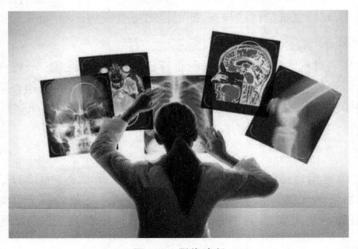

图4.2 影像诊断

但高新技术尚不能完全取代问诊,一般的物理检查和常规的实验室检查,更不能取代临床医生的诊断思维。如果放弃了最基本的全面系统的体检和规范的思维程序去考虑和分析问题,盲目追求高新技术检查,不仅会造成医疗资源的浪费,而且还可能扰乱诊断思维使诊断陷入误区。

二、临床治疗

临床治疗指以减轻疾病或损伤的症状和严重程度,阻止威胁生命或正常功能为首要目标的门诊、住院等治疗服务。

临床治疗包括药物治疗、手术治疗、物理治疗、放射治疗、心理治疗、机能锻炼等,通常由医师和护士分工、协同进行。

(一)药物治疗

药物是指一切用作治疗、预防疾病或减轻痛楚的药物或化学物质,使疾病好转或痊愈,保持身体健康。药物治疗的目的是对抗疾病和维持健康。药物治疗要针对治疗对象,确定药物使用种类、剂量、疗程、严格执行治疗方案。

(二)手术治疗

手术治疗是指医生用医疗器械对病损器官或某些具有形态缺陷的器官进行切除、修补或替换,目的是医治或诊断疾病,如去除病变组织、修复损伤、移植器官、改善机体的功能和形态等。

(1)按病情的急缓可分为:① 择期手术。施行手术的迟早不致影响手术效果。② 限期手术。施行手术时间虽然尚可选择,但不宜过久延迟的手术。③ 急症手术。需在最短的时间内迅速施行的手术。

(2)按手术次数可分为:① 一期手术。即一次完成的手术,绝大多数手术均属此类。② 分期手术。指由于各种条件的限制,需间隔一定时期分次完成的手术。

(3)按手术目的可分为:① 诊断性手术。为明确诊断而做的手术。如活体组织检查、开腹探查术等。② 根治性手术。良性肿瘤完整切除即可;恶性肿瘤根治手术则要求将原发灶与相应区域淋巴结一并整块切除。③ 姑息性手术。姑息性手术属解除症状而非根治性手术,能解除患者痛苦,改善患者生存质量。

(三)介入治疗

介入治疗是介于外科手术治疗、内科药物治疗之间的新兴治疗方法,包括血管内介入和非血管介入治疗。经过 30 多年的发展,介入治疗现在已和外科、内科一道称为三大支柱性学科。简单地讲,介入治疗就是在不开刀暴露病灶的情况下,在血管、皮肤上作直径几毫米的微小通道,或经人体原有的管道,在影像设备(血管造影机、透视机、CT、MR、B 超)的引导下对病灶局部进行治疗的创伤最小的治疗方法。

(四)物理治疗

物理治疗是指应用天然或人工物理因子作用于人体,并通过人体神经、体液、内分泌和免疫等生理调节机制,达到保健、预防、治疗和康复目的的方法。应用运动与机械力、电、光、声、磁、热、冷、水等,进行日光疗法、空气浴疗法、森林疗法、海水浴疗法、气候疗法等。

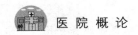

（五）放射治疗

放射治疗是用各种不同能量的射线照射肿瘤,以抑制和杀灭癌细胞的一种治疗方法,又简称放疗。放疗可单独使用,也可与手术、化疗等配合,作为综合治疗的一部分,以提高癌症的治愈率。目前临床常用的放射治疗可分为体外和体内两种,前者应用 X 线治疗机、钴 60 治疗机或中子加速器进行治疗,后者则应用放射性核素进行治疗。

（六）心理治疗

心理治疗是一种专业性的助人活动。实施这种帮助的是受过专门训练的治疗师,在专业的架构下,运用心理干预等方法,来改善另一方因认知、情感或行为功能无能或功能不良带来的苦恼。治疗的焦点是协助来访者做出心理行为方面的改变,恢复或重建其受损的心理功能。心理治疗的形式有个别心理治疗、集体心理治疗和家庭成员心理治疗等。

三、临床护理

临床护理发展经历了以疾病为中心、以患者为中心和以健康为中心三个阶段。护理是为人的健康提供服务的过程,护理是一种艺术和科学的结合,包括照顾患者的一切,增进其智力、精神、身体的健康。

临床护理是以患病的人为中心,应用护理程序对患者进行全面的系统的整体护理。是帮助健康人或患者进行保持健康或恢复健康(或在临死前得到安宁)的活动。1980年,美国护士学会(ANA)提出护理是诊断和处理人类对存在的和潜在的健康问题的反应。

现代临床护理是以整体人的健康为中心。护理任务扩展到从健康到疾病的全过程的护理;护理对象从个体到群体;场地从医院到家庭、社区。护士不再是从属于医生的技术性职业,护士要具有诊断和处理的能力。

临床护理研究的是人对健康问题的反应,即人在生理、心理和社会各方面的健康反应。通过护理程序,评估、诊断、计划、实施和评价,完成对护理对象健康问题反应的诊断和处理。

四、疾病转归

疾病有一个发生发展的过程,大多数疾病发生发展到一定阶段后终将结束,这就是疾病的转归。

疾病的转归,是指疾病发展的最后阶段,即疾病的结局。诊断和治疗是否及时与正确,对疾病的转归起着极为重要的作用。

疾病的转归有完全恢复健康、不完全恢复健康和死亡三种情况。

（一）完全恢复健康

完全恢复健康或痊愈是指致病因素以及疾病时发生的各种损害性变化完全消除或得到

控制,机体的机能、代谢活动完全恢复正常,形态结构破坏得到充分的修复,一切症状体征均先后消失,机体的自稳调节以及机体对外界环境的适应能力,社会行为包括劳动力也完全恢复正常。完全恢复健康说明机体的防御、代偿等反应取得绝对的优势。完全恢复健康是常见的。不少传染病痊愈以后,机体还能获得特异的免疫性。

(二)不完全恢复健康

不完全恢复健康是指损害性变化得到了控制,主要症状已经消失,但体内仍存在着某些病理变化,只是通过代偿反应才能维持着相对正常的生命活动。如果过分地增加机体的功能负荷,就可因代偿失调而致疾病再现。例如心瓣膜病引起的心力衰竭经内科治疗后,患者的主要症状可以消失,但心瓣膜的病变依然存在,只是由于心脏及心外的各种代偿反应,才能维持"正常"的血液循环。如果不适当地增加体力负荷,则又可导致代偿失调而重新出现心力衰竭时的血液循环障碍。严格地说,这种所谓不完全恢复健康的人,实际上并不健康,而仍然应当被看成是患者,并应受到恰当的保护和照顾。因外伤或其他疾病引起的各种残废,如肢体截除、肢体瘫痪等,也应归入不完全恢复健康的范畴。

(三)死亡

疾病的另一个转归就是死亡。如果疾病时的各种严重损害占优势而防御、代偿等抗损害反应相对不足,或者自稳调节的紊乱十分严重,不能建立新的平衡,又无及时和正确治疗,患者就可能发生死亡。当然,有些疾病,即使经过迄今为止最好的及时治疗,患者仍将死亡。

五、诊疗规范

诊疗规范一般也称为诊疗常规、诊疗护理常规,是医疗机构和医务人员进行诊疗活动必须遵守的行为规范。但严格意义上说,"诊疗常规"的范畴大于"诊疗规范"。《医疗机构管理条例》实施细则第八十八条对"技术规范"的定义:指由卫生部、国家中医药管理局制定或者认可的与诊疗活动有关的技术标准、操作规程等规范性文件。"诊疗常规"还应包括诸如中华医学会及其下属的分会、学术机构等制定或者权威医学文献中的规范、制度、指南等。

医疗行为违反有关诊疗规范的规定的,法律规定将"推定医疗机构有过错"。2002年卫生部《医疗事故处理条例》第五条:医疗机构及其医务人员在医疗活动中,必须严格遵守医疗卫生管理法律、行政法规、部门规章和诊疗护理规范、常规,恪守医疗服务职业道德。2009年全国人大常委会颁布《侵权责任法》第五十八条第一款规定,患者有损害,因下列情形之一的,推定医疗机构有过错:违反法律、行政法规、规章以及其他有关诊疗规范的规定。

我国医疗服务的技术和行为标准系统化建设从2006年开始,当时国家卫生部、国家中医药管理局、解放军总后勤部卫生部三家联合委托中华医学会,由其各医学分会制定相关的学科《临床诊疗指南》,国家卫生部委托中华医学会由其各医学分会制定《临床技术操作规范》。目前《临床诊疗指南》和《临床技术操作规范》已经出版众多分册,覆盖临床各主要学科。

由于现代临床诊疗技术突飞猛进,诊疗技术规范有时不能规范相关技术的具体临床应用,由中华医学各专业分会制定了大量的指南、专家意见、专家共识、指导原则等。目前这些分门别类的诊疗技术规范在临床医疗实践中发挥着重要的规范性作用。

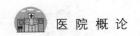

六、医学伦理

医学伦理是指涉及医疗卫生实践和医学发展过程中的医学道德准绳。医学伦理源于医疗工作中医患关系的特殊性质,给医务人员带来一种特殊的道德义务。

《希波克拉底誓言》是医学伦理的最早文献,其要旨是医生应根据自己的"能力和判断"采取有利于患者的措施,保守患者的秘密。

世界医学联合会通过的两个伦理学法典,即 1948 年的《日内瓦宣言》和 1949 年的《医学伦理学法典》,明确指出患者的健康是医务人员要首先关心、具有头等重要地位的问题,医务人员应无例外地保守患者的秘密,对同事如兄弟,坚持医业光荣而崇高的传统。

7 世纪,孙思邈在《大医精诚》一文中也写有医者行为的准则,如"若有疾厄来求救者,不得问其贵贱贫富,长幼妍媸,怨亲善友,华夷愚智,普同一等,皆如至亲之想;亦不得瞻前顾后,自虑吉凶,护惜身命"等。

由于医疗卫生事业的发展和医学技术的进步,以及社会价值的多元化,现代医学伦理学更多地涉及患者、医务人员与社会价值的交叉或冲突,以及由此引起的伦理学难题。

不同伦理学派观点有所不同:有强调应让患者知情,自己做出决定;有主张伦理准则应视情态而定,有灵活性。道义论认为行动的是非善恶决定于行为的性质,后果论则认为是非善恶决定于行为的后果,由此而引出的医疗行为方式就存在差异。

医学伦理学研究医疗实践和医学科学研究活动中人们之间的道德关系和道德规范。在医学伦理学基础上发展出生命伦理学。生命伦理学是对生命科学和卫生保健领域的人类行为进行系统研究的科学。在动机与效果一致的原则基础上,形成了生命伦理学四大基本原则:不伤害、自主、尊重和公正。

在医疗服务过程中,四大基本的伦理学原则是医务人员必须遵守的。

(一)维护患者利益

为人民的身心健康服务是医学道德的核心内容,医务人员在医疗服务过程中,无论是主观动机上,还是客观效果上都应该维护好患者的利益,包括身心和经济等方面的合理利益,力求所实施的医疗活动对患者确有助益,避免对患者造成不必要的伤害。

(二)尊重患者选择

尊重患者有对自身医疗问题做出选择的权利,包括患者的知情同意权等。医务人员应该依据医疗规程对医疗活动的相关事项告知患者,患者和家属参与医疗方案制订,医务人员有义务向患者介绍不同医疗选择的差别,与患者及家属形成战胜疾病的共同体。有些患者由于年幼、无知、智力低下、精神不正常等,缺乏自主做出合理决定的能力,这时医务人员应加以干涉,以便保护患者不受他们自己行动造成的伤害。

(三)公正对待患者

公正的原则要求平等、正直地面对不同患者,给予每一位患者人格上的平等。公正指在形式上要求对在有关方面相同的人要同样对待,对在有关方面不同的人应该不同对待。这些有关方面可以是个人的需要、能力、疾病的状态等,也包括对社会做出的贡献等。公正原则在讨论医疗卫生资源的分配时十分重要。

思 考 题

(1) 简述医疗服务的基本原则。

(2) 简述医嘱的内容。

(3) 简述医生处方权的取得。

(4) 简述医疗服务的主要业务。

第五章　诊　疗　服　务

◆ 本 章 提 要 ◆

　　诊疗服务是医院的首要功能和中心任务,也是医院管理的核心。

　　门诊、急诊是医疗工作的第一环节。门诊医疗的特点是患者集中并且流量大,反映医院诊疗流程、服务质量,是医院的重要窗口;急诊部有独立设置和与门诊合并设置两种。

　　住院诊疗是以病房为中心的医疗活动,为住院患者提供优质的诊疗服务。住院部是开展医疗、教学、科研工作的基地。

　　重症医学科负责对危重患者及时提供全面、系统、持续、严密的监护和救治,是判断医院的医疗功能分化程度与总体技术水平的重要标志之一。

　　多学科诊疗模式是指医院针对疑难复杂疾病、多系统多器官疾病等开设的多学科联合诊疗服务模式。

第一节　门诊和急诊

门诊、急诊是医院医疗服务的第一环节,门诊部和急诊部是医院的主体部门之一。

一、门诊

门诊是医疗机构为不需要或尚未住院的就诊者提供医疗服务的一种方式。

门诊通常是医生在医院门诊部或诊所里接诊患者,对病情较轻或适应症的就诊者给予诊断和治疗,对符合指征的患者要收入院治疗或转院治疗的一种医疗服务活动。广义的门诊还包括急诊。

（一）门诊的任务和特点

1. 门诊的任务

门诊的任务根据医院的性质、规模等确定,各类医院可有所不同,但其共性的任务主要有以下几个方面:

（1）负责来院患者的接诊工作,对符合指征的患者要收入院、留院观察或转院治疗。

（2）指导下属医院或基层医院、社区医生转诊患者的就诊或会诊。

（3）危、急、重患者的抢救和治疗。

（4）基层医疗卫生单位业务技术指导。

（5）社区人群的健康促进工作,如计划生育、预防保健等。

（6）门诊临床教学、科研工作等。

2. 门诊工作的特点

一是患者集中并且流量大,而且就诊高峰多在上午。

二是门诊就诊环节多而复杂,患者挂号、候诊、交费、检查、取药几乎都要排队,任何一个环节的堵塞都可能造成整个流程的不畅。

三是医生要在很短的时间内完成大量患者的诊治,压力很大,用于单个患者的诊疗时间相对短暂。"三长一短"①成为较大医院的普遍现象,也是门诊管理需要解决的重要课题。

（二）门诊分类与分科

门诊可分为：一般门诊、专科门诊、特殊门诊。

1. 一般门诊

一般门诊主要是通过一些常设科室实现的。如内科、外科、妇产科、儿科、眼科、口腔科、耳鼻咽喉科、感染科、中医科、皮肤科、保健科、门诊手术室等。

2. 专科门诊

专科门诊是根据各自医院发展的侧重点和医院综合实力不同而设置的。包括专科、专家、专病门诊。如呼吸内科、神经内科、心血管内科、泌尿外科、普外科、骨外科等门诊属于专科门诊；如糖尿病、哮喘病、冠心病、风湿病、白内障等门诊属于专病门诊；很多医院还为知名医生开设专家门诊。

3. 特殊门诊

如老年病门诊、心理咨询门诊、疼痛门诊、康复门诊等。

（三）门诊的医疗流程

1. 分诊

门诊患者多,病情复杂。现在门诊分科很细,患者难以准确选科就诊。开展预检分诊有助于提高医院工作效率,避免浪费患者时间。

2. 挂号

挂号是患者与医院之间正式建立就医法律责任的依据和起点。

挂号的功能有：① 代行分诊；② 收取挂号费；③ 建立新病历或发出调用存档病历的指令,第一次来院就诊的患者要建立新病历；④ 建立就诊顺序；⑤ 启动医疗保险记录。挂号窗

---

① "三长一短"现象,即挂号时间长、候诊时间长、检查处置取药时间长、诊察时间短。

口要做到成年人和儿童分开,非传染病和传染病分开。

3. 候诊

患者挂号后到相应门诊科室候诊。护士要维持好候诊室的秩序,安排患者依次就诊,进行必要的检查(体温、脉搏、血压等),对病情较重较急的患者及时安排优先就诊,回答和处理患者提出的相关问题等。

4. 就诊

候诊室护士按顺序把患者分配到诊室,复诊患者最好安排原诊治医生接诊。医生询问有关病史后进行检查,必要时进行化验和特殊检查,根据病情及检查做出初步诊断,提供治疗意见,征得患者同意,给予治疗。如对诊断治疗有疑问的,应请本科上级医生或有关科室会诊,病情不宜在门诊治疗的应收入院。

5. 医技科室检查及治疗

诊疗过程中医生认为需要进行检查或检验时,须开出检查或治疗申请单,嘱咐检查或治疗前的准备注意事项。对于某些较为复杂的项目,通常采取预约的方式。

6. 取药

门诊医生必须严格执行处方制度,处方必须内容齐全,书写端正清楚,不得涂改(如有涂改,医生要在涂改处签字)。药剂科在发药时必须按规定审查处方,遇到配伍禁忌、涂改、超剂量或短缺药品时,要建议处方医生更正,药剂人员不得自行更改处方。发药前认真核对药品、剂量和患者姓名。

7. 离院、留院观察或入院

患者经诊断、治疗即可离院。有的患者病情较重,疾病诊断不明或病床紧缺可以留门诊观察室观察,以观察患者病情变化,确定诊断。如果决定患者住院治疗,应签发住院通知。

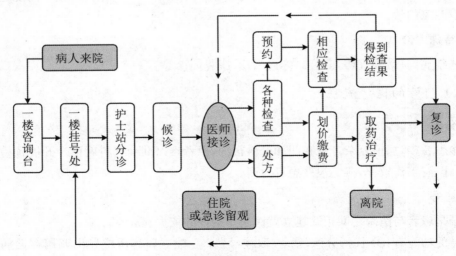

图 5.1 某医院门诊患者就诊流程

（四）门诊管理方式

门诊的组织管理体制主要采用门诊部主任负责制。门诊工作人员的管理方式大致分为两种：

1. 双重领导

门诊工作人员包括医、技、护人员以及后勤人员、财务人员等，接受门诊部主任和所在科室主任的双重领导。门诊部设主任、护士长各1名，主任主要负责检查、督促、联系、组织、协调工作，处理日常门诊工作和应急事件。医护人员的安排主要由各临床科室派出。护士长总管门诊护理工作，督促检查门诊护理质量，协助主任做好各种协调工作。

2. 门诊部统一归口领导形式

凡在门诊部工作的医、药、技、护、工勤等各类人员无论从哪个部门和科室派出，在业务组织管理和考勤考绩方面都由门诊部负责，并要求各部门和科室派出参加门诊工作的医护人员做到相对稳定，不得随便调动。

（五）门诊服务改进

门诊医疗服务主要问题是"三长一短"现象，应该通过流程优化改善建筑和科室布局，优化就医流程；加强导医和分诊，应用计算机网络管理、推广使用智能卡；重视预约和专家门诊建设等改善这一现象。

1. 优化诊区设施布局，营造温馨就诊环境

根据门急诊患者病种排序及其常规诊查流程，合理分布各专业诊室和医技检查室，分楼层设置挂号、缴费窗口，有效引导和分流患者。

做好就诊区域环境卫生整治，保持干净、整洁、安全、舒适，严格落实公共场所禁烟要求。就诊科室分布图、指示标识清晰明了，设置醒目的安全警示。

完善自助预约、挂号、查询等服务，为患者提供饮水、应急电话、轮椅、纸、笔等便民设施，完善无障碍设施等。

2. 以"一卡通"为目标，实现就诊信息互联互通

国家卫生健康委员会要求，加强居民健康卡、医保卡等应用，实现地级市区域内医疗机构就诊"一卡通"，鼓励有条件的省级行政区域实现患者就诊"一卡通"。为患者提供"先诊疗，后结算"服务，鼓励有条件的地方将就诊卡整合就诊、结算、支付、查询、挂号等功能。

3. 推进预约诊疗服务，有效分流就诊患者

医院应增加用于预约的门诊号源。推进分级诊疗，支持双向转诊，二级以上医院为基层医疗机构预留足够的号源用于转诊。

通过网络、电话、窗口等多种方式、多种途径，提供预约诊疗服务，方便患者预约。实行"预约优先"，对预约患者和预约转诊患者优先安排就诊。

科学调配人力资源，弹性安排门诊时间，开展延时门诊、夜诊等，可以通过会诊中心的模式，为患者提供多学科、多专业的综合诊疗服务，减少患者挂号、排队、候诊次数和时间，满足人民群众的医疗服务需求。

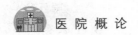

4. 开展"志愿服务在医院"活动

充分动员社会力量,在医疗机构为社会搭建向患者奉献爱心的平台,使患者既能得到安全、有效、便捷的医疗服务,又能获得社会各界的关爱和帮助,促进医患关系和谐发展。

二、急诊

急诊是指紧急救治,是紧急情况下的诊疗活动。急诊急救在日常医疗实践中占有极其重要的地位。

急诊患者大多发病急骤、病情突变或遭受意外伤害等对生命具有严重威胁的病症,需要及时有效救治。急诊患者的人数、病种、来诊时间、来诊方式、危重程度都是难以预料的,尤其是遇有突发事件或灾难,如车祸、中毒、地震等情况时,患者的随机性大,有时会出现集体就诊现象。急诊医疗对医务人员的应急反应水平、综合业务能力、心理素质等要求高,对科间协调和多部门配合抢救能力要求高,是反映医院综合实力的窗口之一。

(一)院内急诊

医院内的急诊任务主要是由急诊科承担。急诊科设置有两种类型:规模较大的医院,如二级以上医院设独立的急诊部或急救中心;规模较小的医院,急诊一般作为一个科室设在门诊部内。

急诊科一般设有诊疗室、抢救室、治疗室、手术室、观察室等。

急诊诊疗工作应以急诊科医护人员为主实行抢救,根据工作需要,可请有关专科人员参加,必要时将患者转入相应专科住院治疗。急诊室(科)实行 24 小时连续接诊。

(二)院前急救

我国各大中城市普遍建立了以"120"急救指挥中心、院前急救站、医院急诊科为体系的医疗急救服务网络。有的省市还实行了"120"与"110""119""122"联动。

院前急救的组织形式大致分为三种:

(1)由急救指挥中心负责调度,以若干个医院急诊科为中心,实行分区域、分科负责急救工作的模式。

(2)急救中心依托一家大医院的模式。

(3)医疗急救中心及所属分站与市内一些医院紧密协助的模式。

知识拓展

急诊患者病情分级指导原则

卫生部 2011 年公布《急诊患者病情分级试点指导原则(征求意见稿)》,拟将急诊科从功能结构上分为红黄绿"三区",将患者的病情分为"四级",从而提高急诊患者分诊准确率,保障急诊患者医疗安全。

急诊患者病情的严重程度决定了患者就诊及处置的优先次序。通过分流患者,使患者在合适的时间去合适的区域获得恰当的诊疗。

患者病情评估结果分为四级：

一级是濒危患者,是指病情可能随时危及患者生命,需立即采取挽救生命的干预措施,这类患者应立即送入急诊抢救室。

二级是危重患者,是指病情有可能在短时间内进展至一级,或可能导致严重致残者,应尽快安排接诊,并给予患者相应处置及治疗。

三级是急症患者,是指患者目前明确没有在短时间内危及生命或严重致残的征象,应在一定的时间段内安排患者就诊。

四级是非急症患者,是指患者目前没有急性发病症状,无或很少不适主诉,且临床判断需要很少急诊医疗资源的患者。

急诊诊治区域分为三大区域：红区、黄区和绿区。红区即抢救监护区,适用于一级和二级患者处置。黄区即密切观察诊疗区,适用于三级患者,原则上按照时间顺序处置患者。绿区即四级患者诊疗区。

第三节　住　院　诊　疗

住院诊疗是以病房为中心的医疗活动,是医院为住院患者提供系统的医疗观察、诊断和治疗服务的过程。住院诊疗是医院全面开展医疗、教学、科研工作的基地,是提供医疗服务质量的基本保证。

一、病区设置

病区也称病房,是住院治疗的业务单元。每个病区由若干个病室和病床组成,一般病区设 30～50 张病床。每个病区设主任、护士长各 1 名,副主任 1～2 名,总住院医师 1 名,教学医院一般配备 1 名教学秘书。医生按照专业设几个医疗小组,每个小组均体现三级医师的技术梯队。病区管理以科主任负责制为主,护士长负责病区护理并协助行政工作。有些医院设大内科、大外科等大科主任,负责各相关病区行政、业务工作的协调。

二、三级医师制

我国医院实行三级医师制,在整个医疗活动中,包括查房、手术、抢救、医疗文书、质量管理等方面,实行三级医师分工负责制。三级为医疗组长、主管医师、经管医师三级,原则上分别由主任(副主任)医师、主治医师、住院医师担任。

实行总住院医师制的医院,从住院医师中选出总住院医师,负责教学、医疗等业务管理工作。

《医疗质量安全核心制度要点》规定：医疗机构实行科主任领导下的三个不同级别的医师查房制度。三个不同级别的医师可以包括但不限于主任医师或副主任医师—主治医师—住院医师。

住院医师担负日常的诊疗工作,拟订诊疗计划,下达医嘱,书写患者诊疗记录,具体实施

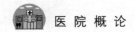

诊疗技术,按要求完成基础诊疗任务。

主治医师是诊疗患者的责任者、日常诊疗中的决策者和住院医师的直接指导者,负责审定诊疗计划,决定医嘱,解决诊疗中的疑难问题,安排值班和技术操作(包括手术)实施者,指导住院医师。

主任(副主任)医师是诊疗组织中的指导者、疑难重症诊疗的责任者,指导主治医师、住院医师,解决并决定急重难病症的诊疗问题,开展新的医疗技术、医疗项目和科研工作。

在医疗工作中,三级医师是自上而下逐级指导、自下而上逐级服从的关系。下级医师应向上级医师请教,执行上级医师的指示,未请教或不执行指示,造成不良后果,由下级医师负责。得到汇报,上级医师未能正确处理,造成的不良后果,由上级医师负责。

三、住院诊疗流程

患者或家属持住院通知单到住院处办理入院手续→患者进入病区,安置病床→病房各级医师查房→患者接受相关检查→明确疾病诊断,制定诊疗方案→住院治疗→好转、治愈出院或死亡。住院流程图如图 5.2 所示。

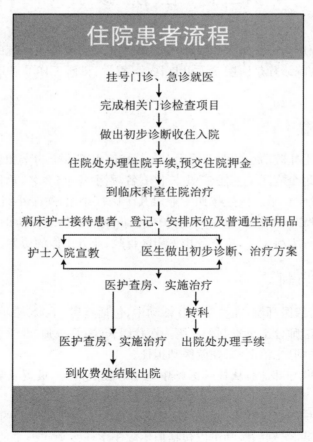

图 5.2 住院流程

(1) 患者进入病房后,值班护士迎接患者,安置病床,检查体温、脉搏、呼吸、血压、体重等,填写病历、床头牌,向患者介绍住院规则、病房生活制度和病房环境等有关事项,通知分管医师或值班医师接诊。如是危重患者,应立即通知分管医师做紧急处置。

(2)经治医师采集病史,进行体格检查,得出初步诊断,提出护理级别、膳食特点,开出长期和临时医嘱,填写检查申请单等,由主治医师和主任医师做必要的审核和补充。

(3)明确诊断,制订治疗方案,开展住院治疗。进行相关的理化检查及专科特殊项目检查,医师做出临床诊断,制定相应的治疗方案,如用药、治疗或手术等,并向患者或家属交代病情。特殊治疗、特殊用药需征求患者或家属的同意,并获得签字认可。

(4)病情合理转归,出院或死亡。对出院患者交代出院后注意事项等。

原卫生部要求:医疗机构要强化服务意识,积极改进入、出院流程,为患者提供及时、便捷的入、出院服务。要做到在办理入院手续后有专人将患者送到病房;办理出院手续后也有专人送出病房。要提前做好患者出院结算准备工作,做到患者办理出院手续的即时结算。有条件的医院可实行出院患者床旁结算。

四、住院诊疗的主要内容

(一)检诊

检诊是医疗决策的首要环节,检诊的内容包括采集病史、体格检查、常规检查和特殊检查等。

(二)查房

查房是病房最基本、最重要的医疗活动,执行三级医师查房制度。查房的目的在于及时观察患者病情变化,明确诊断,调整治疗方案,观察治疗效果,检查医疗护理工作完成的情况和质量,发现问题及时纠正。查房分:晨间查房、午后查房、夜间查房、急危重患者的查房、教学查房和院长查房。

1. 晨间查房

晨间查房分为住院医师、主治医师、主任医师查房。住院医师对所分管患者每天至少查房1次,主治医师、主任医师每周定期查房,对所分管病房的新入院患者、急危重患者及诊断不明确、治疗效果不好的患者重点查房。主治医师每周2～3次,主任医师每周至少1次。

2. 午后查房

午后查房主要是住院医师对自己所分管的患者进行重点巡视,观察重、危、疑难、发烧、待查、新入院及手术后患者的病情变化,检查当天医嘱执行情况及疗效,同时做好对夜班医师交代危重患者需要观察治疗的准备。

3. 夜间查房

夜间查房是夜班医师对一般患者的夜间巡诊,相对重危患者所进行的连续诊查工作,遇有病情急性变化随时采取紧急措施,重大疑难患者要请示上级医师(或总住院医师)共同会诊,研究诊治意见。夜间所进行的诊疗工作都要做好交班。如实行24小时住院医师负责制,可由经治医师本人查房。

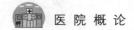

4. 重点查房

重点查房主要是对急危重患者查房。可根据病情需要每日内进行数次查房。

5. 教学查房

教学查房面向实习生、进修医生、低年资住院医师和护士等,以安排教学为主的查房。通过选择典型病例进行查房教学,便于医护人员学到更多的知识。

6. 领导查房

包括院长查房、科主任查房等。院长查房一般每月安排1次,重点解决病房行政管理和业务发展等问题,排除医疗隐患。

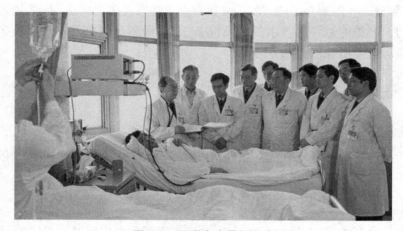

图 5.3 医学专家带领查房

(三)检查与治疗

临床检查和治疗的范围较广。各种检查治疗要先与患者沟通,争取患者的理解和配合。对重要脏器进行穿刺、活检、造影等,应严格掌握指征,严格遵守操作规程。

临床治疗包括药物治疗、手术治疗、物理治疗、放射治疗、心理治疗、机能锻炼等,通常由医师和护士分工、协同进行。

病房诊疗工作通常是以医嘱形式来实现的。医嘱是医师在医疗活动中下达的医学指令,无论何种治疗方法都必须按医嘱执行。医嘱分为长期医嘱、临时医嘱和备用医嘱。在治疗中要根据病情变化对治疗方案进行及时调整。

(四)会诊

会诊是发挥医务人员集体智慧解决疑难、危重患者和特殊医疗对象的诊断和治疗问题的一种有效方式。会诊包括科内会诊、科间会诊、院内会诊、院外会诊、急诊会诊。

1. 科内会诊

科内会诊是对本科内较疑难的病例或有教学意义的病例,可由经治医师或主治医师提出,主任医师或主治医师召集本科有关医务人员会诊讨论。科内会诊,一般由经治医师报告病历,分析诊断、治疗意见,参加人员广泛讨论,通过科内会诊可进一步明确诊断和治疗意见,锻炼培养医务人员的医疗实践能力,还可对各级医务人员进行平时的业务技术考核。

2. 科间会诊

凡住院的患者因病情需要同其他科共同研究的病例,可由经治医师提出会诊要求,填好会诊申请单,做出病情小结,提出会诊目的,经本科上级医师同意,送往他科有关医师处。会诊医师应根据病情需要安排前来会诊,一般要在 24 小时内完成并认真写好会诊记录,如遇自己解决不了的疑难病例,应及时请本科上级医师前往会诊,不可推诿患者。会诊时,经治医师介绍病情,共同研究讨论。

3. 院内会诊

凡需院内几个科共同讨论会诊研究的病例,可由申请科主任医师提出,经医务科同意,确定会诊时间,通知有关科室人员参加。

非紧急情况,一般应提前 2～3 天将会诊病例的病情摘要发给参加会诊人员。参加会诊人员亦应根据会诊目的要求,做好充分准备。

院内会诊一般由医务科主持,特殊情况由院长主持,管床主治医师报告病情,经治医师做好会诊讨论记录,认真执行确定的治疗方案。

4. 院外会诊

本院会诊不能解决的疑难病例由主任医师提出,经医务科报请院长同意,并与有关医院联系,确定会诊专家和会诊时间。会诊时由申请科主任医师主持,主治医师报告病情,经治医师做好会诊记录。

5. 急诊会诊

凡患者病情发生急剧变化需要本科或他科会诊时,经治医师可申请紧急会诊,并在会诊申请单上注明"急"字。特别紧急情况可用电话邀请。应邀医师应随请随到,如本人当时不能前往,可商派相应医师。紧急会诊时,申请医师必须在场,配合会诊抢救工作的进行。

（五）病例讨论

病例讨论可分为疑难病例讨论、术前病例讨论、出院病例讨论、死亡病例讨论和临床病理讨论。临床病例讨论是根据临床医疗或教学的需要所进行的系统性理论研究活动,可定期或不定期召开,可一个科或多科联合举行。各种病例讨论会的目的不同,方式、内容和参加人员亦有不同。术前病例讨论和死亡病例讨论等是必须要组织的。

（六）病历书写

病历是指医务人员在医疗活动过程中形成的文字、符号、图表、影像、切片等资料的总和,包括门（急）诊病历和住院病历,是记录对患者进行诊断、治疗等一系列医疗活动的文件。病历既关系到患者的诊断、治疗和预后判断,也是医学教学、科研及预防保健的重要资料,同时也是处理医疗纠纷的重要依据。

病历书写的基本要求是:真实、完整,科学性强;文字精练,字迹清晰,表达准确,标点符号运用正确;层次分明,重点突出,关键性情节因果关系交代清楚;及时完成;计量单位标准。

病历质量评审要实行三级监督检查制度:一级自我监督是以诊疗小组为单位,主治医师

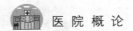

通过查房对病案及时修正并按标准评估,出院时作总评分;二级评审由诊疗单元主任医师全面评价;三级评审由院指定病案管理专家专审。

（七）交接班与值班

诊疗的连续性要求医务人员必须进行严格的值班和交接班制度。一般情况上下班人员要当面交接,有特殊情况的患者或急危重患者,要进行床边交接。晨间交接班是重点,由病房负责人主持,全体人员参加,通常由值班医护人员报告患者流动情况,重危、手术、接受特殊检查病例的病情变化及值班时间内患者的情况。对需要立即解决的问题当场决定。

在夜间、节假日及集体学习、会议等时间,应设值班医护人员,履行巡视病房,完成新入院患者的接诊、危重患者的医疗诊治任务以及急诊会诊和急诊手术等。遇到重大问题及疑难问题应及时向上级医师或主管部门报告。值班人员应严守工作岗位,不串岗、不脱岗。

（八）病房管理

加强病房管理的目的是给患者创造一个安静、整洁、舒适的环境。因此,病房医务人员和患者都要做到走路轻、说话轻、开关门窗轻、操作轻。室内物品和床位等要摆放整齐、固定位置,墙壁不要随便悬挂、贴标语和宣传画。医务人员必须衣帽整洁,操作时佩戴口罩,患者应穿医院统一的服装和用医院的被褥。患者要自觉地遵守住院规则以及陪护和探视制度。随着现代化医院的建设,病房应逐步装设为患者生活服务和某些诊疗环节的自动化和机械化设备。

（九）患者出院、转院或死亡

患者出院应由经治医师根据病情提出,主治医师或主任医师同意,方可办理出院手续。经治医师应向患者宣传出院后的预防保健知识,进行必要的生活指导。医务人员在患者出院前应主动听取其对医院工作的意见和建议,出院时热情欢送。

患者需转院诊治时,要严格按上级卫生行政机构的有关规定办理手续,并征得转入医院同意后再行转院。患者转院时,如预计途中有可能病情加重或有死亡危险者,待病情稳定后,再行转院。病情较重的患者转院时,应做好预防措施,由专门人员护送。对转出的患者应建立随访联系,了解诊断、治疗情况。

患者的死亡必须经过抢救医师的确定,经治医师要在 24 小时内完成死亡病历,准确记录抢救的详细经过和死亡的主要症状和表现、死亡时间、参加抢救的人员等,及时填写死亡通知三联单,送交医务科、出入院管理处和亲属各一份。

（十）随访工作

对出院患者进行随访工作,可以连续观察所诊治患者的远期效果和疾病转归情况,同时对患者进行必要的保健指导,这对医学科学研究和提高医疗服务质量都有重要意义。随访方式和时间应根据病种和科研要求而定,如肿瘤患者,刚开始可定每 1 个月或 3 个月随访 1 次,半年后可每 3 个月或半年随访 1 次,在随访中发现病情变化应给予诊治。

临床住院医师职责

① 在科主任领导和主治医师指导下,负责一定数量患者的医疗工作。新毕业医师实行三年24小时住院医师负责制,担任住院、门诊、急诊的值班工作。

② 对患者进行检查、诊断、治疗,制定医嘱并督促执行。

③ 书写病历。新患者的病历,一般应在患者入院后24小时内完成。检查、改正实习医师的病历记录。完成出院病案小结,一般要求于患者出院前一天完成。

④ 对诊断、治疗上的困难及患者病情变化,及时向主治医师报告,提出需要会诊转院或出院的意见。

⑤ 住院医师对所管患者应全面负责,作好交接班工作,对需要特殊观察的重点患者,要重点交班。

⑥ 参加科内查房,对所管患者每天至少上、下午各巡诊一次。上级医师查房或巡诊时,应详细汇报患者的病情和诊疗意见,请他科会诊时应陪同诊视。

⑦ 认真执行各项规章制度和技术操作常规,亲自操作或指导进修医师、实习医师、护士进行各种重要的检查和治疗,严防差错事故。一旦发生差错事故除进行应急处理外,要及时向主治医师、科主任汇报。

⑧ 认真学习、运用国内外的先进医学科学技术,积极开展新技术、新疗法,参加科研工作,及时总结经验。

⑨ 及时了解患者的思想、生活情况,征求患者对医疗护理工作的意见和建议,做好患者的思想工作。

主诊医师负责制

一部分医院在探索实行主诊医师负责制。主诊医师"Attending"负责制,核心是由一位主诊医师率领医疗小组全权负责患者诊疗全过程医疗管理模式,包括门诊、住院、手术、随访、组织会诊等,主诊医师组是由一名 Attending(具有副主任医师以上资格)、Fellow(主治医师以上)和 Resident(住院医师)等人员组成,Fellow 对 Attending 负责,进行由 Attending 授权范围内的诊疗工作,Resident 负责具体事务的实施。通过主诊医师负责制的医疗服务模式,旨在强调主诊医师在临床工作中的主导地位,为患者提供具有个性化的治疗方案,确保医疗质量和合理的医疗费用。

五、重症医学科

重症医学科负责对危重患者及时提供全面、系统、持续、严密的监护和救治。主要业务范围为:急危重症患者的抢救和延续性生命支持;发生多器官功能障碍患者的治疗和器官功能支持;防治多脏器功能障碍综合征。重症医学科独立设置,床位向全院开放。

重症医学(Intensive Care Unit,ICU)是随着医疗护理专业的发展、新型医疗设备的诞生和医院管理体制的改进而出现的一种集现代化医疗护理技术为一体的医疗组织管理形式，是把危重患者集中起来，在人力、物力和技术上给予最佳保障，以期得到良好的救治效果。ICU 建制包括床位数占医院总床位数的比例、设备完善度、人员素质以及抢救效果等方面，是判断一个医院的医疗功能分化程度与总体技术水平的重要标志之一。

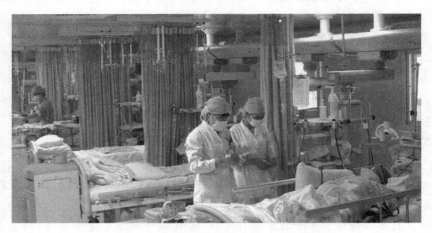

图 5.4　ICU 病房

（一）ICU 类型

1. 重症集中监护病房

综合性质的监护病房，收容对象为经过集中抢救、治疗有可能恢复的各种急重症患者，如有休克、复合外伤、心脏、呼吸、肾衰竭等的重症患者以及大手术、新开展手术后早期的患者等，当病情缓解后，可转入普通病房。

2. 心血管重症监护病房（CCU）

收容心肌梗死急性期或心肌梗死先兆心律失常等患者。

3. 外科重症监护（SICU）

大手术、新开展手术的患者，在术后几天内可在术后复苏室集中治疗、护理，当停止补液、拔掉胃管或已脱离危险时可返回原病房。

4. 新生儿监护病房（NICU）

收容新生儿急重症患者，包括早产儿甚至胎儿的监护。

5. 肾透析病房（MOCU）

收容肾衰竭患者或肾移植患者做血液透析。急性肾衰竭患者在肾透析病房治疗效果好。

6. 其他监护病房

其他监护病房包括呼吸监护病房、神经监护病房、创伤监护病房、烧伤监护病房等各类型的监护病房。

(二)开展"重症医学科"诊疗服务的条件

(1)医院应当有具备内科、外科、麻醉科等专业知识之一和临床重症医学诊疗工作经历及技能的执业医师。目前,只限于二级以上综合医院开展"重症医学科"诊疗科目。

二级以上综合医院可以申请增加"重症医学科"诊疗科目,地方卫生行政部门对符合条件的予以登记。

(2)从事"重症医学科"诊疗服务的医师应当向卫生行政部门重新申请核定医师执业范围;卫生行政部门对符合规定医师的执业范围核定为"重症医学科"。

(3)二级以上综合医院原已设置的综合重症加强治疗科(病房、室)(ICU)应重新申请"重症医学科"诊疗科目登记,并更改原科室名称为重症医学科。目前设置在专科医院和综合医院相关科室内的与本科重症患者治疗有关的病房,如内科或外科重症加强治疗科(内科或外科 ICU)、心血管重症监护病房(CCU)、儿科重症监护病房(PICU)等可以保留,中文名称统一为××科重症监护病房(室),继续在相关专业范围内开展诊疗活动,其医师执业范围不变。

(4)未经批准"重症医学科"诊疗科目登记的医疗机构不得设置重症医学科;相关科室可以设置监护室、抢救室等开展对本科重症患者的救治。

(三)重症医学科的基本要求

重症医学科应具备与其功能和任务相适应的场所、设备、设施和人员条件。

1. 医务人员要求

重症医学科必须配备足够数量,受过专门训练,掌握重症医学的基本理念、基础知识和基本操作技术,具备独立工作能力的医护人员。其中医师人数与床位数之比应为 0.8∶1 以上,护士人数与床位数之比应为 3∶1 以上;可以根据需要配备适当数量的医疗辅助人员,有条件的医院还可配备相关的设备技术与维修人员。

至少应配备 1 名具有副高以上专业技术职务任职资格的医师担任主任,全面负责医疗护理工作和质量建设。护士长应当具有中级以上专业技术职务任职资格,在重症监护领域工作 3 年以上,具备一定管理能力。

2. 设备设施条件

必须配置必要的监测和治疗设备,以保证危重症患者的救治需要。医院相关科室应具备足够的技术支持能力,能随时为重症医学科提供床旁 B 超、血液净化仪、X 线摄片等影像学,以及生化和细菌学等实验室检查。

重症医学科位于方便患者转运、检查和治疗的区域,并宜接近手术室、医学影像学科、检验科和输血科(血库)等。

病床数量应符合医院功能任务和实际收治重症患者的需要,三级综合医院重症医学科床位数为医院病床总数的 2%～8%,床位使用率以 75% 为宜,全年床位使用率平均超过85% 时,应该适度扩大规模。重症医学科每天至少应保留 1 张空床以备应急使用。每床使用面积不少于 15 平方米,床间距大于 1 米;每个病房最少配备 1 个单间病房,使用面积不少于 18 平方米,用于收治隔离患者。

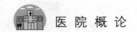

（四）重症医学科收治患者类型

（1）急性、可逆以及危及生命的器官或者系统功能衰竭，经过严密监护和加强治疗短期内可能得到恢复的患者。

（2）存在各种高危因素，具有潜在生命危险，经过严密的监护和有效治疗可能减少死亡风险的患者。

（3）在慢性器官或者系统功能不全的基础上，出现急性加重且危及生命，经过严密监护和治疗可能恢复到原来或接近原来状态的患者。

（4）其他适合在重症医学科进行监护和治疗的患者。

慢性消耗性疾病及肿瘤的终末状态、不可逆性疾病和不能从加强监测治疗中获得益处的患者，一般不是重症医学科的收治范围。

下列病理状态的患者应当转出重症医学科：

（1）急性器官或系统功能衰竭已基本纠正，需要其他专科进一步诊断治疗。

（2）病情转入慢性状态。

（3）患者不能从继续加强监护治疗中获益。

（五）重症医学科医院感染管理

重症医学科是医院感染管理的重点部门，严格执行控制感染的各项措施，对感染及其高危因素实行监控。

（1）整体布局应该使放置病床的医疗区域、医疗辅助用房区域、污物处理区域和医务人员生活辅助用房区域等有相对的独立性，以减少彼此之间的干扰和控制医院感染。应具备良好的通风、采光条件。医疗区域内的温度应维持在(24 ± 1.5)℃。具备足够的非接触性洗手设施和手部消毒装置，单间每床 1 套，开放式病床至少每 2 床 1 套。

（2）要有合理的包括人员流动和物流在内的医疗流向，有条件的医院可以设置不同的进出通道。应当严格限制非医务人员的探访；确需探访的，应穿隔离衣，并遵循有关医院感染预防控制的规定。

（3）对感染患者应当依据其传染途径实施相应的隔离措施，对经空气感染的患者应当安置负压病房进行隔离治疗。

六、特别诊疗通道

（一）日间手术

日间手术是指选择适应症的患者，在 1～2 个工作日内安排患者的住院、手术，手术后短暂观察、恢复和办理出院，患者不在医院过夜。绝大多数日间手术操作是择期手术，也可以选择一些适当的急诊手术，包括创伤手术，在日间手术单元进行。

我国首先在三级医院推行日间手术试点工作(图 5.5)，以优化诊疗服务流程，提高医疗服务效率，缓解患者"住院难"和"手术难"问题。

一些有条件的医院还在探索开展其他日间医疗服务，设置日间病房，开展日间化疗、新生儿日间蓝光照射治疗等医疗服务,提高医疗服务效率。

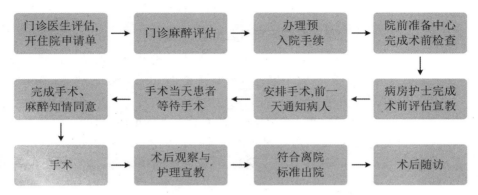

图5.5 日间手术流程

(二) 多学科联合诊疗(MDT)

多学科诊疗模式是指医院针对疑难复杂疾病、多系统多器官疾病等开设的多学科联合诊疗服务模式(图5.6)。在门诊可以是为患者提供的"一站式"服务。针对住院患者,建立多学科病例讨论和联合查房制度,提升疾病综合诊疗水平和患者医疗服务舒适性。

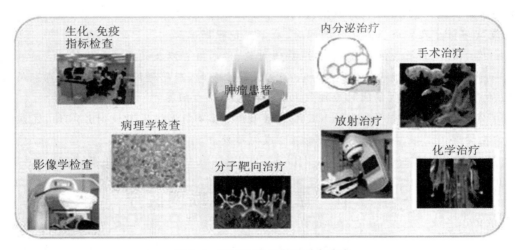

图5.6 肿瘤疾病多学科联合诊疗

(三) 危重救治绿色通道

以危急重症为重点,医院各相关专业统筹协调,实现患者信息院前、院内共享,构建快速、高效、全覆盖的急危重症医疗救治体系。为患者提供一体化综合救治服务,提升重大急性病医疗救治质量和效率。

国家政策要求符合条件的医院应建立胸痛中心、卒中中心、创伤中心、危重孕产妇救治中心、危重儿童和新生儿救治中心等。

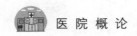

医院概论

知识拓展

某医院临床实习医生职责(要点)

① 实习医生在上级医师和护士长的指导下,按照各科要求分管病床的医疗工作。实习医生对患者要有强烈的责任感,经常了解患者的病情变化、饮食和思想状况,以及医嘱的执行情况。

② 每天跟随上级医师查房,开展诊疗活动,认真听取上级医师的指导,回答上级医师的提问,参与阅读各种影像图片、分析心电图和各种检验报告,有问题及时请教。

③ 实习医生必须认真书写,按时完成病历,根据患者病情需要,填写化验单、X线检查申请单及一般医嘱、处方,需经上级医师复查、签字后方有效。

④ 每日应提前上班了解患者情况,按时参加交班;查房时,实习医生应向上级医生报告病情,听取并及时记录上级医师对病情的分析和处理要求,在上级医师的指导下完成诊疗工作。

⑤ 实习医生实行12 h值班制,24 h负责制,并跟随带教医师参加病房的夜间值班、节假日值班及危重患者的抢救值班。

⑥ 实习医生分管的患者需要请他科会诊时,实习医生应陪同会诊医师前往诊视。患者出院前应写出院记录,并在门诊病历或门诊卡上做摘要记录。

⑦ 实习医生在完成医疗工作的同时,应学习护理知识。

⑧ 参加科内的有关病历分析、临床病历讨论、学术报告以及必要的会议等。

⑨ 手术患者及重症患者进行X线、心电图等检查时,应陪送照料。患者及其家属对于诊断、治疗或预后等有所询问时应按照上级医师意见给予回答。

⑩ 实习医生如发生严重差错事故或违法乱纪者,除向上级医师及时汇报外,还应及时向大学主管部门汇报,按情节轻重给予教育或纪律处分。

第三节 医联体与互联网医疗

《"健康中国2030"规划纲要》要求,全面建立成熟完善的分级诊疗制度,形成基层首诊、双向转诊、上下联动、急慢分治的合理就医秩序,健全治疗—康复—长期护理服务链。引导三级公立医院逐步减少普通门诊,重点发展危急重症、疑难病症诊疗。完善医疗联合体、医院集团等多种分工协作模式,提高服务体系整体绩效。

一、医联体

(一)医联体的概念

医疗联合体,简称医联体,是指由不同级别、类别医疗机构之间,通过纵向或横向医疗资源整合所形成的医疗机构联合组织。

84

医联体建设,要坚持政府主导,双向选择,突出公益,群众受益的原则,核心是促进优质医疗资源下沉,提升基层医疗服务能力。

(二)医联体的模式

医联体主要有四种较为成熟的模式:

1. 医疗集团

在城市主要组建医疗集团。在设区的市级以上城市,由三级公立医院或者业务能力较强的医院牵头,联合社区卫生服务机构、护理院、专业康复机构等,形成资源共享、分工协作的管理模式。在医联体内以人才共享、技术支持、检查互认、处方流动、服务衔接等为纽带进行合作。

2. 医疗共同体

在县域主要组建医疗共同体。重点探索以县级医院为龙头、乡镇卫生院为枢纽、村卫生室为基础的县乡一体化管理,与乡村一体化管理有效衔接。充分发挥县级医院的城乡纽带作用和县域龙头作用,形成县乡村三级医疗卫生机构分工协作机制,构建三级联动的县域医疗服务体系。

3. 专科联盟

跨区域组建专科联盟。根据不同区域医疗机构优势专科资源,以若干所医疗机构特色专科技术力量为支撑,充分发挥国家医学中心、国家临床医学研究中心及其协同网络的作用,以专科协作为纽带,组建区域间若干特色专科联盟,形成补位发展模式,重点提升重大疾病救治能力。

4. 远程医疗协作网

在边远贫困地区发展远程医疗协作网。大力发展面向基层、边远和欠发达地区的远程医疗协作网,鼓励公立医院向基层医疗卫生机构提供远程医疗、远程教学、远程培训等服务,利用信息化手段促进资源纵向流动,提高优质医疗资源可及性和医疗服务整体效率。

除以上 4 种模式外,城市与农村之间可以城市三级公立医院为主体单位,在已建立的长期稳定对口支援关系基础上,通过托管区域内县级医院等多种形式组建医联体,三级公立医院可向县级医院派驻管理团队和专家团队,重点帮扶提升县级医院医疗服务能力与水平。

国家级和省级公立医院除参加属地医联体外,可跨区域与若干医联体建立合作关系,组建高层次、优势互补的医联体,开展创新型协同研究、技术普及推广和人才培养,辐射带动区域医疗服务能力的提升。

(三)医联体建设的目标

到 2020 年,医联体建设的核心目标是形成较为完善的医联体政策体系。具体目标是:所有二级公立医院和政府办基层医疗卫生机构全部参与医联体,区域内医疗资源有效共享,基层服务能力进一步提升,有力推动形成基层首诊、双向转诊、急慢分治、上下联动的分级诊疗模式。

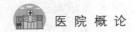

（四）医联体的协作机制

1. 完善组织管理和协作制度

制定医联体章程,规定主体单位与其他成员单位的责任、权利和义务,完善医疗质量管理等制度,提高管理效率。医联体可探索在医院层面成立理事会。

2. 落实医疗机构功能定位

医联体建立责任共担和利益分配机制。在医联体(包括跨区域医联体)内,医务人员在签订帮扶或者托管协议的医疗机构内执业,不需办理执业地点变更和执业机构备案手续。

3. 实现区域资源共享

医联体内可建立医学影像中心、检查检验中心、消毒供应中心、后勤服务中心等,为医联体内各医疗机构提供一体化服务。形成医联体内处方流动、药品共享与配送机制。

4. 推进家庭医生签约服务

加强全科医生培养。以高血压、糖尿病等慢性病为重点,在医联体内加快推进家庭医生签约服务,以需求为导向做实家庭医生签约服务。

5. 为患者提供连续性诊疗服务

建立医联体内转诊机制,重点畅通向下转诊通道,将急性病恢复期患者、术后恢复期患者及危重症稳定期患者及时转诊至下级医疗机构继续治疗和康复。

二、分级诊疗制度

（一）分级诊疗制度的概念

建立分级诊疗制度,是遵循医学科学规律,合理配置医疗资源,以提高基层医疗服务能力为重点,以常见病、多发病、慢性病分级诊疗为突破口,引导优质医疗资源下沉,形成科学合理的就医秩序,确保基本医疗卫生服务的公平可及。

（二）分级诊疗的目标任务

医疗卫生机构分工协作,优质医疗资源有序有效下沉,基层医疗卫生机构诊疗量占总诊疗量比例明显提升,就医秩序更加合理规范。到 2020 年,基层首诊、双向转诊、急慢分治、上下联动的分级诊疗模式逐步形成(图 5.7),基本建立符合国情的分级诊疗制度。

1. 基层首诊

坚持群众自愿、政策引导,鼓励并逐步规范常见病、多发病患者首先到基层医疗卫生机构就诊,对于超出基层医疗卫生机构功能定位和服务能力的疾病,由基层医疗卫生机构为患者提供转诊服务。

2. 双向转诊

坚持科学就医、方便群众、提高效率,完善双向转诊程序,建立健全转诊指导目录,重点畅通慢性期、恢复期患者向下转诊渠道,逐步实现不同级别、不同类别医疗机构之间的有序转诊。

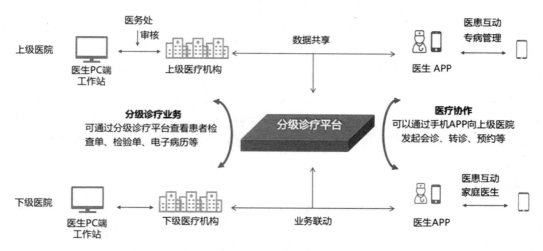

图 5.7 某医联体分级诊疗业务流程

3．急慢分治

明确和落实各级各类医疗机构急慢病诊疗服务功能,完善治疗—康复—长期护理服务链,为患者提供科学、适宜、连续性的诊疗服务。急危重症患者可以直接到二级以上医院就诊。

4．上下联动

引导不同级别、不同类别医疗机构建立目标明确、权责清晰的分工协作机制,以促进优质医疗资源下沉为重点,推动医疗资源合理配置和纵向流动。

（三）以强基层为重点的分级诊疗服务体系

1．各级各类医疗机构诊疗服务功能定位

城市三级医院主要提供急危重症和疑难复杂疾病的诊疗服务。三级医院逐步减少常见病、多发病复诊和诊断明确、病情稳定的慢性病等普通门诊,分流慢性病患者,缩短平均住院日,提高运行效率。

城市二级医院主要接收三级医院转诊的急性病恢复期患者、术后恢复期患者及危重症稳定期患者。

县级医院主要提供县域内常见病、多发病诊疗,以及急危重症患者抢救和疑难复杂疾病向上转诊服务。

基层医疗卫生机构和康复医院、护理院等为诊断明确、病情稳定的慢性病患者、康复期患者、老年病患者、晚期肿瘤患者等提供治疗、康复、护理服务。

2．提高基层医疗卫生服务能力

通过提升基层在岗医师学历层次等方式,多渠道培养全科医生,实现城乡每万名居民有

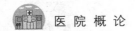

2～3名合格的全科医生。加强康复治疗师、护理人员等专业人员培养,满足人民群众多层次、多样化健康服务需求。鼓励城市二级以上医院医师到基层医疗卫生机构多点执业,或者定期出诊、巡诊,提高基层服务能力。大力推进社会办医。

提升基层医疗卫生机构中医药服务能力和医疗康复服务能力,在少数民族地区要充分发挥少数民族医药在服务各族群众中的特殊作用。

3. 提升县级公立医院综合能力

加强县级公立医院临床专科建设,重点加强县域内常见病、多发病相关专业,以及传染病、精神病、急诊急救、重症医学、肾脏内科(血液透析)、妇产科、儿科、中医、康复等临床专科建设,提升县级公立医院综合服务能力。将县域内就诊率提高到90%左右,基本实现大病不出县。

4. 推进区域医疗资源共享

二级以上医院现有的检查检验、消毒供应中心等资源,向基层医疗卫生机构和慢性病医疗机构开放。设置独立的区域医学检验机构、病理诊断机构、医学影像检查机构、消毒供应机构和血液净化机构,实现区域资源共享,推进同级医疗机构间以及医疗机构与独立检查检验机构间检查检验结果互认。

5. 加快医疗卫生信息化建设

建立区域性医疗卫生信息平台,实现电子健康档案和电子病历的连续记录以及不同级别、不同类别医疗机构之间的信息共享。提升远程医疗服务能力,鼓励二、三级医院向基层医疗卫生机构提供远程会诊、远程病理诊断、远程影像诊断、远程心电图诊断、远程培训等服务,鼓励有条件的地方探索"基层检查、上级诊断"的模式。促进跨地域、跨机构就诊信息共享。

三、互联网医疗

随着互联网等信息技术在医疗领域中的广泛应用,互联网医疗、互联网医院、远程医疗服务等"互联网＋医疗服务"新业态快速发展。

国家鼓励医疗机构应用互联网等信息技术拓展医疗服务空间和内容,构建覆盖诊前、诊中、诊后的线上线下一体化医疗服务模式。

允许依托医疗机构发展互联网医院。医疗机构可以使用互联网医院作为第二名称,在实体医院基础上,运用互联网技术提供安全适宜的医疗服务,允许在线开展部分常见病、慢性病复诊。医师掌握患者病历资料后,允许在线开具部分常见病、慢性病处方。

支持医疗卫生机构、符合条件的第三方机构搭建互联网信息平台,开展远程医疗、健康咨询、健康管理服务,促进医院、医务人员、患者之间的有效沟通。

(一)"互联网＋医疗服务"分类

根据使用的人员和服务方式将"互联网＋医疗服务"分为三类:

第一类为远程医疗,由医疗机构之间使用本机构注册的医务人员,利用互联网等信息技术开展远程会诊和远程诊断。

第二类为互联网诊疗活动,由医疗机构使用本机构注册的医务人员,利用互联网技术直接为患者提供部分常见病、慢性病复诊和家庭医生签约服务。

第三类为互联网医院。包括作为实体医疗机构第二名称的互联网医院,以及依托实体医疗机构独立设置的互联网医院。互联网医院可以使用在本机构和其他医疗机构注册的医师开展互联网诊疗活动。互联网医院可以为患者提供部分常见病、慢性病复诊、家庭医生签约服务。此外,当患者到实体医疗机构就诊时,由接诊的医师通过互联网医院邀请其他医师进行会诊时,会诊医师可以出具诊断意见并开具处方。其中,第二类和第三类均属于医疗机构通过互联网直接为患者提供服务。

(二)互联网医院性质及与实体医疗机构的关系

互联网医院可以作为实体医疗机构的第二名称,也可以独立设置。这里所述独立设置的互联网医院,必须依托实体医疗机构,并签订合作协议,合作方发生变更或出现其他合作协议失效的情况时,需要重新申请设置互联网医院。因此,独立设置的主要含义是互联网医院可以作为一类医疗机构申请设置,并按规定获得《医疗机构执业许可证》,其依托实体医疗机构的要求不变。

(三)互联网医院和互联网诊疗活动准入和监管

1. 互联网医院准入

互联网医院按照医疗机构设置程序申请设置。国家按照《医疗机构管理条例》《医疗机构管理条例实施细则》对互联网医院实行准入管理。

2. 互联网诊疗活动准入

互联网诊疗活动应当由取得《医疗机构执业许可证》的医疗机构提供。对新申请设置的医疗机构和已执业的医疗机构拟开展互联网诊疗活动,分别规定了准入程序。

3. 统一监管平台

为保证互联网医疗服务新业态的医疗质量和安全底线,要求开展互联网医院准入前必须建立全省的统一监管平台;所有医疗机构开展互联网诊疗活动必须全程留痕、可追溯,并向监管部门开放数据接口。

4. 法律责任主体

取得《医疗机构执业许可证》的互联网医院,独立作为法律责任主体;实体医疗机构以互联网医院作为第二名称时,实体医疗机构为法律责任主体。互联网医院合作各方按照合作协议书承担相应法律责任。

(四)互联网医院执业规则

(1)互联网医院执行由国家或行业学会协会制定的诊疗技术规范和操作规程。

(2)在互联网医院提供医疗服务的医师、护士应当能够在国家医师、护士电子注册系统中进行查询。互联网医院应当对医务人员进行电子实名认证。

(3)患者在实体医疗机构就诊,由接诊的医师通过互联网医院邀请其他医师进行会诊

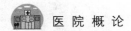

时,会诊医师可以出具诊断意见并开具处方;患者未在实体医疗机构就诊,医师只能通过互联网医院为部分常见病、慢性病患者提供复诊服务。不得对首诊患者开展互联网诊疗活动。

(4) 当患者病情出现变化或存在其他不适宜在线提供诊疗服务的,医师应当引导患者到实体医疗机构就诊。

(5) 互联网医院开展互联网诊疗活动应当为患者建立电子病历,并按照规定进行管理。患者可以在线查询检查检验结果和资料、诊断治疗方案、处方和医嘱等病历资料。

(6) 互联网医院提供医疗服务应当符合分级诊疗相关规定,与依托的实体医疗机构功能定位相适应。

(五) 互联网医疗拓展

鼓励医疗联合体内上级医疗机构借助人工智能等技术手段,面向基层提供远程会诊、远程心电诊断、远程影像诊断等服务,促进医疗联合体内医疗机构间检查检验结果实时查阅、互认共享。推进远程医疗服务覆盖全国所有医疗联合体和县级医院,并逐步向社区卫生服务机构、乡镇卫生院和村卫生室延伸,提升基层医疗服务能力和效率。

推动居民电子健康档案在线查询和规范使用。以高血压、糖尿病等为重点,加强老年慢性病在线服务管理。优化预防接种服务等。

加快家庭医生签约服务智能化信息平台建设与应用,加强上级医院对基层的技术支持,探索线上考核评价和激励机制,提高家庭医生团队服务能力,提升签约服务质量和效率,增强群众对家庭医生的信任度。

鼓励开展网上签约服务,为签约居民在线提供健康咨询、预约转诊、慢性病随访、健康管理、延伸处方等服务,推进家庭医生服务模式转变,改善群众签约服务体验。

研发基于人工智能的临床诊疗决策支持系统,开展智能医学影像识别、病理分型和多学科会诊以及多种医疗健康场景下的智能语音技术应用,提高医疗服务效率。

健全基于互联网、大数据技术的分级诊疗信息系统,推动各级各类医院逐步实现电子健康档案、电子病历、检验检查结果的共享,以及在不同层级医疗卫生机构间的授权使用。

思 考 题

(1) 如何理解"以患者为中心"?

(2) 简述住院诊疗服务的主要内容。

(3) 简述 ICU 主要类型。

(4) 简述医联体的主要模式。

第六章　护理和辅助诊疗

◆ 本 章 提 要 ◆

　　护理是帮助健康的人或患病的人保持或恢复健康,或者平静地死去。"护理工作除配合医疗执行医嘱外,更多、更主要的是对患者的全面照顾,促进其身心恢复健康。"

　　南丁格尔是护理专业的创始人。

　　护理学是一门以基础医学、临床医学、预防医学、康复医学为基础,与社会科学和人文科学相关的综合应用学科。

　　辅助诊疗服务是运用专门的诊疗技术和设备,协同临床医生诊断、治疗疾病或提供康复、保健支持等,其功能主要由医院的医技科室实现,也有一些社会开放实验室、独立医学实验中心和药店等为医院提供部分辅助诊疗服务。

第一节　护　　理

一、护理的概念与内涵

　　护理(nursing)一词原为抚育、扶助、保护、照顾残疾、照顾幼小等涵义。护理的概念和内涵随着其理论研究和临床实践的发展,逐步从简单的"照料、照顾"走向现代护理。

　　护理一般的理解是配合医师开展诊疗、执行医嘱,同时对患者全面照顾,促进其身心恢复健康。

　　1973年,国际护士会将护理定义为:"护理是帮助健康的人或患病的人保持或恢复健康,或者平静地死去。"1986年,在南京召开全国首次护理工作会议上,原卫生部顾英奇副部长在发言中指出:"护理工作除配合医疗执行医嘱外,更多、更主要的是对患者的全面照顾,促进其身心恢复健康。"

　　1980年,美国护理学会将护理定义为:"护理是诊断和处理人类对现存的或潜在的健康问题的反应。"从这一定义引申出:现代护理学是研究如何诊断和处理人类对存在的或潜在的健康问题反应的一门科学。强调"人的行为反应",表现在人们对一件事从生理、心理、社会、文化和精神诸方面的行为反应。

WHO护理专家会议提出了5个阶段中应提供的护理服务：

(1)健康维持阶段：帮助个体尽可能达到并维持最佳健康状态。

(2)疾病易感阶段：保护个体，预防疾病的发生。

(3)早期检查阶段：尽早识别处于疾病早期的个体，尽快诊断和治疗，避免和减轻痛苦。

(4)临床疾病阶段：帮助处于疾病中的个体解除痛苦和战胜疾病。对于濒死者则给予必要的安慰和支持。

(5)疾病恢复阶段：帮助个体从疾病中康复，减少残疾的发生，或帮助残疾者使其部分器官的功能得以充分发挥作用，把残疾降到最低程度，达到应有的健康水平。

从以上阐述可以看到护理的对象不再仅限于患者，而是扩展到处于疾病边缘的人以及健康的人；护理工作不仅仅是承担疾病治疗任务，还担负着心理保健等任务，致力于恢复人的身体、心理和社会状态的平衡。

知识拓展

国际护士会

国际护士会(International Council of Nurses,简称ICN)是各国护士学会的联盟，是独立的非政府性的组织。1899年建立，总部设在日内瓦。国际护士会创始人是芬威克，有会员团体101个，代表100多万名护士。是世界上历史最久的医药卫生界的专业性国际组织。每4年举行一次国际大会。出版双月刊《国际护理综述》和专业性书籍。颁布并定期修订《护士准则》。1922年中华护士会加入了国际护士会。2013年5月8日中华护理学会加入国际护士会。

中华护理学会

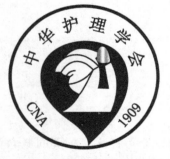

图6.1 中华护理学会会徽

中华护理学会(Chinese Nursing Association,简称CNA)是中国护士的群众性学术团体，于1909年8月19日在江西牯岭成立，原名中国护士会。曾先后使用：中国看护组织联合会、中华护士会、中华护士学会、中国护士学会等名，1964年更现名为中华护理学会。总会设在北京，全国31个省、市、自治区和香港、澳门特别行政区均设有地方护理学会。

二、护理的产生与发展

(一)早期护理

早期的护理活动主要是对老幼和患者的家庭式照顾。由于战争和疾病的流行，护理逐渐发展为社会化和组织化的服务。到19世纪，开始出现专门的看护所。19世纪中叶，英国护士南丁格尔(Florence Nightingale,1820年5月12日—1910年8月13日)作为护理专业的创始人，制定和实施了专业化的护理工作程序，并创办了世界上第一所护士学校，发展了以促进舒适和健康为基础的护理理念，这是护理专业化的开始。

（二）现代护理

从护理学科的实践与研究的角度，护理专业发展可以概括为以下三个阶段。

1. 以疾病为中心的护理阶段

在这一阶段，护理已经成为一个专门的职业，护士从业前必须经过专门训练。护理工作的主要内容是执行医嘱和各项护理技术操作。在实践中逐步形成了一套较规范的疾病护理常规和护理技术操作常规。护理从属于医疗，护士是医生的助手。

2. 以患者为中心的护理阶段

这个阶段主要是建立在新健康观和生物-心理-社会医学模式的基础上，一方面，护士的实践领域从单纯被动执行医嘱和执行护理技术操作，扩展到"护理程序"对患者提供全身心的整体护理，体现出更多的护理专业特色；另一方面，护理工作专科化程度也在增加，出现了不同专科的专家型护士。护士培训和继续教育要求提高，护理教育逐步转向大学教育。护理管理成为医院管理重要的子系统。

3. 以人的健康为中心的护理阶段

在这一阶段，护理学发展成为一门以基础医学、临床医学、预防医学、康复医学为基础，与社会科学和人文科学相关的综合应用学科。护理工作已经从医院扩展到社区和家庭，从患者个体扩展到社会人群，从注重疾病、患者护理扩展到关注健康、提供生命健康全程护理，护士成为向社会提供初级卫生保健的主要力量。护理教育形成了从专科、本科到硕士、博士培养的完整体系。

知 识 拓 展

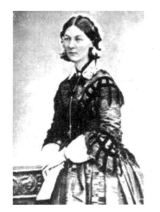

图6.2　南丁格尔

南丁格尔誓言

余谨以至诚，于上帝及会众面前宣誓：终身纯洁，忠贞职守，尽力提高护理之标准；勿为有损之事，勿取服或故用有害之药；慎守患者家务及秘密，竭诚协助医生之诊治，务谋病者之福利。

谨誓！

南丁格尔奖与5·12国际护士节

南丁格尔奖是红十字国际委员会为表彰在护理事业中做出卓越贡献人员的最高荣誉奖。1912年在华盛顿举行的第九届国际红十字大会上首次颁发。该奖每两年颁发一次，每次最多50名。

弗洛伦斯·南丁格尔（Florence Nightingale）1820年5月12日生于意大利佛罗伦萨一个富裕家庭，后随父母迁居英国。1854年至1856年，英、法、土耳其联军与沙皇俄国在克里米亚交战，由于医疗条件恶劣，英军伤患者死亡率高达50%。南丁格尔率领护理人员奔赴战地医院，通过健全医院管理制度，提高护理质量，在短短数月内把伤员死亡率降至2.2%。当地士兵亲切地称她为"提灯女神"。

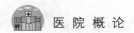

1860年,南丁格尔在英国圣多医院建立了世界上第一所正规护士学校,因此被誉为近代护理专业的鼻祖。1907年,为表彰南丁格尔对医疗工作的卓越贡献,英国国王授予她功绩勋章,她也成为英国首位获此殊荣的妇女。1910年,南丁格尔逝世。

为纪念南丁格尔对护理事业所作的贡献,国际护士理事会于1912年将她的生日定为国际护士节,以激励护士继承和发扬护理事业的光荣传统,以"爱心、耐心、细心、责任心"对待每一位患者,做好护理工作。

三、护理组织与人员

(一)护理组织

护理组织包括护理行政管理组织和护理技术业务管理组织。

1.护理行政管理组织

国务院卫生主管部门规定:县和县以上医院及300张床位以上的医院都要设立护理部,实行护理部主任、科护士长、护士长三级负责制;300张床位以下的医院实行总护士长、护士长二级负责制;100张床位以上或三个护理单元以上的大科以及任务繁重的手术室、急诊科、门诊部设科护士长1名。病房护理管理实行护士长负责制。病房护士长由护理部主任或总护士长聘任,在科护士长领导下和病房主治医师共同配合做好病房管理工作。

2.护理技术业务管理组织

护理技术业务管理组织(图6.3)包括护理业务技术各质量管理控制委员会或小组,根据责任制整体护理要求,健全并定期更新护理管理制度、护理常规、服务规范和标准,并有效落实。

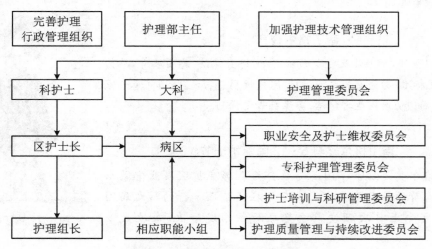

图6.3 医院护理组织结构图

(二)护理人员

1.护理人员的配备

护理人员的配备受医院规模及管理水平等因素影响,不同科室,不同护理单元,不同班次护士承担工作量不同;各临床护理单元的白班、小夜班、大夜班每名护士承担病床数应不同;门、急诊,供应室,手术室,婴儿室等有不同的人员配备。特殊护理岗位,如 ICU、CCU、手术室等,实行资格准入等。

国家卫生主管部门规定医院护士人力资源配备与医院的功能、任务及规模一致,其合格标准为:

(1) 临床护理岗位的护士数量占护士总数的 90% 以上。

(2) 医院病房护士总数与实际开放床位比不低于 0.4∶1。

(3) ICU 护士与实际床位之比不低于 2.5~3∶1。

(4) 手术室护士与开放手术间之比不低于 3∶1。

2. 护理人员分工

护理人员分工,按职务分行政职务有护理副院长、护理部主任或者总护士长、科护士长、护士长、护士。技术职务有正副主任护师、主管护师、护师、护士。按岗位分有病房护士、监护室护士、手术室护士、急诊护士、门诊护士、营养护士、供应室护士等。

知识拓展

我国每千人口护士数达到世卫标准

截至 2017 年底,我国护士数已达 380 万名,每千人口护士数提升至 2.74 名。统计数据显示,全国护士数从 2005 年的 135 万名发展到 2017 年已达到 380 万名。每千人口护士数从 2005 年的 1.03 名上升到 2017 年的 2.74 名,增长速度明显。过去我国医护比是倒置的,也就是说医生数多过护士数,全国医护比从 2005 年的 1∶0.66,到 2017 年达到 1∶1.1。已达到世界卫生组织提出的每千人口应有 2 名护士的标准。

(节选自《人民日报》,2018-5-14)

3. 护士工作时间

按国家规定,护士每周 5 个工作日,每日工作 8 小时。由于护理工作有连续性、继承性、服务性的特点,病区的护理必须是 24 小时不间断地向患者提供护理服务;另一方面,护理是一个动态的、周而复始的护理过程。因此,护士工作时间的安排,必须符合护理工作的规律性。

护理排班一般由病房护士长根据病房护理工作情况进行安排。排班多以一周或以四周为一个排班周期,每日三班制排班法。即将一日的 24 小时分为三个基本班次,按照早班、小夜班、大夜班等进行安排,每班工作 8 小时。

医院因其工作的特殊性,不能单一地使用 8 小时工作制。为了能够在工作负荷最重的时段集中人力的运用,并配合护理人员因家庭特殊需求调休,应综合使用 8 小时、12 小时、24 小时的班制。但平均每周工作不超过法定工时制度。

护士长排班时,要考虑每天在岗人员的人数、业务能力、工作责任心、身体素质等因素,避免平均使用人力,忙闲不均。要根据患者总数和危重患者数,适时调控上班人数,既保证护理质量,又避免人力资源浪费,护士也得到充分休息。使护理工作忙而不乱,有条不紊地进行。

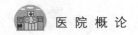
（三）护士长

总护士长也是护理部主任，是全院护理工作的组织和领导者。

护士长有"病房的象征"之称。护士长指导并带领护理人员完成护理任务，管理病室，组织查房，考核下属，负责排班等。护士长监督并审核各项护理活动与资料。经常巡视病房，收集患者病情信息，保证各项护理活动的顺利进行。护士长要与护理人员、医师、医技人员、患者及家属、领导、后勤人员等进行沟通，保证创造一个良好的工作场所和有利于患者治疗康复的环境。

根据我国医院评审条件的要求，一级医院总护士长应具有护师以上的技术职称，护士长应由护师或高年资护士担任；二级和三级医院内设置的总护士长、科护士长，应具有主管护师以上技术职称，病房（或其他护理单元）护士长应选拔护师担任。

知识拓展

护士帽及护士服

横杠：一条是护士长，两条是科护士长，三条是护理部主任；

边上斜杠：一条是护师，两条是主管护师，三条是副主任、主任护师。

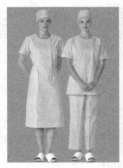
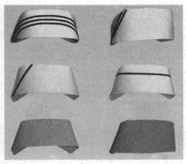

图6.4 护士帽

护士服装的演变源于9世纪，那时，已有"修女应穿统一服装，且应有面罩"（后改为帽子）之规定。现今护士帽乃由此演变而来，它象征"谦虚服务人类"。

修女的服装就是现代护士服的雏形。南丁格尔首创护士服装时，以"清洁、整齐并利于清洗"为原则。样式虽有不同，却也大同小异。此后，世界各地的护士学校皆仿而行之。

护士帽被赋予高尚的意义，如帽子代表护士的职业，寓意着健康与幸福等，此后，护士帽的戴用成为常规，而且只有正式护士才能戴护士帽，才有资格为患者做护理工作。不过对于男护士而言，护士帽可戴可不戴。

1948年，中国护士会规定，护士必须穿白色服装及戴白帽，护生着蓝白两色，护理员不得戴帽，不可着蓝白两色服装。总之，护士、护生、护理员着装有着严格的区分。

四、护理业务

（一）临床护理内容

临床护理的核心内容是指以患者为中心，满足其生理、心理需要的主动护理。包括：

（1）巡视患者，进行临床病情观察，了解患者的需求及治疗效果。

（2）进行情感交流掌握患者的心理状态。

（3）指导患者配合治疗护理，适应环境，进行功能锻炼。

（4）对患者及时进行生理、心理的整体护理。

（5）开展卫生、保健知识宣教等。

（二）临床护理方式

临床护理方式是临床护理工作的基本组织制度和工作方法。由传统的单一的以疾病为中心的功能制护理到现代的以患者为中心的责任制护理与系统化整体护理，临床护理方式的改革与发展，促进了护理质量的提高和护理事业的发展。

1. 个案护理

个案护理指一个或几个患者所需的护理，完全由一位护理人员完成。这种方式多用于护士专门负责病情较重的患者的护理，也有患者聘请的特护给予安全照顾，由护士长进行评估和鉴定。目前这种护理方式常被用于 ICU、CCU，也用于护士学生实习。这种护理方式护士职责明确，能掌握患者全面情况，但耗费人力，不适于所有的患者。

2. 小组护理

小组护理方式是将护理人员分成若干小组，以小组形式（3～5 位护士）对一组患者（10～20 位）进行整体护理。组长制订护理计划和措施，小组成员共同合作完成对患者的护理。小组成员可由护师、护士、护理员等不同人员组成（有的也有医师参加）。这种护理方式能发挥各级护士的作用，了解患者一般情况，但护士个人责任感相对减弱。

3. 功能制护理

功能制护理是将整个护理工作的内容归纳为处理医嘱、打针发药、巡回观察、重症监护等若干功能类，每一功能类由 1～2 名护士负责。护士以医嘱为中心去完成各项护理业务，患者接受不同的护理人员的片断护理，患者的心理、社会因素和个体需求难以得到全面关注。

功能制护理解决了医护分工问题，在实践中形成了一整套病症护理操作和规程，构成了现代护理教育的理论和实践基础，有利于发挥人力资源的作用。目前，这种护理仍然在我国大部分医院或科室中实行。

4. 责任制护理

责任制护理是以患者为中心，由责任护士和辅助护士按护理程序对患者进行全面、系统和连续的整体护理。要求从患者入院到出院均由责任护士对患者实行 8 小时在岗，24 小时负责制，使患者在生理、心理、社会各方面都处于接受医疗和护理的最佳状态。

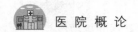

责任制护理的主要框架由以下三方面构成。

(1) 护理程序。包括护理估计(护理诊断)、护理计划、计划实施、护理评价四个阶段。护理诊断的目的是要对患者提出护理问题,这是责任制护理的起步工作;护理计划是针对问题制定护理方案;实施护理计划,同时注意观察患者的反应及护理效果;最后,对各项护理计划实施后的效果进行评价。责任制的整体护理思想,也是通过这四个环节体现出来的。

(2) 组织形式。责任制护理要求以责任护士为中心,将护士分为责任护士、辅助护士、治疗护士、办公护士和总务护士等,构成一个护理组,对一定数量的患者承担全部护理责任。病房护士长负责组织和引导该病区以责任护士为中心组成的护理组的工作。

(3) 护理病历。其作用是记录护理诊断及护理计划,为护理人员交接和检查评价护理工作提供依据,积累护理经验,推动学科发展。一份完整的护理病历由以下部分组成:① 病历首页,患者自然情况;② 护理诊断和护理计划;③ 护理病程记录和护嘱;④ 护理出院小结或转院、转科、死亡小结。由于书写护理病历需要护士具备一定素质,且较费时间,很多实行责任制护理的医院只对危重患者坚持书写上述完整的护理病历,而对一般患者只记病历首页。

责任制护理有利于护理质量的提高,使患者得到身心的整体护理,使护理工作从功能制护理的从属地位上升为独立的工作体系,促进了护士业务素质的提高和护理学科的建设,密切了护患关系,加强了医护之间的合作。但也存在护理病历书写过于繁琐等问题。

5. 系统化整体护理

系统化整体护理的概念由美国学者率先提出,其定义为:系统化整体护理是以患者为中心,以现代护理观为指导,以护理程序为基础框架,并且把护理系统化地运用于临床护理和护理管理的工作模式。其体系主要包括护理程序在内的护理哲理、护士的职责与行为评价、患者入院及住院评估、患者标准护理计划、患者标准教育计划、护理记录和护理品质保证等内容。

系统化整体护理与责任制护理的核心内容有着内在联系,都是以护理程序为基本框架。所不同的是,系统化整体护理的模式建设项目包括:

(1) 制定引导护理服务的护理哲理;

(2) 制定以护理程序为框架的护士职责条文与评价标准;

(3) 建立合理的病房护理人员的组织结构;

(4) 制定护理业务的品质保证与评价系统;

(5) 编制《病人标准护理计划》和《病人标准教育计划》;

(6) 制定以护理程序为框架的各种护理表格。

根据我国护理队伍的现状和各级医院的具体实际情况,目前全面推行整体护理还有困难。在医院建设具有示范和窗口作用的"模式病房",以推进整体护理工作是一种可行途径。

（三）分级护理

分级护理是根据对患者病情的轻、重、缓、急以及患者自理能力的评估,给予不同级别的护理。分级护理共分为 4 级,即特别护理(特别专护)、一级护理、二级护理和三级护理(普通护理)。

医生根据病情决定护理等级,下达医嘱,并分别在住院患者一览表和患者床头卡上设不同标记,提示护士根据医嘱和标记具体落实,护士长进行督促检查。

1. 特别护理(特护)

特别护理(特护)用大红色标记。特护的都是重危患者,但重危患者不一定都要特护。特护派专门护士昼夜守护,有时需把患者搬入抢救室或监护室。按照特护计划,定时测量体温、脉搏、呼吸、血压,密切观察病情,记录饮食和排出物的量,进行基础护理和生活护理,翻身按摩等。

2. 一级护理

一级护理用粉红色标记,表示重点护理,但不派专人守护。对一级护理的患者,护士每隔 1 小时巡视 1 次,既了解病情和治疗情况,又帮助饮食起居。

3. 二级护理

二级护理用蓝色标记,表示病情无危险性,适于病情稳定的重症恢复期患者,或年老体弱、生活不能完全自理、不宜多活动的患者。对二级护理患者,规定每 2 小时巡视 1 次。

4. 三级护理

三级护理是普通护理,不作标记。对这个护理级别的轻患者,护士每 3 小时巡视 1 次。

（四）护理技术

临床护理技术有三大类:

1. 基本护理技术

如无菌技术、注射技术、导尿技术等。

2. 专科护理技术

如外科的换药技术、内科的各种内窥镜检查的准备与配合、眼科的球结膜注射技术等。

3. 特殊护理技术

如血液净化、透析疗法护理技术,高压氧治疗等。护理技术有严格的操作规程,实施护理操作必须执行各项规程和常规的要求。

五、护理管理

护理管理是把提高护理服务质量作为主要目标的过程。世界卫生组织对护理管理是这样定义的:护理管理是为了提高人们的健康水平,系统地利用护士的潜在能力和有关的其他人员或设备、环境以及社会活动的过程。

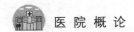

护理管理是医院管理的一个重要组成部分。从医院人员构成上看,护理人员约占医院总人数的三分之一,占卫生技术人员的二分之一,是医院诊疗技术工作中的基本队伍,对提高医疗护理质量起着重要作用。从一定意义上讲,护理管理的水平是衡量医院科学管理水平的标志之一,也是整个医院管理水平的缩影。

(一)护理管理分类

护理管理可以分为护理行政管理、护理业务管理和护理教育管理三部分。

1. 护理行政管理

护理行政管理主要是遵循国家的方针政策和医院有关的规章制度,对护理工作进行组织管理、物资管理、经济管理。

2. 护理业务管理

护理业务管理是对各项护理业务工作进行协调控制,以保证护理工作质量,提高护理人员的业务能力,提高工作效率。

3. 护理教育管理

护理教育管理主要是为了培养高水平的护理人才,提高护理队伍的素质而进行的管理活动。

(二)护理管理系统

1. 指挥系统

指挥系统(院护理部-科护士长-区护士长),是全院护理工作的指挥调度机构,是护理工作运行的中枢。

2. 运行系统

运行系统包括门急诊、临床科室、手术室等。这些系统面向患者,其工作状况如何,是护理工作质量好坏的直接反映。

3. 支持系统

支持系统主要是指总务供应、药品器材供应、患者饮食和某些医技科室等,它是护理工作正常运行的保证。

4. 扩展系统

扩展系统一般是指护理教学和科研组织,主要是对护理人员进行教育培训和开展护理新业务、新技术和科研工作。

(三)护理管理制度

一般护理管理制度包括:患者住院、分级护理、值班、交接班、查对、消毒隔离、探视陪住、差错事故管理、护理登记、护理业务查房、药品管理制度等。

(四)护理质量控制

护理质量控制(图 6.5)的重点在于按分级护理落实临床护理要求,落实护理质量标准,落实护理文书质量和病区管理质量,防止护理差错与事故等。

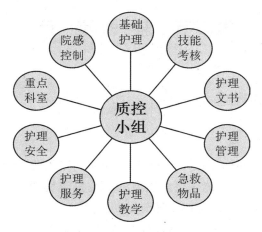

图 6.5 护理质量控制组织

"三查七对"

"三查":一切操作前、中、后查;"七对":对床号、姓名、药名、剂量、浓度、时间、用法。

责任制护理与系统化整体护理的区别

责任制护理的实质是以患者为中心,以护理程序为核心内容,由专人对患者的身心健康施行有计划、有系统的整体护理,对患者实行 24 小时负责制。责任制护理模式强调对患者进行护理管理,强调计划的重要性;强调患者积极参与;强调与患者及患者家属之间互相沟通信息;强调对患者及家属进行健康教育;强调责任护士对患者护理的综合协调。

系统化整体护理是责任制护理的深化与继续。系统化整体护理保留了以患者为中心,以护理程序为核心的整体护理。摒弃了理想化的分工方法与不相适应的责任关系及护理管理。系统化整体护理要求病区中的每个护士、每班都分配患者,对当班护理的患者完全负责并解决问题。即 24 小时有人负责,强调谁上班谁负责。

护理差错和事故

凡在护理工作中因责任心不强,不按规章制度办事或技术水平低而发生差错,虽对患者治疗产生影响,但未造成严重不良后果者为差错;凡影响治疗效果并给患者带来痛苦,以及延长住院时间者,定为严重差错;凡给患者造成残废或死亡等严重后果者,定为事故。

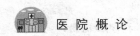

第二节 辅 助 诊 疗

一、辅助诊疗的概念与特点

(一)辅助诊疗的概念

辅助诊疗是运用专门的诊疗技术和设备,协同临床医生进行诊断、治疗疾病或提供康复、保健支持等。辅助诊疗其功能主要由医院的医技科室实现,也有一些社会开放实验室、独立医学实验中心和药店等为医院提供部分辅助诊疗服务。

辅助诊疗包括检验、放射、药剂、理疗、同位素、功能检查、病理、输血、供应、营养等。医院按规模大小和开展的医疗服务项目需要,对应设置医技科室。国家对不同等级的医院医技科室设置和技术设备配置有规范性的要求。

(二)辅助诊疗的特点

1. 对临床诊疗的支持作用越来越突出

医技科室要确立服务于临床的服务思想。随着医疗技术和医学设备的进步,医技科室对临床科室诊疗工作的不断介入和对疾病诊疗指导水平日益提高,对一些疾病诊断治疗的水平已从参考和辅助进入确诊和特效的更高层次。临床医师日趋依赖于医技科室提供的检查、诊断数据和高科技手段。

2. 设备高端、技术复杂、业务标准化要求高

现代医技设备基本上都是最新科技成果的运用,设备种类多。很多设备动辄百万、千万元,资金投入大、回报时间长,而且更新周期短,几年就更新一代或几代;要求条件高,对建筑、环境和保养都有特殊要求;人机界面友好,但设备操作技术要求高,标准化要求严;有一定职业危险因素,有些设备可能会对工作人员或患者造成一定伤害,如放射线对人体的损害等。

3. 需要人才趋于多元和高层次化

医技科室人员一般包括:诊断系列,即受过较高层次系统医学教育的各级医师;技术系列,由经过系统医学教育和专业培训的各级技师组成;工程系列,是指受过良好的工程技术教育,能够保证医技科室日常工作顺利开展的各级工程师;护理系列,医技科室现有少量作用特殊的护士。

二、医技科室设置

医技科室因为不设病床,不收患者,也称为非临床科室。

目前我国各级各类医院医技科室的结构组成、学科专业设置不尽相同,二级以上综合医

院设置的医技科室应有：检验科、放射科或医学影像中心、药剂科、病理科、手术室、特检科、输血科（血库）、供应室等。各医院根据条件设置放射性核素科、腔镜室或腔镜中心、高压氧治疗中心等。

医技科室大致分为以下四类：

（1）为临床提供诊断依据为主的科室：检验科、物理诊断科、病理科、核医学科等。

（2）为临床提供治疗手段为主的科室：理疗科、放疗科、激光科、体疗科、营养科等。

（3）为临床提供医疗保障为主的科室：输血科（血库）、消毒供应室、医疗器械管理科等。

（4）既能为临床提供诊断依据，又能对一些疾病实施治疗的科室：放射科、超声科、内镜室等。

医技科室实行科主任负责制，下设若干个组长。医技科室技术人员应由初级、中级、高级卫生技术人员及工程技术人员组成，各级各类技术人员应按专业分工，按相应职级实行岗位责任制。

三、主要医技科室

（一）检验科

1. 检验科的主要职能

检验科是临床医学和基础医学之间的桥梁，包括临床化学、临床微生物学、临床免疫学、血液学、体液学以及输血学等分支学科。承担包括住院患者、门急诊患者、各类体检人员等各种来自人体标本（体液、血液、排泄物等）进行生物学、微生物学、免疫学、化学、血液免疫学、血液学、生物物理学、细胞学等检验工作，为临床诊断疾病提供科学的依据。

2. 检验科的实验室与设备

检验科包括门诊检验和住院检验，一般设置生化检验室、细胞检验室、临床检验室、微生物检验室、体液检验室、免疫血清检验室、临床基因诊断实验室等。有的医院临床科室也设立独立实验室。

医院规模不同，医疗服务项目也有区别，各医院检验科实际开展检验项目也不一样。对于综合性医院来说，一般会开展常规检验项目、感染性疾病检验项目、肾脏功能检验项目、肝脏功能检验项目、代谢性疾病检验项目、血液疾病检验项目、免疫性疾病检验项目等数十到数百项不等。

近年来随着科学技术的进步，大量高、精、尖设备的出现，检验这门学科得到了空前的发展。较大型和比较重要的设备包括：全自动生化分析仪、干化学分析仪、多台全自动血细胞分析仪、全自动血凝仪、全自动免疫分析仪、化学发光免疫分析仪、微生物药敏鉴定仪、全自动血培养仪、流式细胞仪、定量 PCR 仪等。

3. 实验室质量控制

检验科应当按照国家卫生主管部门规定的临床检验项目和临床检验方法开展临床检验工作。建立患者准备、标本采集、运送、接收、储存、处理、仪器和试剂及耗材使用情况、校准、室内质控、室间质评、检验结果、报告发放等标准操作规程和质量管理记录。诊断性临床检验报告应当由执业医师出具。医疗机构临床实验室应当提供临床检验结果的解释和咨询服务。

临床实验室应严格执行临床检验项目标准操作规程和检验仪器的标准操作、维护规程。使用的仪器、试剂和耗材应当符合国家有关规定,保证检测系统的完整性和有效性。对需要校准的检验仪器、检验项目和对临床检验结果有影响的辅助设备定期进行校准。

对开展的临床检验项目进行室内质量控制,同时参加经原卫生部认定的室间质量评价机构组织的临床检验室间质量评价。室间质量评价是利用实验室间的评比,按照预先规定的条件,由两个或多个实验室对相同或类似检测物品进行检测的组织、实施和评价,以确定实验室的检测能力。

加强临床实验室生物安全管理。严格遵守生物安全管理制度与安全操作规程。应当制定生物安全事故和危险品、危险设施等意外事故的预防措施和应急预案。

4. 医学实验室认可

实验室认可就是权威认可机构对该实验室有能力进行规定类型的检测、校准所给予的一种正式承认。ISO 15189 是国际标准化组织关于医学实验室质量和能力要求的国际认可标准。在我国,ISO 15189 认可是由权威机构中国合格评定国家认可委员会(CNAS)依据《ISO 15189:2007 医学实验室质量和能力认可准则》,对实验室有能力进行规定类型的检测所给予的正式承认。

通过医学实验室的认可,表明实验室具备了按国际认可准则开展检测的技术能力,在认可范围内使用"CNAS"标志,并列入《国家认可实验室目录》,促进国内医学实验室与国际接轨,促进国际间的交流。严格持久地按照要求去做,实验室的检验、校准质量就得到了保证,减少可能出现的质量风险和实验室的责任,提高社会对认可实验室的信任度。

知 识 拓 展

获得诺贝尔奖的 PCR 技术

1995 年,美国科学家 Mulis 因发明了 PCR 技术获得了诺贝尔化学奖。

PCR,中文译为聚合酶链式反应,其实是一种 DNA 的快速扩增技术,其扩增效率之高就如同核裂变的"链式反应"那样。PCR 技术通过两个短的称为引物的 DNA 小片段和一种耐热的酶的作用,可以在 3 个小时内把特定的 DNA 量提高 1 000 万倍。这种技术一问世,立刻引起了分子生物学研究的一场革命,人们利用这种轰动全世界的技术很快就把微观领域的生物学研究大大地往前推进了一步。如检验血液中的某种病毒,有时病毒量极少(例如有的艾滋病病毒携带者),通过传统的检查方法费力又费时,PCR 技术可以先选定这种病毒 DNA 上的一段 DNA,设计合适的引物 DNA,然后通过 PCR 技术扩增很快就可以判断出血样中是否扩增出了大量的 DNA,如果是的话,那么就说明血样中带有该种病毒了。PCR 方法不但有极高的灵敏度,而且可以同时一次做近百个扩增反应,省时省力效率高。理论上讲一个分子就可以用于扩增,目的基因的量成指数形式扩增,几个小时就扩增 1 000 万倍以上。现在 PCR 技术已经被广泛地应用于生命科学研究、食品卫生、医疗、法医及环境监测等诸多方面!

（二）放射科（影像中心）

1. 放射科（影像中心）的主要功能

放射科（影像中心）是一个集检查、诊断、治疗于一体的科室。诊断的方法是医学影像分析，主要包括透视、放射线片、CT、MRI、数字减影、血管造影等；治疗主要应用为介入治疗、放疗等方面。临床各科许多疾病都须通过医学影像检查达到明确诊断和辅助诊断。

1895 年德国的物理学家伦琴发现了 X 线，不久即被用于人体的疾病检查，并由此形成了放射诊断学。近 30 年来，CT、MRI、超声和核素显像设备在不断地改进和完善，检查技术和方法也在不断地创新，影像诊断已从单一依靠形态变化进行诊断发展成为集形态、功能、代谢改变为一体的综合诊断体系。与此同时，一些新的技术如心脏和脑的磁源成像和新的学科分支如分子影像学不断涌现，影像诊断学的范畴仍在不断发展和扩大之中。

2. 放射科（影像中心）的主要设备

放射科的设备一般有普通 X 线拍片机、计算机 X 线摄影系统（CR）、直接数字化 X 线摄影系统（DR）、计算机 X 线断层扫描（CT）、核磁共振（MRI）、数字减影血管造影系统（DSA）、正电子发射断层扫描（PET）、单一光子发射断层扫描（SPECT）等。

3. 放射科（影像中心）的组织设置

放射科是医院重要的辅助检查科室，随着医学影像学的发展、设备的不断创新和检查内容的扩展，医院的原放射科、CT 室等逐步实施整体管理。传统 X 线、CT、MRI、介入治疗等，各种影像设备和相关诊疗业务由医学影像中心统一管理。放射科（影像中心）人员按不同业务技术可分成三个组，即：诊断组、技术组、医辅组。诊断组由各级诊断人员组成，技术组由各级技术和物理机械人员组成，医辅组由护士、登记和影像资料保管人员组成。诊疗组和技术组人员对各影像内容（传统 X 线、CT、MRI、介入）实施"相对固定，定期轮转"，以利于专业技术的全面掌握和人才培养，达到影像学的"一专多能"的目标。

4. 医学影像学

医学影像是指为了医疗或医学研究，对人体或人体某部分，以非侵入方式取得内部组织影像的技术与处理过程。临床应用方面，又称为医学成像，或影像医学。研究如何判读、解释与诊断医学影像是属于放射医学科，或其他医学领域（如神经系统学科、心血管病学科）的辅助科学。医学影像属于生物影像，并包含影像诊断学、放射学、内视镜、医疗用热影像技术、医学摄影和显微镜。另外，包括脑波图和脑磁造影等技术，虽然重点在于测量和记录，没有影像呈现，但因所产生的数据具有定位特性（即含有位置信息），可被看作是另外一种形式的医学影像。

（三）手术室

手术室是为患者提供手术及抢救的场所，是医院的重要技术部门。手术室应该满足外科手术需求的所有功能，最大限度地保持接近无菌的环境，减少创伤感染；为医务人员提供有利于工作的舒适环境。手术室应与需手术的科室相接连，还要与血库、临护室、麻醉复苏室等临近。应设在安静、清洁、便于和相关科室联络的位置。要求设计合理，设备齐全，医护人员反应灵敏、高效。手术室要有一套严格合理的规章制度和无菌操作规范。

1. 手术室构成

一个完整的手术室包括以下几个部分：

（1）卫生通过用房：包括换鞋处、更衣室、淋浴间、风淋室等；

（2）手术用房：包括普通手术间、无菌手术间、层流净化手术间等；

（3）手术辅助用房：包括洗手间、麻醉间、复苏间、清创间、石膏间等；

（4）消毒供应用房：包括消毒间、供应间、器械间、敷料间等；

（5）实验诊断用房：包括 X 线、内窥镜、病理、超声等检查室；

（6）教学用房：包括手术观察台、闭路电视示教室等；

（7）办公用房：包括医护办公室、医护值班室等。

2. 手术间

手术室分为很多手术间：

（1）按手术有菌或无菌的程度，手术间可划分成以下 5 类：

Ⅰ类手术间：即无菌净化手术间，主要接受颅脑、心脏、脏器移植等手术。

Ⅱ类手术间：即无菌手术间，主要接受脾切除手术、闭合性骨折切开复位术、眼内手术、甲状腺切除术等无菌手术。

Ⅲ类手术间：即有菌手术间，接受胃、胆囊、肝、阑尾、肾、肺等部位的手术。

Ⅳ类手术间：即感染手术间，主要接受阑尾穿孔腹膜炎手术、结核性脓肿、脓肿切开引流等手术。

Ⅴ类手术间：即特殊感染手术间，主要接受绿脓杆菌、气性坏疽杆菌、破伤风杆菌等感染的手术。

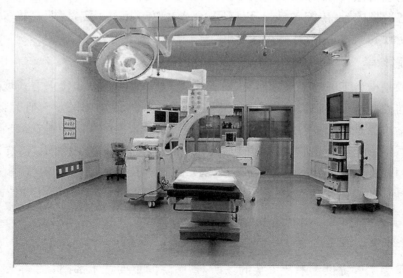

图 6.6　手术间

（2）按不同专科，手术间又可分为普外科、骨科、妇产科、脑外科、心胸外科、泌尿外科、烧伤科、五官科等手术间。由于各专科的手术往往需要配置专门的设备及器械，因此，专科手术的手术间宜相对固定。

（3）按净化的不同级别分别为百级手术间、千级手术间、万级手术间。手术室的洁净级别主要是以空气中的尘埃粒子数和生物粒子数来区分。目前，最常用的是美国宇航局分类标准。净化技术通过正压净化送风气流控制洁净度来达到无菌的目的。不同级别的手术间有着不同的用途：百级手术间用于关节置换、神经外科、心脏手术；千级手术间用于骨科、普外科、整形外科中的一类伤口手术；万级手术间用于胸外科、耳鼻喉科、泌尿外科手术和普外科中除一类伤口的手术；正负压切换的手术间可用于特殊感染手术的开展。

3. 手术室区域划分

手术室部总体布局应该合理分置。手术室须严格划分为限制区（无菌手术间）、半限制区（污染手术间）和非限制区。限制区包括无菌手术间、洗手间、无菌室、贮药室等。半限制区包括急诊手术间或污染手术间、器械敷料准备室、麻醉准备室、消毒室。非限制区设更衣室、石膏室、标本间、污物处理间、麻醉复苏室和护士办公室、医护人员休息室、餐厅、手术患者家属休息室等。值班室和护士办公室，应设在入口近处。

入手术室采用的是双通道方案，如无菌手术通道，包括医护人员通道、患者通道、洁净物品供应通道；非洁净处置通道：手术后器械、敷料的污物流线。还有抢救患者专用的绿色通道，可以使危重患者得到最及时的救治。可以使手术部的各项工作更好地做到消毒隔离，洁污分流，最大限度地避免交叉感染。

4. 手术室设备设施

手术室设备精良，备有中心供气装置，常用设备有：手术床、无影灯、器械车、麻醉机、监护仪、高频电刀以及C臂X光机、体外循环机、多功能手术显微镜、腹腔镜设备、血管闭合系统、超声刀、射频机等各种先进的仪器设备。

手术室墙面和天花板采用可隔音、坚实、光滑、无空隙、防火、防湿、易清洁的材料。门应宽大、无门槛。走廊宽度应不少于2.5 m，便于平车运转及避免来往人员碰撞。应有双相供电设施，各工作间应安装自来水龙头，便于冲洗。冷热水及高压蒸汽应有充分保证。

现代手术室应建立完善的通风过滤除菌装置，使空气净化。其通风方式有湍流式、层流式、垂直式，可酌情选用。手术间的温度调节非常重要，应有冷暖气调节设备。室温保持在24～26 ℃，相对湿度以50%左右为宜。

5. 手术室人员配置

手术室护士和手术室床的比例一般按3:1的比例配置，包括器械护士、巡回护士以及外勤等。手术室有严格的工作制度和无菌要求。进入手术室的所有人员必须按照无菌技术操作原则，避免交叉感染。

（四）病理科

病理科主要任务是在医疗过程中承担病理诊断工作，包括通过活体组织检查、脱落和细针穿刺细胞学检查以及尸体剖检，为临床提供明确的病理诊断，确定疾病的性质，查明死亡原因。

临床医师主要根据病理报告决定治疗原则、估计预后以及解释临床症状和明确死亡原

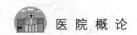

因。病理诊断的质量不仅对相关科室甚至对医院整体的医疗质量构成极大的影响。

临床病理诊断是应用多种学科和知识的方法，独立进行疾病诊断的学科。诊疗技术包括：

(1) 活体组织检查：所有手术标本，包括身体各部位的穿刺组织标本、脏器标本、骨骼标本以及纤维胃镜、肠镜、支气管镜、喉镜的活体标本，均可进行活体组织检查。

(2) 细胞学检查：包括宫颈刮片、痰涂片、胸腹水及尿液涂片、各种组织穿刺涂片等。

(3) 术中冰冻切片检查：通过使用冰冻切片的方法，可在 30～40 分钟内发出初步病理报告。主要用于手术进行过程中的快速诊断参考，为临床手术治疗提供及时可靠的依据。

(4) 免疫组织化学检查：有 50 余种免疫组化检查项目，包括各种上皮性标记物、间叶性标记物、细胞增殖性标记物、癌基因蛋白等。用于疾病的诊断和鉴别诊断，以及判断某些恶性肿瘤的转归和预后。

(5) 特殊染色检查：有 10 余种特染检查，如网状纤维染色、Masson 染色、PAS、AB 及抗酸染色等，用于疾病的诊断和鉴别诊断。

(6) 免疫荧光检查：用于肾穿刺活检和某些皮肤病的诊断。此项检查运用了冰冻切片和免疫荧光抗体染色技术。

(五) 功能科(特检科)

医院功能科是一个综合检查科室，承担着门、急诊及病房的各项功能检查，包括 B 超、彩超、心电图、24 小时动态心电图监测、24 小时动态血压监测、运动平板、超声骨密度检测、经颅多普勒检查、肺功能检测、脑电图等。

(六) 药剂科

药剂科业务根据医院医疗、科研和教学的需要及基本用药目录，向临床提供安全有效、质优价廉的各类药品。根据医院医师处方及时准确地调配中西药品等。包括门诊西药房、门诊中药房、住院药房、西药库、中药库、制剂室、药监室。

(七) 输血科

很多医院血库逐步从检验科分离并组建成独立的输血科。输血科的主要职能是负责临床用血的技术实施和技术指导，确保供血、储血、配血和科学合理用血措施的执行。

四、辅助诊疗技术设备的发展态势

大量现代化的高、精、尖医疗设备(如 CT、MRI、PET、SPECT、伽马刀、DSA 等)相继应用于临床，极大地提高了医院的诊断、治疗和教学科研水平。人们对疾病和人体的认识，在层次上已经从整体、细胞水平深入到分子、亚分子水平，诊断上已从模糊、臆断到准确定位、定性及定量，技术效应趋向快速、准确、超微量和无损伤，技术操作趋向程序化、数据处理自动化、稳定性和重复性好，仪器设备已从单纯的检查趋向诊断、治疗的整合。

现代医技科室工作与临床一样，趋向高度分工和高度合作，一方面分工日益精细，趋向高度专业化；另一方面，技术合作程度要求高，管理中心化。现代医院经常根据技术实力，将各种检查、诊断、治疗设置形成一个中心,称之为中心诊疗部。这种诊疗中心有利于集中人力和物力,适应医疗技术发展的需要,便于医疗、教学科研工作的开展,方便患者就诊,提高诊治能力。日本在 20 世纪 60 年代就开始采用中央集中化及专业化的组织形式,将分散在各科的实验集中为中央临床检查部。我国城市医院虽然也有实验室和检验科,但不少特殊检验和先进仪器仍然分散在临床科室的小实验室里,未充分发挥其作用。

知 识 拓 展

麻 醉 科

1989 年原卫生部颁布文件明确麻醉科属于二级学科、临床一级学科。但在较长时间里,国内许多医院将麻醉科列为医技科室管理,很多医务人员认为麻醉科是医技科室。

1. 麻醉科的功能

麻醉科就是通过药物或其他方法使患者整体或局部暂时失去感觉,以达到无痛的目的,为患者进行手术治疗或其他医学检查的科室。感觉丧失可以是局部性的,即体现在身体的某个部位,也可以是全身性的,即体现为患者全身知觉丧失,无意识。

麻醉学是一门研究麻醉、镇痛、急救复苏及重症医学的综合性学科。

麻醉科主要职责是实施临床麻醉,参与重症监护和急救复苏,配合临床对各种急慢性疼痛进行治疗。

2. 主要麻醉方法

麻醉方法主要包括全身麻醉、局部麻醉和复合麻醉。又根据麻醉药进入人体的途径分为吸入麻醉、静脉麻醉和基础麻醉。

(1) 全身麻醉是将某些全身麻醉药(常用的有硫喷妥钠、氯胺酮)肌肉注射,使患者进入睡眠状态,然后施行麻醉手术。

(2) 局部麻醉为利用局部麻醉药如普鲁卡因、利多卡因等,使身体的某一部位暂时失去感觉。常用的方法包括椎管内麻醉(阻滞)、神经阻滞、区域阻滞、局部浸润麻醉和表面麻醉等。

(3) 复合麻醉是麻醉中同时或先后应用两种或更多的麻醉药、辅助药(如镇痛药、安定药等)或麻醉方法,使之相互配合截长补短,以增强麻醉效果,保障患者安全,以及满足某些手术的特殊要求。应根据病情和手术需要、麻醉方法的适应症和禁忌症来选择麻醉方法。

思 考 题

(1) 谈谈主要的临床护理方式。

(2) 简述临床护理技术的类别及内容。

(3) 简述医院医技科室及主要任务。

第七章　中医、康复、预防保健与社会卫生服务

◆ 本 章 提 要 ◆

在世界的医疗体系中,中医学被归类为替代医学中的一支。中医诊病方法主要是望、闻、问、切。中医治疗,外治有针灸疗法、推拿、拔火罐;内治为中药。

康复医学的三项基本原则:功能锻炼、全面康复、重返社会。康复工作的对象多为慢性疾病患者,以及各种障碍、失能和残障者。

现代医学模式要求医院不仅要面向疾病,而且要面向健康;不仅要面向院内,而且要面向社区,建设以医疗、预防、保健、康复、健康教育为一体化的新型医疗体系,向社会提供更好的服务。预防保健和社区卫生服务是医院的重要任务。

第一节　中　　医

中医指中国传统医学,是通过长期医疗实践逐步形成并发展的医学理论体系。中医与其他传统医学,如藏医、蒙医、苗医等被称为民族医学。在世界的医疗体系中,中医学被归类为替代医学中的一支。美国在定义"完整医药体系"这个概念时提到中医学。完整医药体系都有一些共同的元素,相信机体有自愈的能力,这种自愈可能涉及了应用情绪、身体和精神的治疗方法。

中医具有完整的理论体系,其独特之处在于"天人合一""天人相应"的整体观及辨证论治。中医治疗着力于协助恢复人体的阴阳平衡,当必须使用药物等手段来减缓疾病的恶化时,仍然兼顾生命与生活的品质。

中医学以阴阳五行作为理论基础,将人体看成是气、形、神的统一体,在诊断、治疗疾病时,不孤立地看待某一生理或病理现象,多注重因时、因地、因人制宜。通过望、闻、问、切四诊合参的方法,探求病因、病性、病位、分析病机及人体内五脏六腑、经络关节、气血津液的变化,判断邪正消长,进而得出病名,归纳出症型,以辨证论治原则,制定"汗、吐、下、和、温、清、补、消"等治法,使用中药、针灸、推拿、按摩、拔罐、气功、食疗等多种治疗手段,使人体达到阴阳调和而康复。

一、中医服务

（一）中医诊病方法

中医诊病，主要有望、闻、问、切四种方法，简称为"四诊"。人体是一个有机的整体，局部的病变可以影响全身；内脏的病变，可以从五官四肢体表各个方面反映出来。所以，通过望、闻、问、切这四种诊断方法，诊察疾病表现在各个方面的症状，大致可以了解疾病的病因、性质和它的内在联系，从而为进一步的辨证论治提供依据。

1. 望诊

望诊，就是医生用眼睛观察患者全身和局部神色、形态的变化。中医通过大量的医疗实践，认识到人体的外部，特别是面部、舌质、舌苔与内在脏腑有密切关系。患者神情、精神、体态、容貌等反映着脏腑的病变情况。如果五脏六腑产生了病变，就必然反映到体表。因此，通过望诊可以了解机体内部的病变。

中医望诊中最有特色的是"舌诊"，"舌诊"包括看舌质和舌苔。舌质，指的是舌的本体，而舌苔是舌质表面覆盖着的苔垢。看舌质可以了解正气的盛衰，看舌苔可以知道邪气的深浅。舌苔之所以能反映疾病，是因为它通过"胃气"与五脏六腑发生密切的关系。"胃气"就是脾胃的功能状态，它的状态对于其他各脏的活动有非常重要的影响。中医对舌象的观察，包括观察舌质的颜色、舌苔的颜色和厚薄，以及舌体的形态等。在临床中，由于舌象能比较准确地反映机体的生理病理状况，所以有人认为舌象是人体生理和病理状况的"一面镜子"。

2. 闻诊

闻诊就是医生用耳朵来听患者的语言声息，用鼻子来嗅患者身上或者排泄物、分泌物的气味。这些对辨别病情的状态也很有价值。

3. 问诊

有关疾病发生的时间、原因、经过，以往病历，患者病痛的部位，以及生活习惯、饮食嗜好等与疾病有关的情况，都要通过询问患者或家属才能了解。古代医生为了强调"问诊"的重要和概括"问诊"的主要内容，还编了一首"十问歌"："一问寒热二问汗，三问头身四问便，五问饮食六问胸，七聋八渴俱当辨，九问旧病十问因，再兼服药参机变。妇女尤必问经期，迟速闭崩皆可见。再添片语告儿科，天花麻疹全占验。"

4. 切诊

切诊的"切"是用手触摸患者身体的意思。医生用手指在患者身上的一定部位进行触摸或者按压以了解病情的变化，它包括切脉和按诊两个部分。按诊就是医生手按患者的胸腹和触摸患者其他部位的诊法。切脉，平常又叫"摸脉"。全身的脉络在人体内是一个密闭的管道系统，它四通八达，像网一样密布全身。在心气的推动下，血液在脉管里循环周身。所以，只要人体任何一个地方发生病变，就会影响气血的变化而从脉象上显示出来，中医摸脉能诊病，道理就在这里。

中医切脉的方法有两种，一种称遍诊法，就是触摸全身各处特定部位的动脉；另一种也

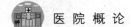

是中医经常采用的,即寸口脉法。"寸口"在两侧桡骨头内侧的桡动脉表浅部位,手指轻触感受脉搏的跳动。浮沉的脉象可以辨别疾病的部位,迟数的脉象可以辨别疾病的性质。要辨别疾病的虚实,可以从脉搏是否有力来区分,比如实证的脉就有力,虚证的脉就无力。因为疾病经常是一个复杂的过程,所以脉象也是多样的。祖国医学通过长期的临床实践,总结了丰富的脉学理论。一般常见的脉象,就有 28 种之多,此外还有病情危险时才能看到的怪脉等等。

望、闻、问、切四诊在观察疾病做出诊断的过程中,都有它们各自独特的作用,不能相互取代。四种诊法是一个统一的整体,在临床中必须把它们结合起来,这里说的就是"四诊合参"。此外,由于疾病的表现非常复杂,很多时候疾病的本质和表现出来的现象是不相同的,这需要医生依靠经验判断,分清真假,认识到疾病的本质。

(二)中医治疗方法

中医治疗方法主要分为"中药"和"针灸"以及"拔火罐"等方法。

1. 中药

中药按治疗作用分为:补虚药、解表药、清热药、温里药、理气药、消食药、收涩药、祛风湿药、芳香化湿药、利水渗湿药、化痰止咳平喘药、安神药、平肝息风药、活血祛淤药、止血药、泻下药、驱虫药、芳香开窍药。

2. 针灸

针灸按人体十四体表经脉循行常用穴位针灸,根据病情的不同和穴位的不同而选取不同的进针手法、深度及角度。

十四经脉为:任脉、督脉、手太阴肺经、手少阴心经、手厥阴心包经、手阳明大肠经、手太阳小肠经、手少阳三焦经、足阳明胃经、足太阳膀胱经、足少阳胆经、足太阴脾经、足少阴肾经、足厥阴肝经。

3. 拔火罐

拔火罐疗法是用罐状器,借火热的作用,使罐中产生负压,吸附在皮肤的穴位上,造成局部充血、瘀血来治疗疾病的一种方法。

(三)中医分科

1. 中医内科

中医内科主要治疗外感病和内伤病两大类。外感病是由外感风、寒、暑、湿、燥、火六淫及疫疠之气所致的疾病。内伤病主要指脏腑经络病、气血津液病等杂病。

2. 中医外科

中医外科主要治疗包括疮疡、瘿、瘤、岩、肛肠疾病、男性前阴病、皮肤病及性传播疾病、外伤性疾病与周围血管病等。

3. 中医儿科

中医儿科主要治疗小儿疾病。由于小儿的生理特点和病理特点与成人不同,因而治疗的方法和用药也与成人不同。

4. 中医妇科

中医妇科主要治疗妇女月经病、带下病、妊娠病、产后病、乳房疾病、前阴疾病和妇科杂病。中医治疗妇人疾病如功能失调性子宫出血、子宫内膜异位症等具有一定优势。

5. 针灸科

中医针灸是针刺法和灸法的合称。针刺法是把毫针按一定穴位刺入患者体内,用捻、提等手法,通过对经络腧穴的刺激来治疗疾病。灸法是把燃烧着的艾绒按一定穴位熏灼体表的经络腧穴,利用热的刺激来治疗疾病。针灸疗法适用于各科疾病。

6. 中医五官科

主要治疗耳、鼻、咽喉、口腔、眼睛疾病。

7. 中医骨伤科

中医骨伤科是一门防治骨关节及其周围筋肉损伤与疾病的学科。古属"疡医"范畴,又称"接骨""正体""正骨""伤科"等。中医骨伤学历史久,具有丰富的学术内容和卓著的医疗成就。

中医医院常见机构设置如图 7.1 所示。

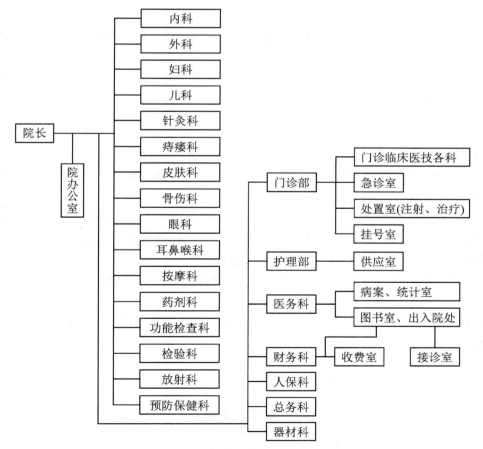

图 7.1 中医医院常见机构设置图

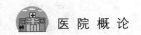

二、综合医院中医配置

综合性医院要把中医药发展纳入医院整体发展规划,保证中医药科室与其他科室同步发展,鼓励和支持中医临床科室与其他临床科室开展业务合作。在职称晋升、进修学习和学术交流等方面为中医药人员创造条件,保证享受与西医药人员同等待遇。

(一)功能定位

中医临床科室是综合医院提供中医药服务的主体。根据临床需要中医临床科室能够提供中药饮片、中成药、针灸、推拿等不少于 4 种中医药服务。

注重发挥中医"治未病"优势,传播"未病先防、既病防变、瘥后防复"理念,积极开展中医预防保健、养生康复等服务。

(二)科室设置

中医临床科室是医院的一级临床科室。

(1)中医病床床位数不低于医院标准床位数的 5%。具备一定规模的医院,可根据实际需要设立独立病区。

(2)设立中医门诊,三级医院门诊开设中医专业不少于 3 个,二级医院门诊开设中医专业不少于 2 个。开设中医专业为内科、外科、妇科、儿科、针灸科、推拿科、骨伤科、皮肤科等任选专业。

(3)中医诊室可以与中医治疗室、中药房一起集中设置,形成相对独立的中医药综合服务区。

(三)人员配备

(1)中医病房每床至少配备 0.4 名中医类别医师和 0.4 名护士。三级医院,至少有 1 名主任医师专业技术职务任职资格的中医类别医师。二级医院,至少有 1 名副主任医师专业技术职务任职资格的中医类别医师。

(2)三级医院,中医临床科室主任应当具有中医类别副主任医师以上专业技术职务任职资格,从事中医临床专业 10 年以上。二级医院,中医临床科室主任应当具有中医类别主治医师以上专业技术职务任职资格,从事相关专业工作 6 年以上。

(3)中医临床科室的护士应当接受过中医药知识技能的岗位培训,能够开展中医护理技术。

(4)主管中医病房的护士长应当接受过系统中医药知识技能的岗位培训,能够指导护士开展中医护理技术。

三、中医诊所备案管理

中医诊所,是在中医药理论指导下,运用中药和针灸、拔罐、推拿等非药物疗法开展诊疗服务,以及中药调剂、汤剂煎煮等中药药事服务的诊所。

原国家卫生计生委 2017 年 9 月颁布《中医诊所备案管理暂行办法》,将中医诊所由许可管理改为备案管理。符合举办中医诊所条件者,将备案所需提交的材料报拟举办诊所所在地县级中医药主管部门。县级中医药主管部门对材料齐全且符合备案要求的予以备案,并当场发放《中医诊所备案证》,备案人在拿到《中医诊所备案证》之后即可开展执业活动。

举办中医诊所应当具备的基本条件:

(1)个人举办中医诊所,应当具有中医类别《医师资格证书》并经注册后在医疗、预防、保健机构中执业满三年,或者具有《中医(专长)医师资格证书》。

(2)法人或者其他组织举办中医诊所,诊所主要负责人应当符合条件(1)的要求并符合《中医诊所基本标准》等,还应当提供法人或者其他组织的资质证明、法定代表人身份证明或者其他组织的代表人身份证明。

原国家卫生计生委还颁布了《中医医术确有专长人员医师资格考核注册管理暂行办法》,创新中医医师资格管理,使通过师承、家传等非学历教育方式学习中医的人员经实践技能及效果考核即可取得中医医师资格,突出实践效果,符合中医药学术特点。

符合条件的人员经两名中医医师推荐,向其长期临床实践所在地县级中医药主管部门提出考核申请,经各级中医药主管部门审核确认后,参加省级中医药主管部门组织的中医医术确有专长人员医师资格考核。考核突出实践技能和效果考核,注重风险评估,确保医疗安全。考核合格者,由省级中医药主管部门颁发国务院中医药主管部门统一印制的《中医(专长)医师资格证书》,取得《中医(专长)医师资格证书》者,经注册取得《中医(专长)医师执业证书》。中医(专长)医师在注册的执业范围内,可以个人开业的方式,或者在医疗机构内从事中医医疗活动。

四、中医药发展战略

国家坚持中西医并重,遵循中医药自身发展规律,统筹推进中医药事业振兴发展。

《中医药发展战略规划纲要(2016—2030年)》指出:"中医药作为我国独特的卫生资源、潜力巨大的经济资源、具有原创优势的科技资源、优秀的文化资源和重要的生态资源,在经济社会发展中发挥着重要作用。""中医药在常见病、多发病、慢性病及疑难病症、重大传染病防治中的作用得到进一步彰显,得到国际社会广泛认可。""适应未来医学从疾病医学向健康医学转变、医学模式从生物医学向生物-心理-社会医学模式转变的发展趋势,迫切需要继承和发展中医药的绿色健康理念、天人合一的整体观念、辨证施治和综合施治的诊疗模式、运用自然的防治手段和全生命周期的健康服务。"

(一)发展目标

到2020年,实现人人基本享有中医药服务,每千人口公立中医类医院床位数达到0.55张,每千人口卫生机构中医执业类(助理)医师数达到0.4人;中药工业总产值占医药工业总产值30%以上。到2030年,基本形成一支由百名国医大师、万名中医名师、百万中医师、千万职业技能人员组成的中医药人才队伍。中医药健康服务能力显著增强,在治未病中的主导作用、在重大疾病治疗中的协同作用、在疾病康复中的核心作用得到充分发挥;中医药科技水平显著提高。

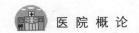

（二）中医医疗服务发展重点任务

1. 完善覆盖城乡的中医医疗服务网络

原则上在每个地市级区域、县级区域设置1个市办中医类医院、1个县办中医类医院，在综合医院、妇幼保健机构等非中医类医疗机构设置中医药科室。在乡镇卫生院和社区卫生服务中心建立中医馆、国医堂等中医综合服务区。加强中医医院康复科室建设，支持康复医院设置中医药科室，加强中医康复专业技术人员的配备。

2. 提高中医药防病治病能力

实施中医临床优势培育工程，加强在区域内有影响力、科研实力强的省级或地市级中医医院能力建设。提高县级中医医院和基层医疗卫生机构中医优势病种诊疗能力、中医药综合服务能力。建立中医医院与基层医疗卫生机构、疾病预防控制机构分工合作的慢性病综合防治网络和工作机制，加快形成急慢分治的分级诊疗秩序。

3. 促进中西医结合

推进中西医资源整合、优势互补、协同创新。强化中西医临床协作，开展重大疑难疾病中西医联合攻关，形成独具特色的中西医结合诊疗方案，提高重大疑难疾病、急危重症的临床疗效。建设中西医结合医院。加强高层次中西医结合人才培养。

4. 促进民族医药发展

支持有条件的民族自治地方举办民族医医院，鼓励民族地区各类医疗卫生机构设立民族医药科，鼓励社会力量举办民族医医院和诊所。

5. 放宽中医药服务准入

改革传统医学师承和确有专长人员执业资格准入制度，允许取得乡村医生执业证书的中医药一技之长人员在乡镇和村开办中医诊所。支持有资质的中医专业技术人员特别是名老中医开办中医门诊部、诊所，鼓励药品经营企业举办中医坐堂。

6. 推动"互联网＋"中医医疗

大力发展中医远程医疗、移动医疗、智慧医疗等新型医疗服务模式。

7. 加快中医养生保健服务体系建设

加强中医医院治未病科室建设，为群众提供中医健康咨询评估、干预调理、随访管理等治未病服务。鼓励中医医院、中医医师为中医养生保健机构提供保健咨询、调理和药膳等技术支持。

8. 发展中医药健康养老服务

推动中医药与养老融合发展，促进中医医疗资源进入养老机构、社区和居民家庭。

知识拓展

中　药

中药是指在中国传统医术指导下应用的药物。中药按加工工艺分为中成药、中药材。

中药主要由植物药(根、茎、叶、果)、动物药(内脏、皮、骨、器官等)和矿物药组成。因植物药占中药的大多数,所以中药也称中草药。

由于药物中草类占大多数,所以记载药物的书籍便称为"本草"。现知的最早本草著作称为《神农本草经》,著者不详。明代的伟大医药学家李时珍编《本草纲目》,载药 1 892 种,附方 11 000 多个。现代中药已经向服用方便、吸收快捷、计量准确、安全清洁、携带便利、不需煎煮的方向发展。

服用中药的禁忌:

① 中药配伍禁忌:某些药物因配方后可产生相反、相恶关系,使彼此药效降低或引起毒副反应,因此禁忌同用。

② 孕妇用药禁忌:主要为避免动胎、堕胎,对相关药物必须忌用。

③ 服药期间饮食禁忌,俗称忌口。

④ 中药汤剂禁忌过夜服用。

⑤ 中药不宜加糖服用。

⑥ 滥服中草药会出现中草药肾毒性反应,有的会导致肾炎和急性肾衰竭。

中草药大都是生药,在出售之前一般都进行了加工炮制,煎煮之前一般没有必要淘洗。煎药器具以砂锅、瓦罐为好,忌用铜、铁器皿。

多数药物宜用冷水浸泡60分钟。水的用量一般为:第一遍煎煮时将中医饮片适当加压后,以液面淹没过饮片约2厘米为宜;第二遍用水量可少一些。头遍煎结束后,将药汁滤出,重新加水至高出药平面0.5~1厘米即可。

煎煮中药应注意火候与煎煮时间。火候指火力大小与火势急慢(大火、急火称武火,小火、慢火为文火)。中药煎煮一般要煎煮2~3次,最少应煎2次。一般未沸前用武火,沸后用文火。一般头煎的煮沸后再用小火煎20~30分钟,二煎煮沸后再用小火煎10~20分钟。

用于治疗感冒的解表中药或清热药煎煮时间可缩短5~10分钟,而用于治疗体虚的滋补中药煎煮时间宜增加10~20分钟。在煎煮过程中,尽量少开锅盖,以免药味挥发。

中药煎煮后每次所取得的药液量成人一般为150毫升,学龄期儿童为100毫升,婴幼儿为50毫升。

第二节　康　　复

一、康复的定义

康复(rehabilitation),是重新得到能力或适应正常社会生活的意思,是综合协调地应用各种措施,以减少病伤残者身心、社会功能障碍,使病伤残者能重返社会。

康复医学是一门研究残疾人及患者康复,以消除和减轻人的功能障碍,弥补和重建人的功能缺失,设法改善和提高人的各方面功能的医学学科,目的在于使伤残人士或可能伤残人士通过功能障碍的预防、诊断、评估、治疗、训练和处理等,以达到、恢复或维持最佳的身体、

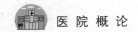

感官、智力、心理和社会功能水平。

康复医学又称第三医学(临床医学为第一医学,预防医学为第二医学)。在现代医学体系中,已把预防、医疗、康复相互联系,组成一个统一体。

康复通过物理疗法、运动疗法、生活训练、技能训练、言语训练和心理咨询等多种手段使病伤残者尽快地得到最大限度的恢复,使身体残留部分的功能得到最充分的发挥,达到最大可能的生活自理、劳动和工作的能力,为病伤残者重返社会打下基础。

1993 年 WHO 提出:"康复是一个帮助患者或残疾人在其生理或解剖缺陷的限度内和环境条件许可的范围内,根据其愿望和生活计划,促进其在身体上、心理上、社会生活上、职业上、业余消遣上和教育上的潜能得到最充分发展的过程。"

二、康复医疗服务

康复医疗的三项基本原则:功能锻炼、全面康复、重返社会。

在康复医疗发展的初期是以骨科和神经系统的伤病为主,近年来心脏病、肺部疾病的康复,癌症、慢性疼痛的康复也逐渐展开。精神病、感官(视、听)和智力障碍也列入康复医学的范围。康复医疗服务包括康复预防、康复评定和康复治疗。

(一)康复预防

康复预防由三级预防组成。

一级预防是指预防伤病的发生,包括健康教育、安全教育、优生优育、不吸烟、不饮酒等。

二级预防是指残损一旦发生,只要可能,就要进行早期有效的治疗,防止长期残疾。

三级预防包括以防止残损、残疾转变为残障或减少残障影响为目的的所有措施。

(二)康复评定

康复评定是康复治疗的基础。康复评定不单是寻找疾病的病因和诊断,而是客观地、准确地评定功能障碍的性质、部位、范围、严重程度、发展趋势、预后和转归。评定工作一般在治疗的前、中、后各进行一次。根据评定结果,制定、修改治疗计划和对康复治疗效果做出客观的评价。

(三)康复治疗

康复治疗技术常用的方法有物理治疗、作业治疗、言语治疗、心理辅导与治疗、文体治疗、中国传统治疗、康复工程、康复护理、社会服务。

解决患者的功能障碍以康复治疗组的形式完成。小组的领导人为康复医生,其他成员包括理疗师、体疗法师、作业疗法师、言语矫治师、心理治疗师、假肢与矫形器师、文体治疗师、社会工作者等。各专业人员对患者的功能障碍提出各自的对策,然后由康复医生归纳总结为一个完整的治疗计划,由各专业分头实施。

康复工作的对象多为慢性疾病患者,以及各种障碍、失能和残障者。康复治疗并不是医疗后的延续,也不是临床医疗的重复,而是从治疗的第一阶段就开始并进。

三、综合医院康复医学科

综合医院康复医学科是为患者提供全面、系统的康复医学专业诊疗服务的临床科室。二级以上综合医院应当独立设置科室开展康复医疗服务,科室名称统一为康复医学科。鼓励有条件的综合医院开展心理康复咨询工作。

综合医院康复医疗服务,以疾病、损伤的急性期临床康复为重点,与其他临床科室建立密切协作的团队工作模式,选派康复医师和治疗师深入其他临床科室,提供早期、专业的康复医疗服务,提高患者整体治疗效果,为患者转入专业康复机构或回归社区、家庭做好准备。

综合医院应当与专业康复机构或者社区卫生服务中心建立双向转诊关系,实现分层级医疗,分阶段康复,使患者在疾病的各个阶段均能得到适宜的康复医疗服务,提高医疗资源利用效率。

综合医院应当鼓励医生运用中医药技术和方法开展康复服务。三级综合医院康复医学科的平均住院日不超过 30 天,二级综合医院康复医学科的平均住院日不超过 40 天。

第三节　预防保健与社区卫生服务

现代医学模式要求医院不仅要面向疾病,而且要面向健康;不仅要面向院内,而且要面向社区,建设以医疗、预防、保健、康复、健康教育一体化的新型医疗体系,向社会提供更好的服务。预防保健和社区卫生服务是医院的重要任务。

一、预防保健的概念

医院的预防保健工作是在预防医学指导下的医疗服务工作。

预防医学是以"环境-人群-健康"为模式,以人群为研究对象,以预防为主要指导思想,运用现代医学知识和方法研究环境对健康影响的规律,制定预防人类疾病发生的措施,实现以促进健康、预防伤残和疾病为目的的一门科学。

预防医学的特点:工作对象包括个体和群体,工作重点是健康和无症状患者,对策与措施更具积极预防作用和人群健康效益;研究方法上更注重微观和宏观相结合,研究重点是环境与人群健康之间的关系。

该学科应用现代医学及其他科学技术手段研究人体健康与环境因素之间的关系,制定疾病防治策略与措施,以达到控制疾病,保障人民健康,延长人类寿命之目的。随着医学模式的发展,该专业日益显示出其在医学科学中的重要性。

保健是一种综合的维持健康的养生行为,是运用运动、饮食和心理调节等方法来促进人体的健康。保健追求的不仅仅是长寿,更重要的是生活品质的提高。保健的方法有很多。中国的传统养生流派较多,总体来讲主要分为精神、动形、固精、调气、食养、药饵等。很多传统养生保健方法也很有效,比如推拿按摩、拔罐、食疗、针灸、五禽戏、太极拳、书画、气功等。

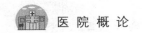

二、三级预防体系

三级预防是疾病预防的核心。它是根据目前对疾病病因、机体调节功能和代偿情况以及对疾病自然进程和转归了解的基础上来进行的。因此,在疾病发生和发展的每一阶段,都可以采取适当的措施,来预防疾病的产生与恶化。

(一)第一级预防

第一级预防,又称病因预防,是针对疾病易感期而采取的预防措施,即无病防病。目的是从根本上防止疾病及意外伤害,是疾病预防的最高目标。

第一级预防的主要目的是在去除病因作用后维持健康,或是针对病因采取直接措施,改善生活和生产环境,减轻由于生物、理化、社会、心理因素等对人体的有害作用,提高预防和抵抗疾病的能力。一般而言,对致病因素明确的疾病或状态均应以第一级预防为重点,如传染病、地方病、职业病、营养不良、出生缺陷以及生活生产意外等。

(二)第二级预防

第二级预防,为发病前期和发病早期实施的预防措施。通过对高危人群进行筛查,使疾病得到早期发现、早期诊断和早期治疗,故又称"三早"预防。第二级预防的目的是在发病前期或发病的早期阶段把疾病检查出来,实施早期治疗,阻断疾病临床阶段发展,或防止成为携带(虫)者,或防止疾病迁延成慢性,或缩短疾病过程。因此第二级预防不仅有利于中止个体疾病的进一步演进或产生并发症,而且有利于防止群体疾病的蔓延。对于病原体或致病因素尚不完全明确的疾病,如各种慢性病等的预防,应以第二级预防为重点。

(三)第三级预防

第三级预防主要是对已病的患者进行适时、有效的处置,加速其生理、心理和社会康复,减少并发症和后遗症的发生,避免因病致残。这对于最大限度地改善患者的生活质量,减轻疾病负担,延长健康期望寿命有着积极作用。良好的医疗服务特别是社区医疗服务是实现第三级预防的基础。

三、医院预防保健与社区卫生服务

医院以医疗为中心,扩大预防,面向社会,大力开展预防保健工作是各级医院的重要职责。医院要贯彻预防为主的方针,建立相应的组织机构,如预防保健科来负责这一工作的组织和实施,从事相应的院内、外预防保健工作,医院的医务科、门诊部、护理部等职能科室应积极配合和参与。医院可根据自身的人力、物力、设备等优势,建立慢性病防治科、社区保健科、全科医疗站等新型的预防保健组织,利用预防保健科、家庭病床科等组织开展慢性非传染病的防治工作,并要建立健全与基层单位协作的慢性病防治网络。

社区卫生服务是以基层卫生机构为主体,全科医师为骨干,以人的健康为中心,以解决社区主要卫生问题、满足基本卫生服务需求为目的,开展预防、医疗、保健、康复、健康教育、计划生育技术服务等为一体的基层卫生服务。

目前我国医院预防保健工作和社区卫生服务的主要任务：

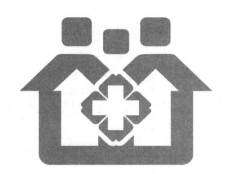

图 7.2 社区卫生服务机构标志

（一）疾病筛检和健康检查

疾病筛检即疾病的普查普治，是指对社会某一人群的有关疾病，专门组织的医学检查，并对检查出的疾病给予相应的治疗。疾病的普查可以是对社会某一特定人群进行全面系统的检查，如老年病、妇女病等的普查，也可以是根据工作或科研的需要，对某种疾病的普查普治，如在学校中进行龋齿、沙眼、近视等单一疾病的普查，为降低中风发病率而对一定年龄的人群开展的高血压普查普治等。健康检查是指对个人或集团人群进行的身体健康情况检查。目的是早期发现、早期诊断、早期治疗疾病，早期采取措施预防疾病。

（二）传染病管理

传染病管理的主要任务是：迅速掌握和报告疫情，及时处理疫源地，有效切断传播途径，保护易感人群，控制和消灭传染病的发生和蔓延。预防保健科应组织有关单位，定期检查医院内有关传染病疫情报告情况，并要定期进行统计和分析。

1. 疫情报告

医院报告是我国疫情信息的主要来源，疫情报告工作是各级医疗卫生单位的法定责任，当各级医疗卫生机构的医务人员发现传染患者或疑似传染患者、病原携带者时，应填写传染病报告卡，按国家规定时限，向当地防疫机构报告疫情，同时做好疫情登记。传染病上报流程如图 7.2 所示。医院要定期检查院内有关传染病疫情报告情况，定期进行统计分析，防止漏报情况发生。

2. 传染病管理

传染病管理要做到早发现、早治疗、早隔离。按各种不同传染病特性和访视常规，做好传染源的隔离、消毒、家庭病床护理指导等，做好接触者的检疫工作。

3. 切断传染途径

根据不同传染病的传播途径，要制定相应的措施，指导社区群众做好饮食、水源、粪便等卫生管理和消毒杀虫、灭鼠等工作。

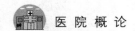

4. 做好易感人群的保护

开展各种预防接种和预防服药等工作,并要加强卫生防病知识的宣传教育,培养人们良好的卫生行为和生活习惯,提高群众防病知识水平。

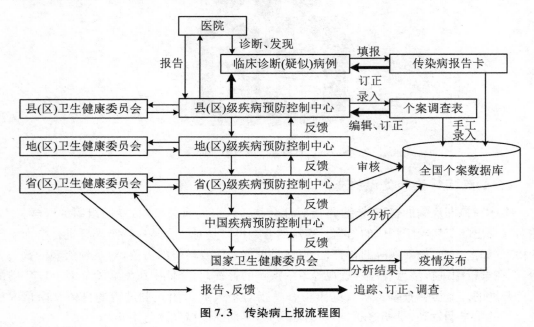

图 7.3　传染病上报流程图

知 识 拓 展

传染病的分类

传染病分为甲类、乙类和丙类。

甲类传染病是指鼠疫、霍乱。

乙类传染病包括:传染性非典型肺炎、艾滋病、病毒性肝炎、脊髓灰质炎、人感染高致病性禽流感、麻疹、流行性出血热、狂犬病、流行性乙型脑炎、登革热、炭疽、细菌性和阿米巴性痢疾、肺结核、伤寒和副伤寒、流行性脑脊髓膜炎、百日咳、白喉、新生儿破伤风、猩红热、布鲁氏菌病、淋病、梅毒、钩端螺旋体病、血吸虫病、疟疾。

丙类传染病包括:流行性感冒、流行性腮腺炎、风疹、急性出血性结膜炎、麻风病、流行性和地方性斑疹伤寒、黑热病、包虫病、丝虫病,除霍乱、细菌性和阿米巴性痢疾、伤寒和副伤寒以外的感染性腹泻病。

上述规定以外的其他传染病,根据其暴发、流行情况和危害程度,需要列入乙类、丙类传染病的,由国务院卫生行政部门决定并予以公布。

节选自《中华人民共和国传染病防治法》)

(三) 预防接种

预防接种是指将人工制备的某些生物制品接种于易感人群,使机体产生某种传染病的特异性免疫,达到预防该传染病的目的。预防接种是重要的一级预防措施,医院预防保健要建立儿童计划免疫接种卡,按计划开展预防接种。医务人员可以深入社区设立接种点,或上门提供接种服务,也可以是在医院设立预防接种门诊。

儿童计划免疫程序表
Cliidren's Immunization Schedule in

年龄	卡介苗	乙肝疫苗	脊髓灰质炎活疫苗	百白破	麻疹活疫苗	乙脑灭活疫苗	乙脑活疫苗	流脑疫苗	风疹
出生时	初种	第一针							
1足月		第二针							
2足月			初免第一次						
3足月			初免第二次	初免第一针					
4足月			初免第三次	初免第二针					
5足月				初免第三针					
6足月		第三针				初免两针*		初免两针*	
8足月					初免				
1岁						加强	初免	初免	
1.5-2岁			加强	加强			加强		
3岁								加强	
4岁			加强		加强	加强			
5岁									
6岁						加强	加强	加强	
7岁				加强(白破)					
10岁									
预防的疾病	结核病	乙型肝炎	脊髓灰质炎	百日咳、白喉、破伤风	麻疹	乙脑	乙脑	流脑	风疹

图 7.4 儿童计划免疫程序

(四)家庭病床

家庭病床是指医院为方便患者,选择适宜在家庭环境中医疗和康复的病种,如慢性病、老年病、肿瘤病等,在患者家中建立病床,开展医疗保健服务。建立家庭病床可以缓解看病难、住院难的问题;方便患者就医,解决老龄慢性患者活动困难、就医不便等老年医疗康复问题;减少医疗费用,可减轻公费劳保医疗费用开支和家庭负担;也有利于医务人员树立良好的医德医风,深入社区为居民服务。

(五)老年保健和慢性非传染病的防治

老年保健是指 60 岁以上老人采取的各种医疗预防保健措施。包括了解社区老年人的基本情况和健康状况,指导老年人进行疾病预防和自我保健,建立健全老年医疗保健机构,有条件的医院应设立老年病科、老年病门诊等。开展重点慢性非传染性疾病的高危人群监测,进行健康指导、行为干预等。

(六)计划生育技术指导与优生学服务

要做好计划生育宣传工作,贯彻以避为主的方针,要做好节育科学知识的普及工作,帮助群众掌握节育知识,做到知情选择药物、工具或手术等适宜的节育措施。开展各种节育手术。开展优生学指导,提供遗传咨询、产前诊断、选择性流产和妇幼保健等服务。

（七）健康教育和医疗保健咨询

医院的健康教育包括院内患者健康教育和院外的社区健康保健。院内健康教育旨在劝告患者及其家属改变不良的个人行为和生活方式,以减少疾病的危害因素,并介绍当前常见病多发病的防治方法。医院可根据条件设立健康咨询门诊,对群众关心的医疗保健问题予以解答和进行指导。

第四节　医药下乡和对口帮扶

一、医药下乡

1996 年,原卫生部等部门联合下发《关于开展文化科技卫生"三下乡"活动的通知》,明确开展文化下乡、科技下乡、卫生下乡。由此而起,广大医务人员和医学院校学生开展了丰富多彩的卫生下乡活动,这也成为公立医院医务人员必须履行的职责。

卫生下乡要求,各地要根据农村实际卫生需求,制定城市卫生支农工作规划,开展对口支援。

一是医务人员下乡。组织和动员医务人员组成医疗队,到农村巡回医疗,开展健康教育。

二是扶持乡村卫生组织。城市医院对口支援县、乡(镇)医院,扶持当地贫困乡、村两级卫生组织,使之能为农民提供基本医疗、预防、保健服务。

三是培训农村卫生人员,提高他们的医疗技术水平和思想道德素质。

二、对口帮扶

从 2005 年起,国家开始实施百万医师支援农村卫生工程。2016 年起,原国家卫生计生委、国务院扶贫办、国家中医药管理局等 5 个部门联合印发了《加强三级医院对口帮扶贫困县县级医院工作方案》,确定 963 家三级医院与 834 个贫困县的 1 180 家县级医院建立"一对一"帮扶关系。通过组织三级医院对口帮扶贫困县的县级医院,来提升贫困地区医疗卫生服务能力,实施健康扶贫工程。

为了做好新疆和西藏地区医疗卫生工作,自 2015 年起,国家实行医疗人才组团式援疆援藏,截至 2018 年底,已派出两批共 315 名专家支援新疆 8 所受援医院,派出四批共 699 名专家支援西藏 8 所受援医院。

各地积极落实帮扶要求,通过派驻医务人员、搭建远程医疗平台、开展相关培训等方式,推进对口帮扶工作。承担对口帮扶工作的各医院有针对性地开展对口帮扶工作,实现贫困县县级医院远程医疗全覆盖,进一步推动优质医疗资源向贫困县下沉。为群众看好病、少生病发挥了积极的作用。

　　截至 2018 年底,三级医院已派出超过 6 万人次医务人员参与贫困县县级医院管理和诊疗工作。通过派驻人员的传、帮、带,帮助贫困县县级医院新建临床专科 5 900 个,开展新技术、新项目超过 3.8 万项。已有超过 400 家贫困县县级医院成为二级甲等医院、30 余家贫困县县级医院达到三级医院医疗服务水平。三级医院优质医疗服务有效下沉,贫困县县级医院服务能力和管理水平明显提升。

思 考 题

　　(1) 简述中医学理论及诊病、治疗方法。
　　(2) 简述三级预防体系构成。
　　(3) 简述传染病疫情报告的基本要求。
　　(4) 简述医院预防保健机构设置。

第八章　药事与医疗器械管理

◆ **本 章 提 要** ◆

　　医院药学是指研究医院的药品供应、药学技术、药事管理,指导、参与临床安全、合理、有效的药物治疗的药学实践工作。

　　医院药学部(科)主管医院药品和药事管理事宜,主要任务为药事管理、药品采购、调剂工作、制剂工作、药品质量监控、开展临床药学工作、开展药学研究和药学教育。

　　处方是医生对患者用药的书面文件,是药剂人员调配药品的依据,具有法律、技术、经济责任。

　　临床药学是医院药学的一个组成部门,其研究的核心是面向临床,研究合理用药,实施个体化给药,使药物发挥最大疗效,避免或减轻不良反应,确保患者用药安全、有效、经济、合理。

第一节　医院药事管理

　　药品是指用于预防、治疗、诊断人的疾病,有目的地调节人的生理机能并规定有适应症或者功能主治、用法和用量的物质,包括中药材、中药饮片、中成药、化学原料药及其制剂、抗生素、生化药品、放射性药品、血清、疫苗、血液制品和诊断药品等。

　　医院药事管理是指医疗机构以患者为中心,以临床药学为基础,对临床用药全过程进行有效的组织实施与管理,促进临床科学、合理用药的药学技术服务和相关的药品管理工作。也包括医院药事组织机构、人才结构的优化,建立健全医院药政法规和监督管理体制。

　　医院药事管理职能机构是药学部(药剂科)。

一、医院药学

　　医院药学是指研究医院的药品供应、药学技术、药事管理,指导、参与临床安全、合理、有效的药物治疗的药学实践工作。包括:药事管理,药品的调剂,调配,制剂,临床药学,药物研究,药品检验与质控,药物信息,药学的科研与教学,药学人才的培养和药学人员的职业道德建设等。

医院药学是 20 世纪 40 年代中期由美国提出来的,它是一门涉及面广、专业技术性强的药学分支科学。医院药学的形成与发展可分为 3 个阶段。

(一)传统药学阶段

此阶段制药工业尚不发达,生产供应的药品都属传统型的普通药品,药物品种少。在医院内医、药、护的分工模式是:医师诊断开方,药师按方发药,护士按医嘱给药。药剂科的工作就是保障药品供应、调剂和简单的制剂。

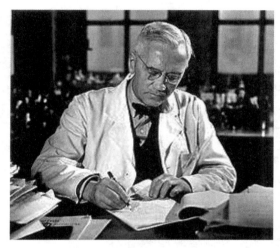

图 8.1 亚历山大·弗莱明

亚历山大·弗莱明(1881 — 1955 年)英国细菌学家,首先发现了青霉素。后英国病理学家弗劳雷、德国生物化学家钱恩进一步研究改进,并成功地使青霉素用于医治人的疾病,三人共获诺贝尔生理或医学奖。

(二)临床药学服务阶段

此阶段的特点是以合理用药为中心的临床药学服务。医、药、护分工模式逐步转变为医药结合型,药师除日常调配工作外,还需要参与临床工作,协助医师选药,合理用药。但是,临床药学真正开展得好的医院并不是很多,最大的不足是临床药师力量薄弱。

(三)药疗保健阶段

药疗保健也称药学保健(Pharmaceutical Care,PC),该阶段要求医院药学的各个环节都要以患者为中心,药品为手段,运用药学技术来开展工作,提供服务。要求药师成为临床药物治疗小组的主要成员,直接接触患者,参与临床药物治疗。医院药学的工作从过去"面向药品"转变为"面向患者",调剂工作由传统窗口供应型转变为技术服务型。

二、医院药事管理机构

二级以上医院应当设立药事管理与药物治疗学委员会;其他医疗机构应当成立药事管理与药物治疗学组。三级医院设置药学部,并可根据实际情况设置二级科室;二级医院设置药剂科;其他医疗机构设置药房。常见的医院药事管理机构如图8.2所示。

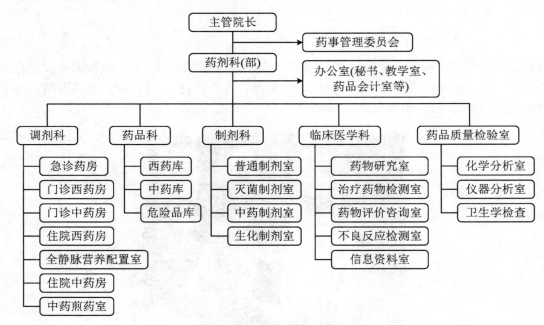

图8.2 医院药事管理机构

（一）医院药事管理与药物治疗学委员会

二级以上医院药事管理与药物治疗学委员会委员由具有高级技术职务任职资格的药学、临床医学、护理和医院感染管理、医疗行政管理等人员组成。药事管理与药物治疗学组由相关部门负责人和具有药师、医师以上专业技术职务任职资格人员组成。

药事管理与药物治疗学委员会(组)应当建立健全相应工作制度,日常工作由药学部门负责。

药事管理与药物治疗学委员会(组)的职责:

(1) 贯彻执行医疗卫生及药事管理等有关法律、法规、规章。审核制定本机构药事管理和药学工作规章制度,并监督实施。

(2) 制定本机构药品处方集和基本用药供应目录。

(3) 推动药物治疗相关临床诊疗指南和药物临床应用指导原则的制定与实施,监测、评估本机构药物使用情况,提出干预和改进措施,指导临床合理用药。

(4) 分析、评估用药风险和药品不良反应、药品损害事件,并提供咨询与指导。

(5) 建立药品遴选制度,审核本机构临床科室申请的新购入药品,调整药品品种或者供应企业和申报医院制剂等事宜。

(6) 监督、指导麻醉药品、精神药品、医疗用毒性药品及放射性药品的临床使用与规范化管理。

(7) 对医务人员进行有关药事管理法律法规、规章制度和合理用药的知识教育培训;向公众宣传安全用药知识。

(二) 药学部(科)

药学部门具体负责药品管理、药学专业技术服务和药事管理工作,开展以患者为中心,以合理用药为核心的临床药学工作,组织药师参与临床药物治疗,提供药学专业技术服务。

二级以上医院药学部门负责人应当具有高等学校药学专业或者临床药学专业本科以上学历,及本专业高级技术职务任职资格;除诊所、卫生所、医务室、卫生保健所、卫生站以外的其他医疗机构药学部门负责人应当具有高等学校药学专业专科以上或者中等学校药学专业毕业学历,及药师以上专业技术职务任职资格。

药学部(药剂科)的主要任务有以下几方面:

1. 药事管理

根据国家及各级政府卫生行政部门有关医院药学管理的法规,制定本院药事管理的规章制度,规范药事行为,使医院药学工作达到制度化、规范化、标准化,确保药学工作质量。

2. 药品采购

按照"医院用药品种目录"编制药品采购计划,参与政府招标采购,做好药品的供应、管理,做好计划采购、库房管理、供应管理、质量管理和新药管理等项工作。

医院临床使用的药品应当由药学部门统一采购供应。经药事管理与药物治疗学委员会(组)审核同意,核医学科可以购用、调剂本专业所需的放射性药品。其他科室或者部门不得从事药品的采购、调剂活动,不得在临床使用非药学部门采购供应的药品。

3. 调剂工作

根据医师处方或科室请领单,及时、准确地调配和分发药剂,仔细审查处方,认真调配操作,严格监督检查,耐心讲解药物用法、用量和注意事项。严格按照规定管理医疗用毒性药品、麻醉药品和精神药品,并监督临床使用。

4. 制剂工作

配制临床常用而疗效确切的标准制剂及临床需要和市场上无供应或供应不足或不能满足患者需要的药品制剂。

5. 药品质量监控

要健全药品质量监控工作,建立健全药品监督和质量检定检查制度,对购入药品和医院药品质量进行全方位监控。

6. 开展临床药学工作

积极开展临床药学、药理工作。药师深入临床直接为患者提供药学服务,做好咨询,开展处方分析,结合临床研究合理用药、新药试验和药品疗效评价工作,提出需要改进和淘汰品种的意见。协助临床遴选药物,制定药物治疗方案,监护患者用药情况,随时提出改进措施,指导安全、合理用药,提高药物治疗水平。

7. 开展药学研究

运用药物经济学的理论与方法,研究医院药品资源利用状况。用药物经济学的研究方法对医院药品使用情况进行综合评价或药品的个体评估,分析用药趋势。

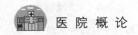

8. 药学教育

开展医院药师规范化培训和继续药学教育,承担医药院校学生实习、药学人员进修和对基层医疗单位药学技术工作的指导。

三、药剂人员

医院药剂人员应按照有关规定取得相应的药学专业技术职务任职资格。直接接触药品的药学人员,应当每年进行健康检查。患有传染病或者其他有可能污染药品的疾病工作者,不得从事直接接触药品的工作。非药学专业技术人员不得从事药学专业技术工作或者被聘为药学部门主任。

医院药学专业技术人员不得少于本机构卫生专业技术人员的 8%。医院应当配备适当数量临床药师,三级医院临床药师不少于 5 名,二级医院临床药师不少于 3 名。

医院药师工作职责:

(1) 负责药品采购供应、处方或者用药医嘱审核、药品调剂、静脉用药集中调配和医院制剂配制,指导病房(区)护士请领、使用与管理药品。

(2) 参与临床药物治疗,进行个体化药物治疗方案的设计与实施,开展药学查房,为患者提供药学专业技术服务。

(3) 参加查房、会诊、病例讨论和疑难、危重患者的医疗救治,协同医师做好药物使用遴选,对临床药物治疗提出意见或调整建议,与医师共同对药物治疗负责。

(4) 开展抗菌药物临床应用监测,实施处方点评与超常预警,促进药物合理使用。

(5) 开展药品质量监测,药品严重不良反应和药品损害的收集、整理、报告等工作。

(6) 掌握与临床用药相关的药物信息,提供用药信息与药学咨询服务,向公众宣传合理用药知识。

(7) 结合临床药物治疗实践,进行药学临床应用研究;开展药物利用评价和药物临床应用研究;参与新药临床试验和新药上市后安全性与有效性监测。

(8) 其他与医院药学相关的专业技术工作。

四、处方调剂

(一)处方调剂资格

取得药学专业技术职务任职资格的人员方可从事处方调剂工作。药师在执业的医疗机构取得处方调剂资格。药师签名或者专用签章式样应当在本机构留样备查。

具有药师以上专业技术职务任职资格的人员负责处方审核、评估、核对、发药以及安全用药指导;药士从事处方调配工作。

(二)药品的调配

药师凭医师处方调剂处方药品,非经医师处方不得调剂。

药师应当按照操作规程调剂处方药品,认真审核处方,并对处方用药适宜性进行审核。

准确调配药品。发出药品时应当告知患者用法用量和注意事项,指导患者合理用药。除药品质量原因外,药品一经发出,不得退换。药师在完成处方调剂后,应当在处方上签名或者加盖专用签章。

药师经处方审核后,认为存在用药不适宜时,应当告知处方医师,请其确认或者重新开具处方。药师发现严重不合理用药或者用药错误,应当拒绝调剂,及时告知处方医师,并应当记录,按照有关规定报告。

药师调剂处方时必须做到"四查十对":查处方,对科别、姓名、年龄;查药品,对药名、剂型、规格、数量;查配伍禁忌,对药品性状、用法用量;查用药合理性,对临床诊断。

除麻醉药品、精神药品、医疗用毒性药品和儿科处方外,医疗机构不得限制门诊就诊人员持处方到药品零售企业购药。

（三）处方管理

医疗机构应当建立处方点评制度,对处方实施动态监测及超常预警,登记并通报不合理处方,对不合理用药及时予以干预。

医院应妥善保存处方。普通处方、急诊处方、儿科处方保存期限为 1 年,医疗用毒性药品、第二类精神药品处方保存期限为 2 年,麻醉药品和第一类精神药品处方保存期限为 3 年。处方保存期满后,经批准方可销毁。

县级以上地方卫生行政部门应当定期对本行政区域内医疗机构处方管理情况进行监督检查。

（四）医院药品主要调剂方式

药品调剂是药学部(科)的窗口,占药学部(科)整个业务工作的 60%～70%,是医院药学部(科)中心工作之一。

药品调剂可分为西药调剂和中药调剂,每种调剂按服务对象又可分设门诊调剂室和病房调剂室(中心药房)。门诊调剂室是直接面对患者,凭处方发药,并给患者用药指导;中心药房是面对各病房的护士,按医嘱把药调配好后发至病房,通过护士给住院患者服用。

我国医院中心药房发药主要有 4 种方式:处方领药制、小药柜制、护士摆药制、药学人员摆药制。

（1）处方领发药品。医师按医嘱给每位住院患者分别开出处方,护士凭处方到中心药房领取药品,交与患者保管服用。此模式已落后,过于繁琐,易出服药差错。

（2）病房小药柜制。病房将需要的药品统一领去,然后由病房护士按医嘱将药品分发给患者服用,按医嘱结账。其弊病是不利于药品控制,不利于成本核算。

（3）护士摆药制。一是护理部派出几名护士到中心药房专门为各病房患者按医嘱摆发药品,每日摆发一次;二是各病区每日由药疗护士到中心药房摆药。这种方法不符合执业药师制度要求。

（4）药学人员摆药制。此方式优点甚多,是国外普遍采用的办法,近些年来我国医院药学技术人员摆药制发展很快,是病房药房(调剂室)发展方向之一。

一般把病房领用药品分成六大类,即普通口服药、普通针剂、贵重药品、医疗用毒性药

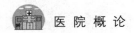

品及麻醉药品、大输液和病房公用药品。医师或药疗护士根据医嘱分别用计算机网络系统或手工填写病房医嘱领药单或请领单,转交中心药房摆药。中心药房严格按照工作程序摆发药品。

五、处方药和非处方药

处方药(Rx)是必须凭执业医师或执业助理医师处方才可调配、购买和使用的药品。具有以下情形之一的药品,应列为处方药:药品易致药物依赖性,如麻醉药品;药品因毒副作用大或使用时需要医疗专业人员参与用药的,如注射剂、造影剂、医疗用毒性药品、非肠道给药制剂、血清、疫苗、血液制品;口服及注射用抗生素;有关法规规定,使用时需凭医师或医疗专业人员开具处方的药品;可能引起严重不良反应或医疗事故的药品,如易致法定传染病、需申报传染病、结核病、精神病、青光眼、恶性肿瘤病症治疗用药。

非处方药(OTC)是指为方便患者自我用药,且安全有效,不需医生或其他医疗技术人员开写处方,可自我判断,按药品包装标签及说明书自我选择使用的药品。非处方药具有应用安全、质量稳定、疗效确切、应用方便的特点。药物潜在毒性低,不易引起不良反应,不易引起依赖性,适应症明确,易为使用者自行应用。

处方药凭医师处方调配发放药品,按照卫生行政部门颁布的处方管理制度有关规定执行。非处方药在医院药房的用量将会减少,而社会药店的销售量将会有较大增加。医院药房对非处方药的销售应开放,采用灵活的销售办法,可凭借医师处方拿药,也可由患者自选购用。

六、特殊管理的药品

麻醉药品、精神药品、医疗用毒性药品、放射性药品等特殊管理的药品,应当按照有关法律、法规、规章的相关规定进行管理和监督使用。

(一)特殊管理的药品分类

1. 麻醉药品
麻醉药品是指连续使用后易产生身体依赖性、能成瘾癖,对中枢神经有麻醉作用的药品。

2. 精神药品
精神药品是指直接作用于中枢神经系统,使之兴奋或抑制,连续使用能产生依赖性的药品。

3. 毒性药品
毒性药品是指毒性剧烈、治疗量与中毒剂量相近,使用不当会致人中毒或死亡的药品。

4. 放射性药品
放射性药品是指用于临床诊断或者治疗的放射性核素或者其标记药物。

（二）特殊药品管理要点

1. 目录管理和管制

麻醉药品和精神药品是指列入麻醉药品目录、精神药品目录的药品和其他物质。精神药品分为第一类精神药品和第二类精神药品。目录由国务院药品监督管理部门会同国务院公安部门、国务院卫生主管部门制定、调整并公布。

国家对麻醉药品、药用原植物以及麻醉药品和精神药品实行管制。除国家另有规定的外，任何单位、个人不得进行麻醉药品、药用原植物的种植以及麻醉药品和精神药品的实验研究、生产、经营、使用、储存、运输等活动。

医疗机构需要使用麻醉药品和第一类精神药品，应当经所在地设区的市级人民政府卫生主管部门批准，取得麻醉药品、第一类精神药品购用印鉴卡（以下称印鉴卡）。医疗机构应当凭印鉴卡向本省、自治区、直辖市行政区域内的定点批发企业购买麻醉药品和第一类精神药品。

医疗单位使用放射性药品，必须符合国家有关放射性同位素安全和防护的规定。所在地的省、自治区、直辖市药品监督管理部门，应当根据医疗单位核医疗技术人员的水平、设备条件，核发相应等级的《放射性药品使用许可证》，无许可证的医疗单位不得临床使用放射性药品。

2. 使用管理

医疗机构应当按照国务院卫生主管部门的规定，对本单位执业医师进行有关麻醉药品和精神药品使用知识的培训、考核，经考核合格的，授予麻醉药品和第一类精神药品处方资格。执业医师取得麻醉药品和第一类精神药品的处方资格后，方可在本医疗机构开具麻醉药品和第一类精神药品处方，但不得为自己开具该种处方。

开展麻醉药品和精神药品实验研究活动应当具备下列条件，并经国务院药品监督管理部门批准：① 以医疗、科学研究或者教学为目的；② 有保证实验所需麻醉药品和精神药品安全的措施和管理制度；③ 单位及其工作人员 2 年内没有违反有关禁毒的法律、行政法规规定的行为。

特殊管理药品必须使用专用的处方笺，并有医师的签章，配方人员也要双签字，并建立特殊药品处方登记册。医务人员不得为自己开处方使用麻醉药品。麻醉等特殊药品处方限量。

医疗单位设置核医学科、室（同位素室），必须配备与其医疗任务相适应的并经核医学技术培训的技术人员。非核医学专业技术人员未经培训，不得从事放射性药品使用工作。

医疗单位供应和调配毒性药品，凭医生签名的正式处方。国营药店供应和调配毒性药品，凭盖有医生所在的医疗单位公章的正式处方。每次处方剂量不得超过 2 日剂量。

七、药物临床应用管理与临床药学

（一）药物临床应用管理

药物临床应用管理是对医院临床诊断、预防和治疗疾病用药全过程实施监督管理。医

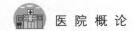

院应当遵循安全、有效、经济的合理用药原则,尊重患者对药品使用的知情权和隐私权。

1. 用药审核和指导

医院应当建立由医师、临床药师和护士组成的临床治疗团队,开展临床合理用药工作;应当遵循有关药物临床应用指导原则、临床路径、临床诊疗指南和药品说明书等合理使用药物;对医师处方、用药医嘱的适宜性进行审核。

医院应当配备临床药师。临床药师应当全职参与临床药物治疗工作,对患者进行用药教育,指导患者安全用药。

2. 用药监测

医院应当建立临床用药监测、评价和超常预警制度,对药物临床使用安全性、有效性和经济性进行监测、分析、评估,实施处方和用药医嘱点评与干预。

医院应当建立药品不良反应、用药错误和药品损害事件监测报告制度。医院临床科室发现药品不良反应、用药错误和药品损害事件后,应当积极救治患者,立即向药学部门报告,并做好观察与记录。医院应当按照国家有关规定向相关部门报告药品不良反应,用药错误和药品损害事件应当立即向所在地县级卫生行政部门报告。

(二)临床药学业务

临床药学是面向临床,研究合理用药,实施个体化给药,使药物发挥最大疗效,避免或减轻不良反应,确保患者用药安全、有效、经济、合理的药学学科。

由于新制剂(药品)和新剂型不断涌现,药物安全性问题的发生,如相互作用和不良反应等药源性疾病不断增加,临床医师也感到难以正确选药和合理用药。只有医师和药师共同参与治疗方案,才能更好地实现合理用药,提高治疗水平。由此出现了参与临床药物治疗的药师,即临床药师的需求。美国院校率先设置了临床药学专业 6 年制临床药师,西方各国也相继设置了培养临床药师的临床药学专业。我国目前尚无真正意义上的临床药师。

临床药学由 3 个方面内容组成:临床药师、实验室工作、药物安全性与药物信息系统。临床药学的主要任务如下。

(1)建立患者药历档案。药历是患者病历中有关药物治疗部分的记录,包括:既往病史、用药史,入院患者主要症状和诊断,医学技术检查,药物过敏史和药物安全性,用药状况,对药物应用的分析、评价等。

(2)参加临床工作。参加查房,直接了解患者用药情况,与医师讨论有关用药方面的疑难问题,提出建议。协助医师处理药物中毒急救工作,防止二次中毒。

(3)开展治疗药物浓度监测,为患者制定个体化给药方案。

(4)开展药物安全性监察工作,对其临床药效学和药物不良反应进行再评价。淘汰劣药,推广效果好、安全性大的药物。

(5)为临床医护人员和患者提供药物信息和用药及有关咨询。

八、药学服务模式转变

《关于加强药事管理转变药学服务模式的通知》(国卫办医发〔2017〕26 号)指出:药学部

门是医疗机构提供药学专业技术服务的重要部门,药师是提供药学专业技术服务的重要医务人员,以合理用药为核心的药事服务是诊疗活动的重要内容。要推进药学服务从"以药品为中心"转变为"以患者为中心",从"以保障药品供应为中心"转变为"在保障药品供应的基础上,以重点加强药学专业技术服务、参与临床用药为中心"。促进药学工作更加贴近临床,努力提供优质、安全、人性化的药学专业技术服务。

（一）加强服务能力建设

医院药学部门要发挥管理职能,会同其他职能部门和临床科室,切实加强药品遴选、采购、处方审核、处方调剂、临床应用和评价等各个环节的全过程管理。

（二）培养优秀药学人才

医院要培训和合理配备临床药师。有条件的医院开设药师咨询门诊,为患者提供用药咨询和指导。发展以患者为中心、以合理用药为核心的临床药师队伍。

临床药师要积极参与临床药物治疗,实施药学查房和药师会诊,提供药品信息与用药咨询,开展临床药学教学和药学应用研究等。

（三）规范临床用药

落实《药品管理法》《麻醉药品和精神药品管理条例》等有关规定,促进临床合理用药。医院要建立完善处方审核制度,确保所有处方经药师审核后调配发放,减少或杜绝不合理用药及用药错误。加大处方点评力度。重点是对超常用药和不合理用药,进行干预和跟踪管理。完善临床用药监测、评价和超常预警制度,建立药品不良反应、用药错误和药品损害事件监测报告制度等。

（四）创新药事管理

实施公开公示、建立重点药品监管目录、负面清单等方式,加大监管力度。鼓励开展静脉用药集中调配。已经建立静脉用药调配中心的,要按照相关规范,加强规范管理,保证用药安全。

第二节　医疗器械管理

医疗器械主要是指直接或间接用于人体的仪器、设备。它是现代医学的基础,是医学能力的一部分,为医疗服务提供精密的检查、诊断和治疗手段。

国务院食品药品监督管理部门负责全国医疗器械监督管理工作,县级以上地方人民政府食品药品监督管理部门负责本行政区域的医疗器械监督管理工作,人民政府有关部门在各自的职责范围内负责与医疗器械有关的监督管理工作。

医院医疗器械管理是围绕医疗器械开展的一系列组织工作的总称,包括规划、计划、论证、选购、建档、安装、调试、验收、使用、维修直至报废的全过程。随着科学技术的飞速发展,大量现代化的高、精、尖医疗设备应用于临床,医疗仪器设备在医院整个固定资产中的比重

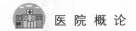

不断增加,医疗器械管理的重要性日益突出。

一、医疗器械的定义

《医疗器械监督管理条例》对医疗器械的定义:医疗器械,是指直接或者间接用于人体的仪器、设备、器具、体外诊断试剂及校准物、材料以及其他类似或者相关的物品,包括所需要的计算机软件;其效用主要通过物理等方式获得,不是通过药理学、免疫学或者代谢的方式获得,或者虽然有这些方式参与但是只起辅助作用;其目的是:

(1) 疾病的诊断、预防、监护、治疗或者缓解。

(2) 损伤的诊断、监护、治疗、缓解或者功能补偿。

(3) 生理结构或者生理过程的检验、替代、调节或者支持。

(4) 生命的支持或者维持。

(5) 妊娠控制。

(6) 通过对来自人体的样本进行检查,为医疗或者诊断目的提供信息。

二、医疗器械的分类

(一) 国家对医疗器械按照风险程度实行分类管理

第一类是风险程度低,实行常规管理可以保证其安全、有效的医疗器械。

第二类是具有中度风险,需要严格控制管理以保证其安全、有效的医疗器械。

第三类是具有较高风险,需要采取特别措施严格控制管理以保证其安全、有效的医疗器械。

国务院食品药品监督管理部门负责制定医疗器械的分类规则和分类目录,并向社会公布。一次性使用的医疗器械目录由国务院食品药品监督管理部门会同国务院卫生主管部门制定、调整并公布。

(二) 医疗器械按使用功能分类

目前较提倡的分类法有三大类,即诊断设备类、治疗设备类及辅助设备类。

(1) 诊断设备类,可分为以下几类:物理诊断器具(体温计、血压表、显微镜、测听计、各种生理记录仪等)、影像类(X 光机、CT 扫描、磁共振、B 超等)、分析仪器(各种类型的计数仪、生化、免疫分析仪器等)、电生理类(如心电图机、脑电图机、肌电图机等)。

(2) 治疗设备类,可分为以下几类:普通手术器械、光导手术器械(纤维内窥镜、激光治疗机等);辅助手术器械(如各种麻醉机、呼吸机、体外循环等);放射治疗机械(如深部 X 光治疗机、钴 60 治疗机、加速器、伽马刀、各种同位素治疗器等);其他类(微波、高压氧等)。

(3) 辅助设备类,包括消毒灭菌设备、制冷设备、中心吸引及供氧系统、空调设备、制药机械设备、血库设备、医用数据处理设备、医用录像摄影设备等。

医疗器械产品应当符合医疗器械强制性国家标准;尚无强制性国家标准的,应当符合医疗器械强制性行业标准。

三、医疗器械注册或备案

医疗器械注册是食品药品监督管理部门根据医疗器械注册申请人的申请,依照法定程序,对其拟上市医疗器械的安全性、有效性研究及其结果进行系统评价,以决定是否同意其申请的过程。医疗器械备案是医疗器械备案人向食品药品监督管理部门提交备案资料,食品药品监督管理部门对提交的备案资料存档备查。

第一类医疗器械实行产品备案管理,第二类、第三类医疗器械实行产品注册管理。

第一类医疗器械产品备案,由备案人向所在地设区的市级人民政府食品药品监督管理部门提交备案资料。

申请第二类医疗器械产品注册,注册申请人应当向所在地省、自治区、直辖市人民政府食品药品监督管理部门提交注册申请资料。申请第三类医疗器械产品注册,注册申请人应当向国务院食品药品监督管理部门提交注册申请资料。

向我国境内出口第二类、第三类医疗器械的境外生产企业,应当由其在我国境内设立的代表机构或者指定我国境内的企业法人作为代理人,向国务院食品药品监督管理部门提交注册申请资料和注册申请人所在国(地区)主管部门准许该医疗器械上市销售的证明文件。

第一类医疗器械产品备案,不需要进行临床试验。申请第二类、第三类医疗器械产品注册,应当进行临床试验。

医疗器械注册证有效期为 5 年。有效期届满需要延续注册的,应当在有效期届满 6 个月前向原注册部门提出延续注册的申请。

医疗器械产品应当符合医疗器械强制性国家标准;尚无强制性国家标准的,应当符合医疗器械强制性行业标准。

一次性使用的医疗器械目录由国务院食品药品监督管理部门会同国务院卫生计生主管部门制定、调整并公布。重复使用可以保证安全、有效的医疗器械,不列入一次性使用的医疗器械目录。对因设计、生产工艺、消毒灭菌技术等改进后重复使用可以保证安全、有效的医疗器械,应当调整出一次性使用的医疗器械目录。

四、现代医疗器械的特点

(一) 现代医疗器械是高科技成果的综合体

大型医疗设备,如 CT、MRI、伽马刀、PET 等,是光、机、电、计算机、新材料等高新科技成果的综合应用,它们结构复杂、设计精密、程序化操作、数据和图像智能化处理、稳定性和重复性好。小型医疗器械"专项测定""一次性使用""无维修设计"等,是科技分化的体现。

(二) 现代医疗器械的技术寿命越来越短

科技的发展使医疗设备的新型号、新品种不断出现,设备淘汰速度加快,技术寿命缩短。以 CT 为例,从第一台样机临床试用至今,在 20 多年的时间里产品不断进地行改进,新型号的卓越性能,使刚买几年甚至还没有收回投资的产品就不得不被淘汰。

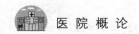

（三）现代医疗器械一体化和智能化程度不断提高

随着大规模集成电路形成一体化组件构成,使设备的稳定性、可靠性大大提高,维修简便易行。设备操作和数据处理的智能化程度不断提高,实现了无障碍数据的传输与共享。

（四）现代医疗器械诊断的精度逐步提高,治疗的方法不断进步

医疗设备提供的诊断从一般定性逐步向准确定量和定位方向发展;从常量分析向微量分析和超微量分析方向发展。新型的治疗设备逐步从大创伤到小创伤,小创伤向无创伤方向发展,治疗的方法与手段更容易被患者接受。操作更为简便、直观、快捷。

五、医院医疗器械管理

医疗器械管理是医院管理的一个子系统。小型医院一般把医疗器械的管理与药事管理合并,成立药械科;二级以上医院一般单独成立医疗设备科或设备处,统一管理医疗仪器、设备的采购、验收、安装、调试、使用、维护等工作。

（一）医疗设备的选购

首重实用和经济。设备选购要注意技术上的先进性,也要注意先进技术对客观条件的适应性与可行性。医院要根据医学技术的发展,从实际出发,分轻重缓急,分批分期地更新设备,逐步实行配套。首先考虑常规设备,再考虑引进高、尖、精设备。

要做好选择和评价。情报资料的搜集,把握好技术先进性、专利使用权,技术知识使用权等,了解产品的厂家、牌号、型号、技术性能与同类产品比较参数、本地现有情况、市场价格、运输条件、交货速度等。在考虑适用性的同时还应注意设备效用,安全性,维修难易,配套性和是否环保等方面的问题。

（二）医疗设备日常管理

原卫生部颁布的《医学科研仪器设备管理暂行办法》是目前各医院仪器管理的基本制度,在此基础上建立并健全管理的实施细则。例如:审批制度;采购、验收入库房管理制度;设备档案制度;仪器性能、精确度鉴定制度;使用、维修、保养制度;领发、破损、报废、赔偿制度;使用安全制度及操作规程;使用人员考核制度等。

医院设备要求账目健全,账实相符。建立固定资产档案和技术档案。加强医疗设备使用管理,充分发挥设备使用价值,减少设备资金占用比重,获得较好的经济效益。

（三）仪器、设备维修管理

医院一般都建立器材及医疗设备维修中心,配备一定数量的专业技术人员和维修人员,装备一定数量的测试仪器和机械设备以及必要的修理工具。开展设备保养和检查。检查内容包括两种:一是功能检查,二是精度检查。功能检查指测定的各项功能是否符合仪器说明书和技术文件的要求。精度检查指测定设备的精度,特别是计量仪器,如天平、比色剂等,还需定时地由国家计量部门来检查、鉴定。设备的修理包括强制维修、定期拆修、预防维修、事后维修、速维修、改造维修等。对于大型医疗设备,一般维修都有设备生产企业或专业公司

以签订维修合同的形式负责,医院设备管理部门只是配合以及做好日常保养工作。

(四) 医疗器械使用的禁止性规定

医疗机构使用无产品注册证书、无合格证明、过期、失效、淘汰的医疗器械的,或者从无《医疗器械生产企业许可证》《医疗器械经营企业许可证》的企业购进医疗器械的,由县级以上人民政府药品监督管理部门责令改正,给予警告,没收违法使用的产品和违法所得,并处罚款;对主管人员和其他直接责任人员依法给予纪律处分;构成犯罪的,依法追究刑事责任。

医疗机构重复使用一次性使用的医疗器械的,或者对应当销毁未进行销毁的,由县级以上人民政府药品监督管理部门责令改正,给予警告,处罚款;情节严重的,对主管人员和其他直接责任人员依法给予纪律处分;构成犯罪的,依法追究刑事责任。

六、不良事件的处理与医疗器械的召回

国家建立医疗器械不良事件监测制度,对医疗器械不良事件及时进行收集、分析、评价、控制。

医疗器械生产经营企业、使用单位应当对所生产经营或者使用的医疗器械开展不良事件监测;发现医疗器械不良事件或者可疑不良事件,应当按照国务院食品药品监督管理部门的规定,向医疗器械不良事件监测技术机构报告。任何单位和个人发现医疗器械不良事件或者可疑不良事件,有权向食品药品监督管理部门或者医疗器械不良事件监测技术机构报告。

医疗器械生产企业和经营企业发现其生产或经营的医疗器械存在缺陷的,应当立即召回已经销售的医疗器械,发布相关信息,采取补救、销毁等措施,并将召回和处理情况向食品药品监督管理部门和卫生主管部门报告。

医疗器械生产经营企业未依照以上规定实施召回或者停止经营的,食品药品监督管理部门可以责令其召回或者停止经营。

思 考 题

(1) 简述医院药学部(科)的主要任务。

(2) 简述处方权的取得和管理。

(3) 简述处方药与非处方药。

(4) 简述医疗仪器、设备的功能分类。

(5) 简述医院医疗仪器、设备管理的主要内容。

第九章 医学前沿

◆ 本 章 提 要 ◆

生物-心理-社会医学模式是以充分肯定生物因素为前提,把生物、心理和社会因素作为一个坐标系,把人的心理活动纳入视野,把人的健康和疾病放在社会系统中去理解,使医学模式更加趋于合理和完善。

循证医学的定义为:慎重、准确和明智地应用目前可获取的最佳研究证据,同时结合临床医师个人的专业技能和长期临床经验,考虑患者的价值观和意愿,完美地将三者结合在一起,制定出具体的治疗方案。

临床路径是指针对某一疾病建立一套标准化治疗模式与治疗程序。

现代医学技术发展迅猛,医学影像、分子诊断、基因治疗、细胞治疗、微创手术、组织工程、生物医用材料、靶向药物治疗、无创检测、实时监测、数字化医疗等新技术不断发展,极大地推动了医学进步。

基因组医学、转化医学和智慧医学等新兴的医学领域,拓展了传统医学,也可能带来医学的革命性进步。

智慧医疗是指在诊断、治疗、康复、支付、卫生管理等各环节,基于物联网、云计算、大数据等高科技技术,建设医疗信息完整、跨服务部门和以患者为中心的医疗信息管理和服务体系,实现医疗信息互联、共享协作、临床创新、诊断科学等功能。

第一节 重要的医学理念

一、现代医学模式

医学模式(Medical Model)是人类在医学科学的发展和医学实践活动过程中逐渐形成的观察和处理医学领域中有关问题的基本思想和主要方法。

医学模式又叫医学观,是人们从总体上认识健康和疾病以及相互转化的哲学观点,包括健康观、疾病观、诊断观、治疗观等,影响着某一时期整个医学工作的思维及行为方式,从而使医学带有一定的倾向性、习惯化的风格和特征。

医学模式的演变经历了神灵主义医学模式、自然哲学的医学模式、机械论的医学模式、生物医学模式和现代医学模式。现代医学模式即生物-心理-社会医学模式(也有人提出生物-心理-社会-环境四者相结合的新医学模式)。

(一)生物医学模式

生物医学模式(Biomedical Model)是指建立在经典的西方医学基础之上,尤其是细菌论基础之上的医学模式。由于其重视疾病的生物学因素,并用该理论来解释、诊断、治疗和预防疾病以及制定健康保健制度,故被称为生物医学模式。

生物医学模式其基本特征是注重人的生物学指标的测量,它认为任何疾病都能用生物机制的紊乱来解释,可以在器官、组织和生物大分子上找到形态、结构和生物指标的特定变化,在观察实验的基础上,对任何疾病都追求明晰的第一病因及实在对策,相对忽视患者的心理、行为和社会性影响。

生物医学模式强调分科研究。从横向来看分科越来越细,从纵向来看分化日益深入,分支学科越来越多。

生物医学模式在对抗传染病和主动预防某些疾病方面取得了巨大成就。在20世纪上半叶,人们广泛采用预防接种、杀菌灭虫和应用抗生素防治疾病,在短短几十年里明显降低了急、慢性传染病和寄生虫病的发病率和死亡率。

生物医学模式中没有宗教迷信和神秘主义的位置,很大程度地消除超自然的因素,扫除宗教神学的影响,促进了医学知识的普及。

(二)现代医学模式:生物-心理-社会医学模式

随着医学科技的发展和社会进步,对病因的认识由单纯的生物病因提高到生物、心理和社会的综合病因上。生物-心理-社会医学模式认为,作为医学研究对象的人,不仅是由各种器官组织构成的有机实体,而且是具有各种复杂心理活动的社会成员,一切不良精神刺激、不恰当的生活方式、行为与环境因素都可导致疾病的发生。许多疾病并不是细菌、病毒和各种理化因素引起的,而是根源于有害的心理和社会因素。它主张在更高层次上把人作为一个整体来认识,从生物学、社会学、心理学及人文学等诸多方面来考察人类的健康与疾病,认识医学的功能和潜能。

生物-心理-社会医学模式并不否认生物因素的重要性,并且是以充分肯定生物因素为前提的,它把生物、心理和社会因素作为一个多维坐标系,把人的心理活动纳入视野,把人的健康和疾病放在社会系统中去理解,使医学模式更加趋于合理和完善。

(三)医学模式转换的意义

世界卫生组织对健康的定义为:"健康不仅仅是没有疾病和衰弱,而是身体、心理和社会的完好状态。"

医学模式的转变,有利于医务人员从自然科学和人文社会科学中汲取营养。现代医学模式主张在更高层次上把人作为一个整体来认识,从生物学、社会学、心理学及人文学等诸多方面来考察人的健康与疾病(图9.1),从而对医务人员的综合素质提出了新的要求,注意自然科学与人文科学的融合:疾病不但是一种生物状态,也是一种社会状态;判定人是否患病,不仅要考虑生物学状态,还要考虑心理和社会学的变量。既符合了时代的要求,也是医学科学发展使然。

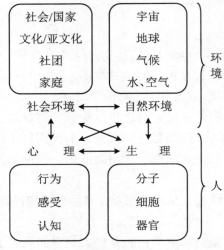

图 9.1 健康的多因素作用

医学模式转变能促进医学更好的发展。现代的生物-心理-社会医学模式要求医疗卫生服务的任务不仅是在身体上恢复健康,而且要在心理上、社会上改造人和完善人。医疗卫生服务必须从生理服务扩大到心理服务,从治疗服务扩大到预防服务,从院内服务扩大到院外服务,从技术服务扩大到社会服务,防治结合、预防为主,把预防和促进健康的服务放在卫生服务的首位。用新的医学模式指导个体和群体的预防、诊断、治疗与康复,促进治疗疾病和预防保健的统一,使医学更好地发展。

二、循证医学

(一)循证医学的概念

循证医学(Evidence-Based Medicine,缩写为 EBM),意为"遵循证据的医学",又称实证医学。循证医学是从 20 世纪 90 年代以来在临床医学领域内迅速发展起来的一门新兴学科,是一门遵循科学证据的医学,其核心思想是"任何医疗卫生方案、决策的确定都应遵循客观的临床科学研究产生的最佳证据"。

循证医学的定义为:"慎重、准确和明智地应用目前可获取的最佳研究证据,同时结合临床医师个人的专业技能和长期临床经验,考虑患者的价值观和意愿,完美地将三者结合在一起,制定出具体的治疗方案"。

(二)循证医学的证据

显然,现代循证医学要求临床医师既要努力寻找和获取最佳的研究证据,又要结合个人的专业知识包括疾病发生和演变的病理生理学理论以及个人的临床工作经验,结合他人(包括专家)的意见和研究结果;既要遵循医疗实践的规律和需要,又要根据"患者至上"的原则,尊重患者的个人意愿和实际可能性,而后再做出诊断和治疗上的决策。

证据是循证医学的基石,遵循证据是循证医学的本质所在。临床研究者和应用者应尽可能提供和应用当前最可靠的临床研究证据是循证医学的关键。

临床证据主要来自大样本的随机对照临床试验(Randomized Controlled Trial,RCT)和系统性评价(Systematic Review)或荟萃分析(Meta-Analysis)。

循证医学提供的多种证据,其临床应用的价值并非都是相同的,因而需要对这些证据作评价分级。治疗研究依据按质量和可靠程度大体可分为以下5级(可靠性依次降低):

一级:按照特定病种的特定疗法收集所有质量可靠的随机对照试验后所作的系统评价或 Meta 分析。

二级:单个的样本量足够的随机对照试验结果。

三级:设有对照组但未用随机方法分组的研究。

四级:无对照的系列病例观察,其可靠性较上述两种降低。

五级:专家意见。

非治疗性的研究依据(病因、诊断和预后等)则不一定强调随机对照试验。

其中一级和二级为最佳证据,均来自大样本的随机对照临床试验,或对这些随机对照临床试验所作的系统性评价和荟萃分析。这类证据可认为是评价临床治疗效果的金标准,也是借以做出临床决策的可靠依据。在没有这些金标准的情况下,可依次使用其他级别的证据作为参考依据但应明确其可靠性依次降低,当以后出现更高级别的证据时就应尽快使用。

(三)传统医学证据的特点与不足

传统医学强调的证据和循证医学所依据的证据并非同一概念。在传统医学模式下,医师通过询问病史、体格检查、实验室检查,力求找到阳性发现;通过开展治疗、观察病情,评价治疗效果,从正反两方面的经历中积累临床经验。这种实践仍然应该受到鼓励,但此种实践存在局限性,因为它所反映的往往只是个人或少数人的临床活动,容易造成偏差。一些无效或有害的治疗方法,由于长期应用已成习惯。理论上可能有效或动物实验中提示有效的治疗方法并不一定会在临床上产生有益的治疗效果。

(四)循证临床实践的基本步骤

循证医学在临床中实践包括5个步骤(图9.2),有人用"FIREE"来概括:F:提出临床可回答的问题(Formulate an Answerable Question);I:寻找证据(Information Search);R:评价证据的可靠性(Review of Information and Critical Appraisal);E:将证据应用于临床实践(Employ Your Result in Your Clinical Practice);E:评价实践效果(Evaluate

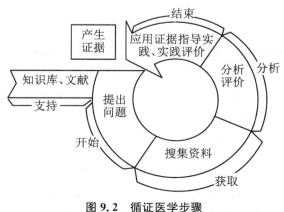

图 9.2　循证医学步骤

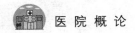

Your Performance)。

1. 提出临床问题

临床问题是医生在诊断和治疗患者的过程中遇到的实际问题。根据关注角度不同，可以分为4类：治疗问题，诊断问题，病因和不良反应问题，预后问题。医师需要将问题翻译成可检索、可回答的问题。

2. 寻找证据

目前医生常用的数据库可分为两大类：一类是原始文献数据库，如 Pubmed、Embase、Cochrane 图书馆等。这类数据库时效性强，能获得最新最前沿的临床研究证据；另一类是二次分析数据库，如 UpToDate、Best Evidence、EBM guidelines、MD consult 等。它的优点是由专家进行原始文献的筛选、评价和分析，临床医生检索到证据后可直接应用。缺点是时效性差些，往往不是免费的。

3. 评价证据

循证医学强调要使用当前最佳的临床证据。根据研究问题不同（治疗、诊断、预后、病因研究），按质量和可靠程度分级。如果当前没有更高级别的研究证据，可依次使用其他证据。

4. 应用证据

单凭证据不可能做出临床决策。临床决策常受卫生政策、患者意愿、文化背景、可利用资源等多方面因素的制约。使用证据时需将证据、临床经验及患者的意愿结合起来考虑，通过沟通与患者共同做出最佳决策。

5. 效果评价

临床医生需随诊患者，了解应用证据进行临床实践后的效果，进一步指导今后的实践，针对问题进行新的循证和实践。

循证医学不是完美无缺的，在临床实践中不能生搬硬套。不确定性是临床医学的基本特征，在科学性和不确定性之间寻求最佳平衡点，是临床医学艺术性的体现，也是医生综合素质的反映。

三、临床路径

临床路径(Clinical Pathway)是指针对某一疾病建立一套标准化治疗模式与治疗程序，是针对特定疾病的诊疗流程、注重治疗过程中各专科间的协同性、注重治疗的结果、注重时间性。

传统诊疗路径是每位医师的个人路径，不同医院，不同医师个人针对某一疾病可能采用不同的治疗方案。临床路径通过设立并制定针对某个可预测治疗结果患者群体或某项临床症状的诊疗标准化规范，规范医疗行为，提高医疗执行效率，降低成本，提高质量。

（一）产生背景

1985 年美国马萨诸塞州波士顿新英格兰医疗中心（The New England Medical Center, NEMC)的护士 Karen Zander 第一个运用临床路径。其前提是美国政府为了遏制医疗费用的不断上涨，1983 年 10 月 1 日以法律的形式确定了"诊断相关分类为付款基础的定额预付款制(DRGs-PPS)",用于老年医疗保险(Medicare)和贫困医疗补助(Medicaid)方案的住院医疗费的支付。即同一种诊断相关分类(DRGs)患者均按同样的标准付费与医院实际的服务成本无关。这样,医院只有在所提供服务花费的成本低于 DRGs-PPS 的标准时,医院才能盈利。新英格兰医学中心采用临床路径方法被证实既可缩短住院天数,节约护理费用,又可以达到预期的治疗效果。此后,该模式受到了美国医学界的重视,许多机构纷纷效仿,并不断发展,逐渐成为既能保证医疗质量,又能节约资源的治疗标准化模式。

(二)临床路径的内容

临床路径是依据循证医学,针对某种疾病或某种手术方法制定的一种治疗模式,让患者由住院到出院都依此模式接受治疗。路径完成后,组织内成员再根据临床路径的结果分析和评价每一例患者的差异,以避免下一例患者住院时发生同样的差异或错误,依此方式来控制整个医疗成本并维持或改进医疗质量。

临床路径包含以下内容或执行流程(图 9.3):疾病的治疗进度表;完成各项检查及治疗项目的时间、流程;治疗目标;有关的治疗计划和预后目标的调整;有效的监控组织与程序。

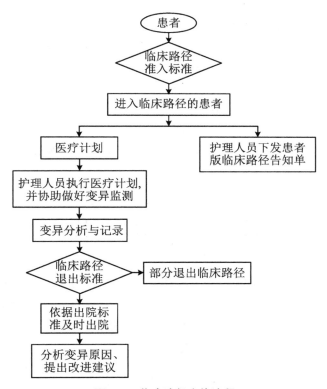

图 9.3　临床路径实施流程

临床路径的具体执行包含以下几方面内容:患者病历及病程记录,以日为单位的各种医疗活动多学科记录,治疗护理及相关医疗执行成员执行相关医疗活动后签字栏,变异记录表,分开的特殊协议内容。

临床路径所设立的内容应当不断更新,与疾病的最新治疗标准或治疗指南保持一致,同

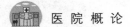

时临床路径也是整个治疗过程行之有效的记录模式,该模式允许治疗方案根据患者的具体情况进行恰当的调整。

(三)临床路径实施要求

路径的制定是综合多学科医学知识的过程,这些学科包括临床、护理、药剂、检验、麻醉、营养、康复、心理以及医院管理,甚至有时包括法律、伦理等。路径的设计要依据住院的时间流程,结合治疗过程中的效果,规定检查治疗的项目、顺序和时限,其结果是建立一套标准化治疗模式。

实施临床路径,要求在实际应用中,遵循疾病指南、循证医学的进展,不断调整路径的实施细则,提供给患者最新的治疗手段与最优化的治疗方案;实施临床路径,要求加强学科之间、医护之间、部门之间的交流;要求保证治疗项目标准化、程序化,减少治疗过程的随意化,加强临床治疗的风险控制;要求患者及家属参与治疗过程;要重视临床路径变异,收集、记录变异,分析变异,确定是不是应该修改临床路径等。

(四)我国临床路径建设

我国临床路径管理试点工作已经于 2009 年 12 月展开。为指导医疗机构开展临床路径管理工作,原卫生部分别于 2009 年 10 月 13 日、12 月 7 日组织制定和颁发了《临床路径管理指导原则(试行)》《临床路径管理试点工作方案》,并于 2010 年 1 月 5 日公布了《临床路径管理试点工作试点医院名单》。在卫生部指定和各省(市)推荐的基础上,经筛选,最终确定了 23 个省(市)110 家医院作为卫生部临床路径管理试点单位。

截至 2011 年底,全国 3 467 家医院的 25 503 个科室开展临床路径管理,其中,医院数量占公立医院数量的 46.9%。2011 年,全国开展临床路径管理病例数为 1 414 543 例,完成率达到 89.43%。

第二节 先进的医学技术

随着科学技术的进步,先进的医疗技术,诸如医学影像、分子诊断、基因治疗、细胞治疗、微创手术、组织工程、生物医用材料、靶向药物治疗、无创检测、实时监测、数字化医疗、远程医疗、移动医疗等新技术不断发展,极大地推动了医学进步。

一、介入医学

介入医学是依靠医学影像设备的引导,利用穿刺和导管技术对疾病进行诊断和治疗,并以治疗为主的一门学科。介入医学具有定位准确、创伤小、并发症少、疗效高、见效快、可重复性强等特点。介入治疗已成为和内科治疗、外科治疗并列的第三大临床治疗手段。

(一)介入医学的分类

目前介入技术的应用已渗透到临床各学科。根据技术实施的途径不同,可大致分为血管内介入和非血管内介入两大类。按目的不同又可分为诊断性介入和治疗性介入。

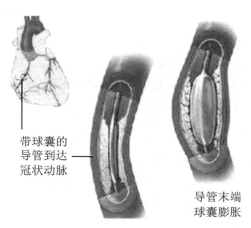

带球囊的
导管到达
冠状动脉

导管末端
球囊膨胀

图9.4 介入

从影像导引设备来看,血管内介入主要是在数字减影血管造影机下进行,非血管性介入的导引设备比较多,主要有超声、血管或胃肠造影机、CT、MRI等。

（二）目前临床上应用最广的几种介入治疗方法

（1）经导管动脉栓塞术和经导管动脉内化疗栓塞术。它主要用于晚期肿瘤的治疗。其特点是适应症宽,副作用相对较小,治疗效果可靠。因为它可准确地将药物注入病变部位,对全身其他组织影响不大。

（2）经皮血管成形术血管内支架术。它主要用于治疗冠心病,可以使狭窄或闭塞的冠状动脉再通,使病变心脏重获生机和活力。这种效果是任何先进的内科药物都无法达到的。

（3）动脉内溶栓术。可用于急性梗死性脑卒中和急性心肌梗死,使凝固的栓子熔化,恢复血管畅通。这一技术挽救了很多人的生命。

（4）用于疑难病例的确诊。如经皮穿刺活检、血管造影术用于判断血管畸形等,可使诊断准确率大大提高。

（5）取代部分外科手术。避免手术带来的出血多、创伤大等问题,为患者准确而轻松地解决病情。如椎间盘切除术、胆道和泌尿系结石碎石术、深部组织引流术等。

未来通过介入医学的方法,不但可方便地获取人体任一组织、器官的标本,而且可准确地将治疗基因导入靶器官内,介入医学的发展前景将更加美好。

知 识 拓 展

心 脏 支 架

心脏支架又称冠状动脉支架,是心脏介入手术中常用的医疗器械,具有疏通动脉血管的作用。心脏支架最早出现在20世纪80年代,经历了金属支架、镀膜支架、可溶性支架的研制历程,主要材料为不锈钢、镍钛合金或钴铬合金。中国是心脏介入手术的大市场。

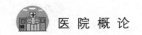

二、移植医学

人体器官移植是指摘取人体器官捐献人具有特定功能的心脏、肺脏、肝脏、肾脏或者胰腺等器官的全部或者部分,将其植入接受人身体以代替其病损器官的过程。各类组织和器官包括皮肤、脂肪、筋膜、肌腱、硬膜、血管、淋巴管、软骨和骨等,常用的移植器官有肾、心、肝、胰腺与胰岛、甲状旁腺、心肺、骨髓、角膜等。

(一)器官移植分类

(1)自体移植,指移植物取自受者自身。

(2)同系移植,指移植物取自遗传基因与受者完全相同或基本相似的供者。

(3)同种移植,指移植物取自同种但遗传基因有差异的另一个体。

(4)异种移植,指移植物取自异种动物。

(二)器官移植技术关键

器官移植是活性移植,系取得成功的技术关键。一是通过降温和持续灌流技术保持器官的活性;二是完善的血管吻合操作以血供使细胞得以存活;三是必须用强有力的免疫抑制措施逆转排斥反应。除同种皮肤移植属活性移植,其表现与上述器官移植特点相同外,其他各类组织移植则属于另一种类型,叫作非活性移植或结构移植。移植后不会发生排斥反应,因此,无需应用免疫抑制药物。

(三)器官移植中的伦理问题

器官移植中主要的伦理学问题是提供器官的供者在什么情况下提供的器官:是否自愿或事先有无同意捐献器官的意愿?是否供者可以不需要这个器官而保持其生活质量?抑或供者已经不再需要所提供的器官?答复如果都是肯定的,器官移植就可视为符合伦理学。

(四)器官移植的发展问题

器官移植的技术要求较高,费用也很惊人,以最常见的肾移植为例,每例的费用约为3~4万元,还不算手术成功后终身服用的抗排异的免疫抑制剂。肝移植费用更数倍于此。当卫生资源有限时,器官移植患者的费用,往往会挤掉其他人可享用的卫生资源。这是从宏观上不能不考虑的一个伦理学问题,也是一个卫生经济和卫生政策问题。国外在20世纪60年代一度广泛开展器官移植,以后逐年减少,收缩到几个中心深入研究。当然,像角膜移植、皮肤移植等费用不大、贮存要求不高而疗效肯定的器官移植是值得推广的。

(五)可以接受器官移植的脏器

心脏——心脏衰竭的患者,心脏移植是唯一的治疗方法。

肺脏——终末期良性肺部疾病的患者,经过传统内科治疗无法治愈,但估计尚有1~3年存活希望,可考虑进行肺移植手术来改善身体状况。

肝脏——处于良性肝病末期,无法用传统内科手术治疗的患者,肝脏移植是唯一的方法。

肾脏——挽救尿毒症患者生命的方法包括透析和肾脏移植。

胰脏——胰脏移植多数是与肾脏移植同时进行的,主要用于治疗晚期糖尿病、Ⅰ型糖尿病和胰切除后糖尿病。

除了上述器官,尚患有脾脏、小肠等可以通过接受移植手术获得治愈。

(六)常见并发症

由于器官移植患者术前即存在器官功能不全,手术创伤大,术后需要应用免疫抑制药物治疗,术后早期容易发生感染性并发症和手术技术相关性并发症。

排斥反应是器官移植患者需要终生警惕的问题。目前临床上常规应用免疫抑制药物进行预防。由于长期应用免疫抑制药物,器官移植受者容易罹患移植术后新发肿瘤、移植术后新发糖尿病、高脂血症、高尿酸血症、心脑血管疾病等并发症。移植术后患者需定期门诊随访检查,以期早期发现和治疗上述并发症。

知 识 拓 展

人体器官移植的有关规定

人体器官捐献应当遵循自愿、无偿的原则。公民享有捐献或者不捐献其人体器官的权利;任何组织或者个人不得强迫、欺骗或者利诱他人捐献人体器官。任何组织或者个人不得以任何形式买卖人体器官,不得从事与买卖人体器官有关的活动。

捐献人体器官的公民应当具有完全民事行为能力。公民捐献其人体器官应当有书面形式的捐献意愿,对已经表示捐献其人体器官的意愿,有权予以撤销。公民生前表示不同意捐献其人体器官的,任何组织或者个人不得捐献、摘取该公民的人体器官;公民生前未表示不同意捐献其人体器官的,该公民死亡后,其配偶、成年子女、父母可以以书面形式共同表示同意捐献该公民人体器官的意愿。

任何组织或者个人不得摘取未满18周岁公民的活体器官用于移植。

活体器官的接受人限于活体器官捐献人的配偶、直系血亲或者三代以内旁系血亲,或者有证据证明与活体器官捐献人存在因帮扶等形成亲情关系的人员。

医疗机构从事人体器官移植,应当向所在地省、自治区、直辖市人民政府卫生主管部门申请办理人体器官移植诊疗科目登记。

三、人造器官

人工器官(Artificial Organ)是用人工材料制成能部分或全部代替人体自然器官功能的机械装置。目前,除人工大脑外,几乎人体各个器官都在进行人工模拟研制中。不少人工制造的器官已经成功地用于临床,较为著名的人工制造器官包括人工肾、人工心肺、人工晶体、人工耳蜗、人工喉等,这些人工器官修复了患者病损器官功能,挽救了患者的生命。人造器官在生物材料医学上是指能植入人体或能与生物组织或生物流体相接触的材料;或者说是具有天然器官组织的功能或天然器官部件功能的材料。

人造器官主要有三种：机械性人造器官、半机械性半生物性人造器官、生物性人造器官。

术前   术后

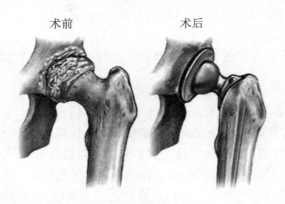

图9.5 人工股骨头置换

（一）机械性人造器官

机械性人造器官是完全用没有生物活性的高分子材料仿造器官，并借助电池作为器官的动力。

（二）半机械性-生物性人造器官

半机械性-生物性人造器官是将电子技术与生物技术结合起来。

（三）生物性人造器官

生物性人造器官则是利用动物身上的细胞或组织，"制造"出一些具有生物活性的器官或组织。生物性人造器官又分为异体人造器官和自体人造器官。比如，在猪、老鼠、狗等身上培育人体器官的试验已经获得成功；而自体人造器官是利用患者自身的细胞或组织来培育人体器官。

前两种人造器官和异体人造器官，移植后会让患者产生排斥反应，因此科学家最终的目标是患者都能用上自体人造器官。

诺贝尔奖获得者吉尔伯特认为："用不了50年，人类将能用生物工程的方法培育出人体的所有器官。"科学家乐观地预料，不久以后，医生只要根据患者自己的需要，从患者身上取下细胞，植入预先由电脑设计而成的结构支架上，随着细胞的分裂和生长，长成的器官或组织就可以植入患者的体内。

目前使用较广泛的有：

1. 人工关节

人工关节是人们为挽救已失去功能的关节而设计的一种人工器官，它在人工器官中属于疗效最好的一种。一般来说，使用年限可达20年以上。人工关节手术已经是一种十分成功和有把握的手术，它可以即刻消除关节疼痛、恢复关节的正常活动功能，使长期受关节病痛折磨的人们再次获得新生，手术后可以像正常人那样，行走、外出旅行、外出工作、购物和体育锻炼等。

2. 人工肺(氧合器)

模拟肺进行 O_2 与 CO_2 交换的装置,通过氧合器使体内含氧低的静脉血氧合为含氧高的动脉血。

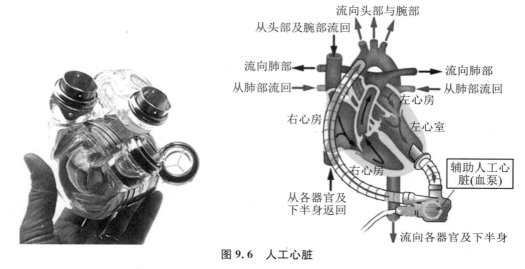

图9.6 人工心脏

3. 人工心脏(血泵)

代替心脏排血功能的装置,结构与泵相似,能驱动血流克服阻力沿单向流动。人工心脏与人工肺合称人工心肺机,于1953年首次用于人体,主要适用于复杂的心脏手术。

4. 人工肾(血液透析器)

模拟肾脏排泄功能的体外装置。

人工器官目前只能模拟被替代器官1~2种维持生命所必需的最重要功能,尚不具备原生物器官的一切天赋功用和生命现象,但它拓宽了疾病治疗的途径,使越来越多的患者受益。使用人工肾已成为肾衰竭末期患者的常规治疗手段,埋藏式人工心脏正逐步走向临床试用阶段。人们目前已经制成的人工器官有心脏、皮肤、骨骼、肾、肝、肺、喉、眼、血液等。

四、内窥镜技术

内窥镜术是应用可送入人体腔道内的窥镜在直观下进行检查和治疗的技术,分为无创伤性和创伤性两种。前者指直接插入内窥镜,用来检查与外界相通的腔道(如消化道、呼吸道、泌尿道等);后者是通过切口送入内窥镜,用来检查密闭的体腔(如胸腔、腹腔、关节腔等)。

内窥镜从应用方面,简单的可以分为工业用内窥镜和医用内窥镜。

医用内窥镜按其发展及成像构造,可大体分为3大类:硬管式内镜、光学纤维(软管式)内镜和电子内镜。

按内窥镜所到达的部位不同进行分类,分为耳鼻喉内窥镜、口腔内窥镜、神经镜、尿道膀胱镜、电切镜、腹腔镜、胸腔镜、关节镜等。

临床应用于包括上述部位疾病的检查和治疗。

在内窥镜及特殊手术仪器的辅助下,传统需要大切口的手术,只需细微的伤口即可完成。不但减少了手术的创伤性,亦可增加手术的精确性及安全性,从而使患者对手术的接受程度大大提高。

医用内窥镜促进了医学技术的发展。多功能的电子内窥镜,不但能获得组织器官形态学的诊断信息,而且也能对组织器官各种生理机能进行测定,实现定量分析和诊断,并可进行远程会诊。

第三节 新兴的医学领域

一、转换医学

转换医学(Translational Medicine)是医学研究的一个分支,其试图在基础研究与临床医疗之间建立更直接的联系。重视将基础研究的成果转化成为患者提供的真正治疗手段,强调的是从实验室到病床旁的联结,这通常被称为"从实验台到病床旁"。

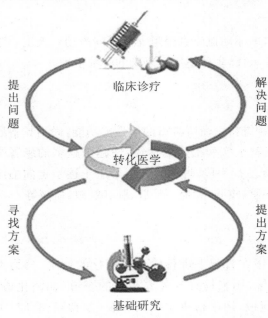

图 9.7 转换医学

转换医学是近年来国际医学健康领域出现的新概念,同个性化医学、可预测性医学等一同构成系统医学(Systems Medicine,包括系统病理学、系统药物学、系统诊断与综合治疗等)的体系。建立在基因组遗传学、组学芯片等系统生物学与技术基础上的现代医学,系统科学应用于医药学导致基础与临床之间的距离迅速缩短。

转换医学倡导以患者为中心,从临床工作中发现和提出问题,由基础研究人员进行深入研究,然后再将基础科研成果快速转向临床应用,基础与临床科技工作者密切合作,以提高医疗总体水平。因此转换医学研究主张打破以往研究课题组单一学科或有限合作的模式,强调多学科组成课题攻关小组,发挥各自优势,通力合作。

二、基因组医学

基因组医学(Genomic Medicine)的概念出现于 20 世纪末。尤其是在 2003 年为纪念 DNA 双螺旋结构发现 50 周年,600 多位全球顶尖的科学家讨论基因组的研究方向,提出了许多设想,其中最重要的一个方面,就是将生命科学和临床医学结合,将人类基因组成果转化应用到临床实践中去。

基因组医学是将生命科学和临床医学结合,将人类基因组成果转化应用到临床实践中的学科。深入解读人类基因组,从结构基因组、功能基因组和蛋白质组水平上认识疾病;从基因和环境相互作用水平上研究疾病;通过疾病基因组早期诊断、预防、治疗疾病;通过药物基因组、环境基因组深入到个体化医疗。

目前,已经确认与特定疾病相关的基因约1 000多个。在临床中的最大应用是基因诊断和遗传筛查。基因诊断(包括产前诊断和植入前诊断及其遗传咨询)对医学的最大贡献是在儿科和妇产科,很大程度上降低了出生缺陷和严重遗传病。病理科也有很大改变,包括对遗传病、血液病、实体瘤和传染病的分子病理早期诊断。

许多患者都是复杂性疾病或多因子疾病。所以,以单基因病和染色体病为对象的遗传医学必然要发展成为以所有疾病为对象的基因组医学。通过预测性遗传检查,基因组医学在诊断和预防方面的应用已经开始。基因治疗可能成为对遗传病的一种治疗手段。

在诊断方面,预测性遗传检查能够将诊断和预防联系在一起;在治疗方面,基因疫苗和干细胞治疗正在逐步兴起;以特定基因为目标的药物研发和针对特定基因型的个体化用药也正在大力发展。

以基因组医学为基础,一些科学家推崇"3P"医学模式,即预防(Prevention)医学、预测(Prediction)医学和个性化(Personalization)医疗。

预防是通过检查某个体全部的基因组,医师将能够对其未来的健康状况做出判断和预测。

所谓预测,就是根据个体基因组学提供的信息,推测其将来罹患某种疾病的可能性,从而提供针对不同个体专门的健康干预和预防治疗指南。

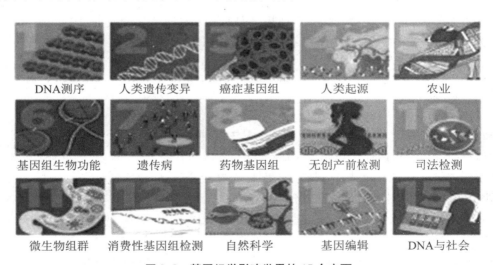

DNA测序　　人类遗传变异　　癌症基因组　　人类起源　　农业

基因组生物功能　　遗传病　　药物基因组　　无创产前检测　　司法检测

微生物组群　　消费性基因组检测　　自然科学　　基因编辑　　DNA与社会

图9.8　基因组学影响世界的15个方面

医学实践发展的最终目的是治疗个体化,检查不同个体独特的基因组并实施个体化医疗保健,是"3P"医学新时代重要的特征和组成部分。个体化医疗的另一基础是药物基因组学的发展。从广义的角度看,个体化医疗包含六维概念,即疾病(D1)、环境(D2)、基因(D3)、

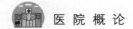

药物治疗(D4)、医疗保健(D5)和信息(D6)。上述个体化医疗包含的六维概念之间存在相互联系和相互影响。

"3P"医学

科学迅猛发展,各学科都向医学渗入、促进、融合,使它得到了长足进步。基础医学家们可以很有信心地说:"我们有'3P'医学——预测(Prediction)、预防(Prevention)、个体化(Personalization)。"这无疑是医生的一种理想追求,对公众的一种巨大鼓舞!

从理论上说,"3P"医学似乎可以达到。比如基因检测、疾病或肿瘤标志物。现在有的领域可以做到,但多数做不到;能做到的,也没有达到理想的准确性。预防在于病因的明确。比如我们知道人乳头瘤病毒(HPV)是子宫颈癌的致癌病毒,那么预防 HPV 感染,就可以预防宫颈癌。甚至有了 HPV 疫苗,注射后几乎有100%的保护率。这已经达到了一级预防的水平,但如此成功的方法少之又少。个体化尤为重要,也尤为复杂。因为个体疾病表现、治疗反应、预后千差万别,个体化的治疗方案乃为医疗之本,更为医疗之难。

因此,当我们为基础医学研究的"3P"欣喜若狂之时,临床医生不得不低下头正视医疗现状,"很没出息"地说出这样的"3P"——大概(Probably)、可能(Possibly)、期望如此(Prospectively)。

为什么这么没底气呢?就是因为临床上遇到的疾病太复杂多变,很难用一种检验技术、一项结果报告来论定。说一种诊断方法100%准确,抽一滴血可以查出 50 种癌,一种治疗技术100%有效,在临床医生看来,大概都是值得怀疑的。在临床医生看来,什么都能治,大概什么都不能治;没有任何副作用,大概是没有任何作用!

(作者郎景和:中国工程院院士,中国医学科学院北京协和医学院北京协和医院妇产科主任、教授,中华医学会妇产科分会主任委员,中国医师协会妇产科分会会长)

(节选自《江南时报》,2013-7-3)

三、智慧医疗

智慧医疗是指在诊断、治疗、康复、支付、卫生管理等各环节,基于物联网、云计算、大数据等高科技技术,建设医疗信息完整、跨服务部门和以患者为中心的医疗信息管理和服务体系,实现医疗信息互联、共享协作、临床创新、诊断科学等功能。

IBM 2009 年提出"智慧地球"战略中,智慧医疗是重要组成部分。IBM 与大量机构展开合作,其人工智能系统 Watson 掌握越来越多的医疗相关数据,IBM 智慧医疗战略正式向人工智能领域迈进。

在国家政策、社会需求的共同驱动下,基于全民健康信息化和健康医疗大数据的智慧医疗体系正在形成,也带动以智能硬件(智能温度计、智能血压计、智能胎心仪、智能血糖仪等)、远程医疗(跨地区、跨医院远程医疗协作协同)、移动医疗(预约挂号、问诊、患者社区、医药电商、互联网医院等)、医疗信息化(HIS、PACS、MIS、电子病历、转诊平台等)为核心的产业集群发展。

（一）智慧医疗是医疗信息管理和医疗服务系统

智慧医疗着力于打通患者与医务人员、医疗机构、医疗设备的关联，建立健康档案区域医疗信息平台，由智慧医院系统、区域卫生系统以及家庭健康系统组成。

1. 智慧医院系统由数字医院和提升应用两部分组成

数字医院包括医院信息系统、实验室信息管理系统、医学影像信息的存储系统和传输系统以及医生工作站四个部分。收集、存储、处理、提取及数据交换患者诊疗信息和行政管理信息。

提升应用包括远程探视，远程会诊，临床决策系统，智慧处方等。

2. 区域卫生系统由区域卫生平台和公共卫生系统两部分组成

区域卫生平台包括收集、处理、传输社区、医院、医疗科研机构、卫生监管部门记录的所有信息的区域卫生信息平台；帮助医疗单位以及其他有关组织开展疾病危险度的评价，运用先进的科学技术，制订定制性的危险因素干预计划，减少医疗成本，建立预防和控制疾病的发生和发展的电子健康档案。公共卫生系统由卫生监督管理系统和疫情发布控制系统组成。

3. 家庭健康系统

家庭健康系统为市民的健康提供保障，为行动不便无法去医院就诊的患者提供视讯医疗，对慢性病以及老幼病患远程的照护，对特殊人群比如智障、残疾、传染病等患者做健康监测，提示用药时间、服用禁忌、剩余药量等的智能服药系统。

（二）智慧医疗是人工智能应用的重要领域

国家《新一代人工智能发展规划》提出，围绕教育、医疗、养老等迫切民生需求，加快人工智能创新应用，为公众提供个性化、多元化、高品质服务。在医疗和健康方面提出如下目标：

（1）推广应用人工智能治疗新模式新手段，建立快速精准的智能医疗体系。探索智慧医院建设，开发人机协同的手术机器人、智能诊疗助手，研发柔性可穿戴、生物兼容的生理监测系统，研发人机协同临床智能诊疗方案，实现智能影像识别、病理分型和智能多学科会诊。基于人工智能开展大规模基因组识别、蛋白组学、代谢组学等研究和新药研发，推进医药监管智能化。加强流行病智能监测和防控。

（2）加强群体智能健康管理，研发健康管理可穿戴设备和家庭智能健康检测监测设备，推动健康管理实现从点状监测向连续监测、从短流程管理向长流程管理转变。建设智能养老社区和机构，加强老年人产品智能化和智能产品适老化，开发视听辅助设备、物理辅助设备等智能家居养老设备，开发面向老年人的移动社交和服务平台、情感陪护助手，提升老年人生活质量。

（三）智慧医疗的应用场景和未来突破方向

目前智慧医疗的几种应用场景（图9.9）：

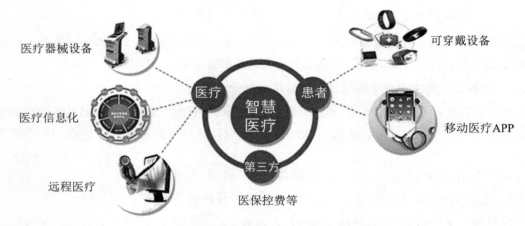

图 9.9　智慧医疗的应用场景

（1）健康养老机器人。现在日本已经研发出一种养老机器人，它可以根据老人发出的语音要求做出反应。未来，健康养老机器人的深度开发将是智慧医疗发展的方向之一。

（2）模拟医学系统。目前，美国已经把模拟医学作为一个单独的学科。比如可以通过计算机构图建立三维数据模型，模拟逼真的手术环境，从而帮助医生更准确地选择治疗措施。

（3）虚拟助理系统。帮助医生、护士、技术员做诊断护理。

（4）医疗影像辅助诊断系统。目前准确率已经可以比拟人工诊断，基本不会漏诊。

医疗服务相关领域着重在以下方面率先取得突破：

（1）智能服务机器人。发展包括清洁、老年陪护、康复、助残等家庭服务机器人和巡检、导览等公共服务机器人的创新应用。发展三维成像定位、智能精准安全操控、人机协作接口等关键技术，支持手术机器人操作系统研发，推动手术机器人在临床医疗中的应用。

（2）医疗影像辅助诊断系统。推动医学影像数据采集标准化与规范化，支持脑、肺、眼、骨、心脑血管、乳腺等典型疾病领域的医学影像辅助诊断技术研发，加快医疗影像辅助诊断系统的产品化及临床辅助应用。

（3）智能多学科会诊。智能多学科会诊可以在线上帮助部分患者进行基本的疾病筛查，指导合理用药，判断患者是否需要送医院治疗，以缓解当今医疗资源紧张的局面。

思 考 题

（1）简要论述"生物-心理-社会"医学模式。

（2）谈谈循证医学的最佳研究证据与应用。

（3）简述我国临床路径的实施现状。

（4）简述了解介入医学、移植医学、人造器官、内镜技术等医学技术。

（5）简述对基因组医学、转换医学和智慧医疗等概念的认识。

第十章 医疗质量

◆ 本 章 提 要 ◆

　　医疗质量指在现有医疗技术水平及能力、条件下,医疗机构及其医务人员在临床诊断及治疗过程中,按照职业道德及诊疗规范要求,给予患者医疗照顾的程度。

　　医疗质量主要是指医疗服务的及时性、有效性和安全性,又称诊疗质量。医疗质量管理需要建立以患者为中心的全面质量管理制度体系。

　　医疗质量的形成是一个过程,可以分解为结构质量、过程或环节质量与医疗终末质量三个层次。

　　医院核心制度是确保医院医疗质量、规范诊疗行为、杜绝医疗事故发生的重点规范制度,也是医务人员正常医疗活动中必须遵守的工作规则。

　　医院感染管理是当今医院管理中的一项重大课题。

第一节　医疗质量的定义与构成

　　质量是指产品或服务与客户需要的符合程度,它是满足客户规定和潜在需要的特征总和。

一、医疗质量的定义

　　医疗质量指在现有医疗技术水平及能力、条件下,医疗机构及其医务人员在临床诊断及治疗过程中,按照职业道德及诊疗规范要求,给予患者医疗照顾的程度。

　　狭义的医疗质量又称诊疗质量,包括医疗服务的及时性、有效性、安全性和患者的满意度。也有医学专家把医疗质量定义为:以最小的危险与最少的成本给予患者最适当的医疗服务。

　　从广义角度,医疗质量不仅涵盖诊疗质量的内容,还强调医疗工作效率以及医疗的经济性、连续性和系统性,又称医院(医疗)服务质量。

　　美国 1988 年提出,医疗质量是指利用现有医学知识、技术和医疗服务过程,增加患者期望结果和减少非期望结果的程度。也有人提出,医疗质量是指利用合理的方法实现患者期

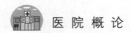

望目标(身心健康和服务满意)的能力。这些定义反映出医疗质量评价的重要转变,即由"服务提供者导向"转变为"服务对象导向"。

二、医疗质量的内容结构

医疗质量是医疗技术、管理方法及其经济效益的综合体现,内容包括:诊断是否正确、及时、全面;治疗是否及时、有效、彻底;诊疗时间的长短;有无因医、护、技和管理措施不当给患者带来不必要(心理或生理)的痛苦、损害、感染和差错事故;医疗工作效率的高低;医疗技术使用的合理程度;医疗资源的利用效率及其经济效益;患者生存质量的测量;患者的满意度(医疗服务与生活服务)。

从构成要素上看,上述内容可归结为以下 4 个方面:

(1) 服务过程的有效性与舒适性(技术质量)。

(2) 资源的利用效率(经济效益)。

(3) 危险管理(发现和避免与医疗服务相关的损害、伤害和疾病)。

(4) 患者的满意程度。

三、医疗质量的层次结构

医疗质量的形成是一个过程,可以分解为结构质量、过程或环节质量与医疗终末质量[①]三个质量层次。

(一) 结构质量

结构质量是指医疗机构的基本情况,反映了医疗服务的基础性条件。包括人员配备(各专业医务人员资格要求、配备数量等)、建筑和设备(如病房、手术室的建筑条件,检验或放射线检查的设备能力等)及组织情况(如各类人员职责分工等)。

(二) 过程或环节质量

根据就医流程可将医疗服务划分为众多环节,环节质量重点体现为诊疗、护理和医技服务的实施过程。具体指按照诊疗管理规范,如诊疗常规、操作规程、工作制度地要求对医疗服务各环节的指导和控制。所依据的诊疗管理规范都必须具有科学性和权威性,以最大限度地保证医疗服务效果和避免风险。过程或环节质量可通过现场观察或检查有关的医疗活动记录进行评价。

(三) 医疗终末质量

医疗终末质量是对医疗服务效果的总体评价,主要以数据为依据综合评价医疗效果的优劣,起到质量反馈控制的作用。医疗终末质量评价通过对已完成的医疗活动效果进行回顾性检查,从中发现问题,从而对未来医疗服务工作进行改进。

---

① 在 20 世纪 60 年代,美国学者 Donabedian 提出应根据基本结构、实施过程以及医疗效果三个方面对医疗质量进行评估。

四、卫生服务反应性

世界卫生组织(WHO)提出卫生服务反应性的概念,它是指卫生系统感知人们合理卫生服务的需求和期望,并做出相应的反应。卫生服务反应性主要用于评价卫生系统对人们非医疗因素合理需求和期望做出的反应程度。这些非医疗因素主要包括两个方面、八个因素:一是对个人的尊重,包括尊严、保密性、自主性和交流四个因素;二是以患者为中心,包括及时性、社会支持、基本环境设施质量和选择性等因素。

卫生服务反应性,不是指对个人期望的反应,而是对公众普遍合理期望的反应,与患者的满意度有相同之处,但也有区别,这对评价卫生系统非常重要。

第二节 医疗质量管理体系

医疗质量管理是指按照医疗质量形成的规律和有关法律、法规要求,运用现代科学管理方法,对医疗服务要素、过程和结果进行管理与控制,以实现医疗质量系统、持续改进的过程。

狭义的医疗质量管理是以临床医疗科室作为主要对象,主要通过医生执行医疗制度、常规和自我评价,进行医疗质量控制,以医疗指标作为医疗终末质量统计评价指标,是对医疗技术和医疗效果的管理。广义的医疗质量管理包含基础质量、环节质量和终末质量,以及医疗技术质量和服务质量的全方位、系统化,全面、全程、全员参与的质量控制。

一、管理的原则和内容

医疗质量管理是医疗管理的核心,各级各类医疗机构是医疗质量管理的第一责任主体,应当全面加强医疗质量管理,持续改进医疗质量,保障医疗安全。

医疗机构医疗质量管理实行院、科两级责任制。医疗机构主要负责人是本机构医疗质量管理的第一责任人。临床科室以及药学、护理、医技等部门(以下称业务科室)主要负责人是本科室医疗质量管理的第一责任人。

(一)医疗质量管理的基本原则

(1)树立患者至上,质量第一,费用合理的原则。

(2)预防为主,不断提高质量的原则。

(3)系统管理的原则,强调过程,全部门和全员的质量管理。

(4)标准化和数据化的原则。

(5)科学性与实用性相统一的原则。

(二)医疗质量管理的主要内容

医疗质量管理需要建立并完善以患者为中心的质量管理的制度体系,建立统一的医疗质量标准,加强医务人员及管理人员的质量意识和技能培养,明确并落实相应的质量管理职责,开展持续的医疗质量监控和分析评价。通过强化临床各科和医技科室技术项目和医疗功能达标、"三基"培训、系统化整体护理等基础质量的管理;规范化三级医师查房、护理查房、手术、急救等医疗技术全过程的质量控制及医技专业的室内质控;以病种医疗质量为重点的终末医疗质量管理等,实现医疗质量持续改进。保证医疗安全、防范差错事故、减少医疗纠纷是医疗质量管理不可缺少的重要方面。

二、管理机构与质量标准

(一)医院应成立医疗质量管理及考核组织

1. 医疗质量管理委员会

二级以上的医院应当设立医疗质量管理委员会。医疗质量管理委员会主任由医疗机构主要负责人担任,委员由医疗管理、质量控制、护理、医院感染管理、医学工程、信息、后勤等相关职能部门负责人以及相关临床、药学、医技等科室负责人组成,指定或者成立专门部门具体负责日常管理工作。其他医疗机构应当设立医疗质量管理工作小组或者指定专(兼)职人员,负责医疗质量具体管理工作。

医疗质量管理委员会的主要任务包括建立、修改年度质量控制目标;医疗环节(流程)质量实时检查监控;病历书写质量检查;医疗质量专题调研评价;医疗质量量化综合考评;医疗纠纷、医疗过失、医疗事故分析、考核等。

2. 医疗质量管理工作小组

二级以上医院各业务科室应当成立本科室医疗质量管理工作小组,组长由科室主要负责人担任,指定专人负责日常具体工作。

医疗质量管理工作小组的主要任务包括对本科室医疗质量进行经常性检查。重点是质量上的薄弱环节、不安全因素以及诊疗操作常规、医院规章制度、各级人员岗位职责的落实情况。做好检查、考核、奖惩、整改和建议等工作。

(二)医院应建立医疗质量标准体系

1. 医疗技术标准

医疗技术标准包括:① 基础标准包括计量单位标准、共同的技术语言等;② 原则标准包括各种疾病的诊断标准、治疗原则、疾病转归判定标准、疾病护理常规和医疗事故判定标准;③ 操作标准包括一般、专门和专科诊疗技术操作常规,基础、专科和特别护理技术操作常规以及医技部门各项技术操作常规;④ 质量标准包括反映诊断、疾病转归、工作效率以及卫生工作质量的各类标准;⑤ 其他标准包括安全、卫生、环境保护等各类标准。

2. 医疗管理标准

医疗管理标准包括:① 基础标准包括组织、人员、医疗、药剂、设备、经济、信息、后勤和建筑等标准;② 工作标准包括医院工作条例、工作制度、人员职责和管理等标准;③ 考评标准包括检查考评制度、质量奖惩办法等标准。

3. 服务标准

服务标准主要存在于医务人员和患者相互接触的服务过程中,包括医务工作人员职责、职业道德、行为规范、廉洁行医准则及各种服务满意标准等。

三、核心制度

医疗质量安全核心制度是指在诊疗活动中对保障医疗质量和患者安全发挥重要的基础性作用,医疗机构及其医务人员应当严格遵守的一系列制度。2018 年 4 月国家卫生健康委员会发布了《医疗质量安全核心制度要点》,颁布医疗质量安全核心制度共 18 项。

(一)首诊负责制度

指患者的首位接诊医师(首诊医师)在一次就诊过程结束前或由其他医师接诊前,负责该患者全程诊疗管理的制度。医疗机构和科室的首诊责任参照医师首诊责任执行。该制度旨在保障患者诊疗过程中诊疗服务的连续性。对非本医疗机构诊疗科目范围内的疾病,应告知患者或其法定代理人,并建议患者前往相应医疗机构就诊。

(二)三级医师查房制度

指患者住院期间,由不同级别的医师以查房的形式实施患者评估、制定与调整诊疗方案、观察诊疗效果等医疗活动的制度。

医院实行科主任领导下的三个不同级别的医师查房制度。三个不同级别的医师可以包括但不限于主任医师或副主任医师、主治医师及住院医师。遵循下级医师服从上级医师,所有医师服从科主任的工作原则。工作日每天至少查房 2 次,非工作日每天至少查房 1 次,三级医师中最高级别的医师每周至少查房 2 次,中间级别的医师每周至少查房 3 次。术者必须亲自在术前和术后 24 小时内查房。

(三)会诊制度

会诊是指因诊疗需要,由本科室以外或本机构以外的医务人员协助提出诊疗意见或提供诊疗服务的活动。规范会诊行为的制度称为会诊制度。

按会诊范围可将会诊分为机构内会诊和机构外会诊;按病情紧急程度可将会诊分为急诊会诊和普通会诊。机构内急诊会诊医务人员应当在会诊请求发出 10 分钟内就位,普通会诊应当在会诊请求发出后 24 小时内完成。

(四)分级护理制度

分级护理制度指医护人员根据住院患者病情和(或)自理能力对患者进行分级别护理的制度。护理级别分为特级护理、一级护理、二级护理和三级护理四个级别。医护人员应当根据患者病情和(或)自理能力变化动态调整护理级别。患者护理级别应当明确标识。

(五)值班和交接班制度

指医疗机构及其医务人员通过值班和交接班机制保障患者诊疗过程连续性的制度。

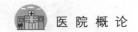

（六）疑难病例讨论制度

指为尽早明确诊断或完善诊疗方案,对诊断或治疗存在疑难问题的病例进行讨论的制度。疑难病例均应由科室或医疗管理部门组织开展讨论。参加疑难病例讨论成员中应当包括至少两名具有主治及以上专业技术职称任职资格的医师。

（七）急危重患者抢救制度

指为控制病情、挽救生命,对急危重患者进行抢救并对抢救流程进行规范的制度。医疗机构应当建立抢救资源配置与紧急调配的机制,建立绿色通道机制,确保急危重患者优先救治。

（八）术前讨论制度

指以降低手术风险、保障手术安全为目的,在患者手术实施前,医师必须对拟实施手术的手术指征、手术方式、预期效果、手术风险和处置预案等进行讨论的制度。除以紧急抢救生命为目的的急诊手术外,所有住院患者手术必须实施术前讨论,术者必须参加。术前讨论完成后,方可开具手术医嘱,签署手术知情同意书。

（九）死亡病例讨论制度

指为全面梳理诊疗过程、总结和积累诊疗经验、不断提升诊疗服务水平,对医疗机构内死亡病例的死亡原因、死亡诊断、诊疗过程等进行讨论的制度。死亡病例讨论原则上应当在患者死亡1周内完成。尸检病例在尸检报告出具后1周内必须再次讨论。

（十）查对制度

指为防止医疗差错,保障医疗安全,医务人员对医疗行为和医疗器械、设施、药品等进行复核查对的制度。查对制度应当涵盖患者身份识别、临床诊疗行为、设备设施运行和医疗环境安全等相关方面。

（十一）手术安全核查制度

指在麻醉实施前、手术开始前和患者离开手术室前对患者身份、手术部位、手术方式等进行多方参与的核查,以保障患者安全的制度。

（十二）手术分级管理制度

指为保障患者安全,按照手术风险程度、复杂程度、难易程度和资源消耗不同,对手术进行分级管理的制度。

依据手术风险和难易程度,手术分为四级。医疗机构应当对手术医师能力进行定期评估,根据评估结果对手术权限进行动态调整。

（十三）新技术和新项目准入制度

指为保障患者安全,对于本医疗机构首次开展临床应用的医疗技术或诊疗方法实施论证、审核、质控、评估全流程规范管理的制度。

（十四）危急值报告制度

指对提示患者处于生命危急状态的检查、检验结果建立复核、报告、记录等管理机制，以保障患者安全的制度。

（十五）病历管理制度

指为准确反映医疗活动全过程，实现医疗服务行为可追溯，维护医患双方合法权益，保障医疗质量和医疗安全，对医疗文书的书写、质控、保存、使用等环节进行管理的制度。

（十六）抗菌药物分级管理制度

指根据抗菌药物的安全性、疗效、细菌耐药性和价格等因素，对抗菌药物临床应用进行分级管理的制度。抗菌药物分为非限制使用级、限制使用级与特殊使用级三级。

（十七）临床用血审核制度

指在临床用血全过程中，对与临床用血相关的各项程序和环节进行审核和评估，以保障患者临床用血安全的制度。

（十八）信息安全管理制度

指医疗机构按照信息安全管理相关法律法规和技术标准要求，对医疗机构患者诊疗信息的收集、存储、使用、传输、处理、发布等进行全流程系统性保障的制度。

四、医疗质量的持续改进

（一）重视医务人员的教育和培训

医护人员要学习医德规范，相关法律、法规，医院规章制度和岗位职责，加强业务技能训练，对医疗服务工作进行不定期抽查，发现问题及时处理并加以改进。通过检查、反馈、评价、整改等措施，持续改进医疗质量。

（二）严格执行诊疗护理操作常规

加强基础医疗质量、环节医疗质量和终末医疗质量管理；认真执行医疗质量和医疗安全的核心制度。对容易发生医疗问题或纠纷的诊疗操作、技术项目等制定有针对性的防范、处理措施和应急预案。

（三）加强重点部门、重点环节、重要岗位的质量控制和医疗安全防范

重点部门如急诊科、重症监护室等；重点环节如危重患者管理、围手术期患者管理、合理检查、合理用药等；重要岗位如临床值班、三级医师查房等。

（四）做好流程质量控制

一是现场实时控制：医疗过程中医务人员的自控和互控，及时发现医疗偏差；二是预见性控制：通过分层掌握患者的有关信息，在医师做出主要治疗前（如手术等）发现医疗偏差；

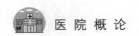

三是反馈性控制:通过各项诊疗活动结果的分析,总结经验教训,不断提高诊疗水平。

第三节 医疗质量控制

一、单病种管理

单病种的质量控制是通过对单病种从诊断、检查、治疗、治疗效果以及成本费用实行较全面的监控,以达到提高医疗质量、降低成本、减少不合理费用、充分利用卫生资源、增强服务效益的目的。病种的质量控制评估内容及项目包括:诊断依据、入院指标、疗效标准、出院标准、临床评定指标(包括疗效、平均住院日)、平均医疗费用等。医院可根据国家卫生主管部门《病种质量控制标准》中的病种,或根据本院收治病种的情况,选择若干样本量较大的常见病、复发病或费用较高的病种作为重点对象进行控制。医院在对单病种进行质量控制时,必须重视住院费用的统计分析工作。通过住院费用的分析,可从中找出不合理因素进行改进,尽量做到收费合理使患者满意。临床路径可为单病种诊疗提供较为真实且客观的直接成本依据。

某省 2006 年各家医院执行的单病种限价收费(表 10.1),都在去年的平均费用上有不同幅度的下降,最高降幅达 59%。

表 10.1　某省人民医院 10 种单病种限价收费表

病　　种	上一年度平均费用(元)	限价收费(元)	下降(%)
腹腔镜单纯胆囊摘除术	9 402	6 500	31
小儿腹股沟斜疝(手术治疗)	3 807	3 000	21
无妊娠合并症及并发症的剖宫产	6 013	4 800	20
单眼老年性白内障(传统术加晶体)	384	2 800	27
原发性低血钾周期性麻痹	153	1 570	15
小儿支气管肺炎	1 843	1 560	15
单纯中度支气管哮喘急性发作	5 619	4 770	15
局麻扁桃体切除术(无并发症)	2 910	1 200	59
单纯腰椎间盘突出症(手术治疗)	10 140	7 800	23
单侧精索静脉高位结扎术(手术)	5 720	4 300	25

二、医疗缺陷控制

医疗过失指医务人员在医疗活动中,因违反医疗卫生管理法律法规、部门规章或诊疗护理规范、常规而发生诊疗过失的行为。医疗过失造成的一切不良后果都属于医疗缺陷。医疗缺陷是医疗问题、缺点、差错和事故的总称,多发生在检诊、用药、手术、抢救、医院感染、病历书写等环节。

医疗缺陷控制的重点是医疗核心制度、围手术期管理制度的落实和诊疗操作常规的执行。下列情况如:三级查房不能保证查房次数和质量;首诊负责制、会诊、值班、交接班制度执行不到位;死亡病例讨论、疑难危重病例讨论、术前讨论未按规定落实;医嘱、病历质量欠缺;患者知情同意书缺项,遗失标本、误送报告等,均属于医疗缺陷。

医疗质量管理委员会负责对全院医疗缺陷管理工作进行检查和考核。各科室成立医疗护理质量管理小组,组织科室医疗缺陷管理工作具体实施。各临床、医技科室行政主任为科室医疗缺陷管理第一责任人。通过开展现场检查、医疗终末质量管理、下发《医疗缺陷整改通知书》等方式进行医疗缺陷管理。建立医疗缺陷管理档案,记录全院个人医疗缺陷和奖惩情况。医疗缺陷认定结果与科室评优和科主任考核挂钩,与医师个人绩效挂钩。

三、优化业务流程

通过对医院原有业务流程的重新规划,包括进行相应的资源结构调整和人力资源结构调整,将以职能为中心的传统医院转变为以流程为中心的新型流程向导型医院。

门诊是医院面向社会的窗口,是患者集中且流量最大的部门。现行的门诊流程基本是以医务人员为中心的工作流程,"患者围着医生转,检查围着设备转,一切围着收费转",流程设计在给患者就诊带来诸多不便的同时也影响到医院服务质量和工作效率。门诊业务流程优化是当前各医院实施流程改造的重点。

随着信息网络、人工智能和数字化等技术的发展,医疗质量管理也将走向数字化管理;医院走向以临床信息系统为应用核心的数字化医院,从管理信息系统(MIS)转向临床信息系统(CIS),实施电子病历(Computer Based Patient Records,CPR)系统,数字化管理将成为医院业务流程再造和医疗质量管理的基础。

四、病案与医疗评价

病案是指医务人员记录疾病诊疗过程的文件,连续完整地记录了患者的病情变化、诊疗过程、治疗效果及最终转归,是医疗、教学、科研的基础资料,是考查医疗质量、人员素质和医院管理水平的重要依据。按照国家卫生主管部门对病案管理工作的要求,所有在医院就诊的患者(包括门诊患者)都应建立完整的病案。住院病案原则上永久保存。对有价值的病案,如医教研典型病案、疑难病例、典型病例、罕见病例或者终身难治的病案应长期保存。很多医院建立了电子病案系统,不仅包括了纸质病案的内容,还包括声像、图文等信息,实现了数据网络传输处理、诊疗支援、计算机统计分析等功能。电子病历要求数据的安全与完整,以防止重要的数据信息泄漏。

我国现有医院的病案管理多数与医院统计、医院计算机网络管理结合形成信息科。医院有病案质量管理委员会,由各临床科主任或高年资主治医师、护理部主任、医务科科长、病案科科长、病案质量控制师等组成,全面掌握本院病案质量的好坏,定期组织病案分析。

医疗评价就是以临床医疗科室为单位,对一个时期内出院患者的诊疗工作情况和医疗效果所做的检查和评价。医疗评价是比较经典的医疗质量控制方法,它有两种形式,即病例评价法和统计指标评价法,前者是对个案的典型评价,后者注重病例评价和统计分析相结合。评价的信息和数据来自病案。

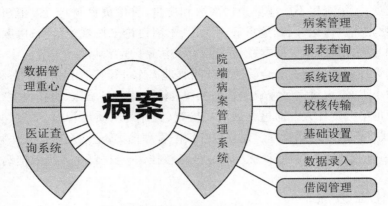

图 10.1　病案管理

　　最初的医疗评价是通过对病案、记录资料、治疗经过和效果的检查、讨论,进行医疗质量分析,往往只能对部分重点病例加以讨论分析。随着医疗统计的出现,医疗评价逐渐将病案讨论与医疗指标的统计分析结合起来。日本三藤宽氏提出的 13 项医疗统计评价指标,作为医疗服务最终产物——健康结果(Health Outcome)的改善,已成为近年来医院质量评价的焦点。评价中常用的指标仍是患病率、死亡率、合并症发生率、医疗失误及住院天数等。

知识拓展

日本三藤宽氏提出的 13 项医疗统计评价指标

　　① 平均病床利用率;② 病床周转率;③ 平均住院日数;④ 手术麻醉死亡率;⑤ 院内分娩死亡率;⑥ 手术后死亡率;⑦院内新生婴儿死亡率;⑧ 尸检率;⑨ 会诊率;⑩ 院内感染率;⑪ 合并症发生率;⑫ 不需要手术率;⑬ 诊疗协议会次数。

知识拓展

国际疾病分类(ICD-11)

　　国际疾病分类(International Classification of Diseases,ICD),是依据疾病的某些特征,按照规则将疾病分门别类,并用编码的方法来表示的系统。目前是第 11 次修订本。

　　ICD 分类依据疾病的 4 个主要特征,即病因、部位、病理及临床表现。每一特征构成了一个分类标准,形成一个分类轴心,是一个多轴心的分类系统。ICD 分类的基础是对疾病的命名,疾病又是根据其内在本质或外部表现来命名的,分类与命名之间存在一种对应关系。当对一个特指的疾病名称赋予一个编码时,这个编码就是唯一的,且表示了特指疾病的本质和特征,以及它在分类里的上下左右联系。

　　ICD 使得疾病名称标准化、格式化。这是医学信息化、医院信息管理等临床信息系统的应用基础,使得疾病信息得到最大范围的共享,可以反映国家卫生状况,还可作为医学科研和教学的工具和资料。ICD是医院医疗和行政管理的依据。疾病分类是医疗经费控制的重要依据之一。

五、患者满意度评价

患者满意度是社会及患者对医院提供的医疗质量公信度的客观评价和衡量标准。它反映了患者就医的主观感受,同时患者满意度也和其他的医疗服务产生紧密联系,如医疗投诉、患者回头率等。患者的满意情况在提高医院社会声誉和增加经济收入方面起着重要作用。

医院运用科学的方法,调查测量和分析患者对医院技术或服务的满意度,并据此不断改进和完善医院的医疗技术、服务质量和组织文化。医疗服务满意度的测量已成为医疗服务效果评价中最直接、应用最广泛的评价内容之一。

患者满意度收集数据的主要方法有:自填问卷、直接观察、参与观察、电话或信函调查、专题组访谈、半结构访谈、结构访谈、开放式访谈、特殊事件访谈和内容分析(投诉信或感谢信)等。这些方法可以结合在一起使用。调查表是常用的方法,但调查表必须经过周密的设计,调查时间的确定也很重要。要避免调查表的测量误差,就必须保证其信度和效度。调查应注意既要全面深入,又要简捷方便,因此,问卷经常使用选择题,辅以开放问题。在对患者调查的时间选择上最好是在患者接受完服务,即将离开医院之时,减少患者的不必要顾虑。在调查员的选择上,必须强调调查员代表调查组织者的观点和利益。新一轮的医院评审工作改变了常规的满意度调查方式,由第三方在患者出院后采用邮寄等方式进行问卷调查,结果更能真实反映患者的期望与需求。

六、医院外部评价和质量体系认证

医院外部评价指对医院的评价来自政府和社会第三方机构等方面。

2011年原卫生部印发《医院评审暂行办法》,制定《三级综合医院评审标准(2011年版)》等10个等级或类别的医院标准及实施细则;2016年原国家卫生计生委印发《医疗质量管理办法》,同时发布实施临床诊疗及医疗技术规范以及涵盖医疗机构、临床专科、重点病种及医疗技术的质量控制指标等文件,逐步建立健全了医院评价标准体系,促进医院管理、医疗质量管理工作步入制度化、法治化管理轨道。

目前第三方评价开展的主要形式包括:

(一)行业协会开展的第三方评价

如中国整形美容协会制定的"医疗美容机构评价标准",中国非公立医疗机构协会面向会员单位开展的社会信用评价与服务能力星级评审的"双评"工作等。

(二)大学和研究机构推出的排行榜形式的第三方评价

如复旦大学医院管理研究所从2010年开始,每年推出上一年度的《中国医院专科声誉排行榜》和《中国医院排行榜》,在业内产生较大影响。中国医学科学院医学信息研究所自

2012 年开始，每年推出《中国医院科技影响力排行榜》。

（三）国外相关机构开展的第三方评价

2000 年开始，ISO 9000 系列认证进入我国。随后美国医疗机构评审联合委员会国际部（JCI）、英国保柏集团（Bupa）、德国透明质量管理认证委员会（KTQ）、挪威船级社（DNV）、澳大利亚医疗服务标准委员会（ACHS）、德国莱茵 SQS 国际服务品质认证等纷纷进入我国。

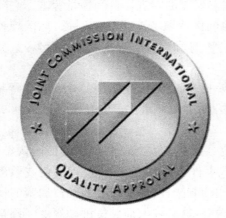

Organization Accredited
by Joint Commission International

图 10.2 JCI 认证标志

质量体系认证已成为当代各行业与国际标准接轨、实现现代化质量管理的基本制度。医院质量认证的真实含义就是要求医院把日常的医疗行为、医院管理活动标准化、规范化。医院实施质量认证不仅有利于转变管理者的角色，强调医务工作的团队合作精神，也有利于提高医院质量管理的能力，降低医疗成本，实现"优质、低耗、高效"的管理目标，更重要的是为医院从传统的经验管理向现代化的科学管理转变创造了条件。

ISO 9000 族标准是国际标准化组织所制定和颁布的质量管理体系的通用要求和指南，得到了世界各国的普遍采用，已被视为通向国际市场的"通行证"。目前，国内已有多家医院相继通过认证。医院要加强质量管理、开拓国际市场，就需要引入这种先进的管理思想与方式，以建立医疗质量保证体系。

JCI 是国际医疗卫生机构认证联合委员会（Joint Commission on Accreditation of Healthcare Organizations 简称 JCAHO）用于对美国以外的医疗机构进行认证的附属机构，专门为美国以外的国际医院做国际医院质量资质认证。JCI 评审的标准是依据国际公认的标准来衡量医院品质的结构、过程及结果，强调患者安全及持续质量改善，可帮助医疗服务提供者提升其医疗质量保证医疗安全。

第四节 医院感染管理

一、医院感染的定义

医院感染是指患者在入院时不存在，也不处于潜伏期而在医院内发生的感染，同时也包括在医院内感染而在出院后才发病的患者。

医院感染的对象包括住院患者、医院工作人员、门急诊就诊患者、探视者和患者家属等，这些人在医院的区域里获得感染性疾病均可以称为医院感染，但由于就诊患者、探视者和患者家属在医院的时间短暂，获得感染的因素多而复杂，常难以确定感染是否来自医院，故实际上医院感染所指的对象主要是住院患者和医院工作人员。

二、医院感染的分类与鉴别

（一）按病原体分类

可将医院感染分为细菌感染、病毒感染、真菌感染、支原体感染、衣原体感染及原虫感染等，其中细菌感染最常见。

（二）按病原体来源分类

（1）内源性感染，又称自身感染，是指患者在医院内遭受自身固有病原体侵袭而发生的医院感染。病原体为寄居在患者体内的菌群，通常是不致病的，当个体的免疫功能受损或抵抗力下降时则会成为致病菌发生感染的条件。

（2）外源性感染，又称交叉感染，是指患者在医院内遭受非自身固有的病原体侵袭而发生的感染。病原体来自患者身体以外，包括从其他个体和通过物品、环境传播而引起的间接感染。

（三）按感染部位分类

按感染的器官和部位可分为呼吸系统医院感染、手术部位医院感染、泌尿系统医院感染、血液系统医院感染、皮肤软组织医院感染等。

（四）医院感染诊断鉴别

1. 属于医院感染的情况

（1）无明确潜伏期的感染，规定入院 48 小时后发生的感染为医院感染；有明确潜伏期的感染，自入院时起超过平均潜伏期后发生的感染为医院感染。

（2）本次感染直接与上次住院有关。

（3）在原有感染基础上出现其他部位新的感染（除外脓毒血症迁徙灶），或在原感染已知病原体基础上又分离出新的病原体（排除污染和原来的混合感染）的感染。

（4）新生儿在分娩过程中和产后获得的感染。

（5）由于诊疗措施激活的潜在性感染，如疱疹病毒、结核杆菌等的感染。

（6）医务人员在医院工作期间获得的感染。

2. 不属于医院感染的情况

（1）皮肤黏膜开放性伤口只有细菌定植而无炎症表现。

（2）由于创伤或非生物性因子刺激而产生的炎症表现。

（3）新生儿经胎盘获得（出生后 48 小时内发病）的感染，如单纯疱疹、弓形体病、水痘等。

（4）患者原有的慢性感染在医院内急性发作。

三、医院感染管理机构

医院感染管理是各级卫生行政部门、医疗机构及医务人员针对诊疗活动中存在的医院

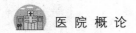医 院 概 论

感染、医源性感染及相关的危险因素进行的预防、诊断和控制活动。

原卫生部发布《医院感染管理办法》规定:住院床位总数在 100 张以上的医院应当设立医院感染管理委员会和独立的医院感染管理部门。住院床位总数在 100 张以下的医院应当指定分管医院感染管理工作的部门。其他医疗机构应当有医院感染管理专(兼)职人员。

医院感染管理委员会由医院感染管理部门、医务部门、护理部门、临床科室、消毒供应室、手术室、临床检验部门、药事管理部门、设备管理部门、后勤管理部门及其他有关部门的主要负责人组成,主任委员由医院院长或者主管医疗工作的副院长担任。

医院应按每 200～250 张实际使用病床,配备 1 名医院感染专职人员。专职人员应接受监测与感染控制知识、技能的培训,考试合格并取得岗位培训证书,方可上岗。

四、医院感染监测

医院感染监测是指长期、系统、连续地收集、分析医院感染在一定人群中的发生、分布及其影响因素,并将监测结果报送和反馈给有关部门和科室,为医院感染的预防、控制和管理提供科学依据。

医院感染监测方法根据监测范围,分为全院综合性监测和目标性监测。

(1) 全院综合性监测,是指连续不断地对所有临床科室的全部住院患者和医务人员进行医院感染及其有关危险因素的监测。

(2) 目标性监测,是指针对高危人群、高发感染部位等开展的医院感染及其危险因素的监测,如重症监护病房医院感染监测、新生儿病房医院感染监测、手术部位感染监测、抗菌药物临床应用与细菌耐药性监测等。

医院要建立医院感染监测和通报、报告制度。及时诊断医院感染病例,分析发生医院感染的危险因素,采取针对性的预防与控制措施。医院经调查证实,发生 5 例以上医院感染暴发;由于医院感染暴发直接导致患者死亡或导致 3 人以上人身损害后果时,应当于 12 小时内向所在地的县级地方人民政府卫生行政部门报告,并同时向所在地疾病预防控制机构报告。发生 10 例以上的医院感染暴发事件;发生特殊病原体或者新发病原体的医院感染;可能造成重大公共影响或者严重后果的医院感染,应当于 2 小时内报告。

国家《预防与控制医院感染行动计划(2012 — 2015 年)》要求,到 2015 年建立符合我国国情的医院感染监控体系,初步形成国家、省级、医疗机构三级医院感染监控网络。

五、医院感染控制

医院感染控制的方法主要是采取消毒、隔离、净化媒介因素和易感人群等相应的措施。主要任务有:

(1) 重点部门和重点环节管理。医院感染管理的重点部门包括重症医学科(监护病房)、手术室、血液透析室、消毒供应中心、新生儿室、产房、内镜室、口腔科和导管室等。重点环节有各种插管、注射、手术、内镜诊疗操作等。

(2) 建立完善的规范和技术标准等,制定并落实符合本单位工作实际的标准操作规程(SOP)。

（3）加强清洁、消毒灭菌、隔离、医务人员手卫生以及医院感染监测等工作。

（4）多重耐药菌医院感染预防与控制。认真落实抗菌药物临床合理使用的有关规定，加强多重耐药菌监测工作，降低多重耐药菌医院感染。

（5）开展人员培训、指导评估、督导考核等。

知识拓展

医院感染的危害

医院感染的危害不仅表现在增加患者发病率和病死率，增加患者的痛苦及医务人员工作量，降低病床周转率方面，还给患者及社会造成重大的经济损失。据报道，医院感染造成的额外病死率为 4‰～33‰。据报道，美国每年发生医院感染超过 200 万例，引起 40 亿美元的额外费用和 8 万病例死亡；英国估计每年发生 10 万例医院感染，造成 5 000 病例死亡，额外支出 16 亿欧元。

知识拓展

手卫生的重要性

大量资料显示，保持手卫生是有效预防控制病原体传播，从而降低医院感染发生率的最基本、最简单且行之有效的手段。有文献报道，在一般护理操作中，手部细菌污染数量一般为 $(103～105)$ cfu/cm^2；工作繁忙时，手部细菌量成倍增加，护士为患者吸痰手沾细菌达 106 cfu/cm^2，给患者清洗会阴手污染细菌多达 1010 cfu/cm^2 以上。医护人员接触患者或污染后未洗手，其细菌总数超标率为 100%，ICU 工作人员中革兰阴性杆菌携带率可达 80% 以上。1/3 的医院感染可通过严格的手卫生来得到有效控制，用肥皂洗手后医护人员手部菌量比操作中手部的带菌量下降了 65%～84%，而且洗手次数越多手部细菌减少越明显，因此重视手卫生是控制医院感染的关键。

知识拓展

原卫生部医院感染监控协调小组提出以下合理使用抗生素的建议（节选）

① 病毒性感染或病毒感染可能性较大的患者，一般不使用抗生素。

② 对发热原因不明，且无可疑细菌感染征象者，不宜使用抗生素。对病情严重或细菌性感染不能排除者，可针对性地选用抗生素，并密切注意病情变化，一旦确认为非细菌性感染者，应立即停用抗生素。

③ 凡怀疑细菌感染的病例，应力争在使用抗生素前按疾病诊疗常规采集标本（包括血、痰、尿、脓汁、咽拭子及各种体腔液标本等），进行细菌培养和体外药敏试验。

④ 根据细菌学检查结果，结合临床选用敏感的抗生素，或对原来使用的抗生素进行必需的调整。

⑤ 联合使用抗生素应有严格的指征。

⑥ 要避免外用青霉素类、头孢菌素类及氨基糖苷类抗生素；对眼科、耳鼻喉科、外科、妇产科及皮肤科使用的外用抗生素也应严格管理，掌握适应症，避免滥用。

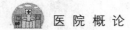 医 院 概 论

⑦ 细菌性感染所致发热，经抗生素治疗体温正常、主要症状消失后，及时停用抗生素，但败血症、骨髓炎、细菌性心内膜炎、化脓性脑膜炎、伤寒、慢性肾盂肾炎、弥漫性腹膜炎、急性梗阻性化脓性胆管炎、结核及某些重症感染可视情况而定。

⑧ 一般情况不因预防目的而使用抗生素。

⑨ 必须认识到人体免疫力的重要性，强调综合治疗，不要过分依赖抗菌药物。

思 考 题

（1）简述医疗质量的概念。

（2）患者医疗质量控制与医疗评价的内容。

（3）患者满意度的主要环节有哪些？

（4）医院感染控制的方法和主要任务是什么？

（5）手卫生有何重要性？

第十一章　医　疗　安　全

◆ **本 章 提 要** ◆

　　医疗安全是指医院在实施医疗保健过程中,患者不发生法律和医疗规范允许范围以外的心理、机体结构或功能损害、障碍、缺陷或死亡。

　　医疗事故是指医疗机构及其医务人员在医疗活动中,违反医疗卫生管理法律、行政法规、部门规章和诊疗护理规范、常规,因过失造成患者人身损害的事故。医疗事故分为四级。

　　医疗差错是指发生了诊疗护理过失,未给患者造成不良后果,或给患者造成一定的痛苦、延长了治疗时间、增加了不必要的经济负担等,但后果较轻,不构成医疗事故的医疗过失。医疗差错按不良后果的程度,又分为严重差错和一般差错。

　　医疗事故鉴定部门为县级以上医学会。

　　医疗纠纷是指在医院诊疗活动中,医患双方对医疗服务行为或诊疗后果的合理性存有分歧,一般是患者方面提出追究责任或赔偿损失要求,需要经过医院内部组织调解或医院外部行政、法律的调解或裁决,才可解决的医患矛盾。

　　过度医疗是指医疗机构或医务人员在医疗过程中,不恰当、不规范甚至不道德,脱离患者病情实际需求而进行的检查、治疗等医疗行为。包括过度检查、过度治疗。

　　医疗陷阱是指合法或非法的医疗行为人,利用广告、推销、试用、体验、诱骗等手法,虚假宣传或刻意夸大药品、器械、治疗手段等的疗效,引导患者使用其产品、接受治疗、参与医疗活动或医学实验,以获取非法或不合理经济或其他利益的行为。

第一节　医疗安全概念与管理

一、医疗安全概念

　　医疗安全是指医院在实施医疗保健过程中,患者不发生法律和法规允许范围以外的心理、机体结构或功能损害、障碍、缺陷或死亡。相应地,患者在医院医疗过程中,凡是由于医疗系统的低能状态或医疗管理过失等原因而给患者造成允许范围以外的心理、机体结构或

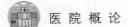

功能上的障碍、缺陷或死亡,均属医疗不安全。现代社会更加重视个人信息保护,医疗过程中忽视患者隐私权,过度暴露患者个人敏感信息会造成的一系列问题,严重时也是一种医疗不安全的表现。

医疗安全或不安全是相对的,不同时期,不同的主客观条件有不同的标准,在评价医疗安全与不安全时,不能超越当时所允许的范围和限度,如限于当时的医疗技术水平和客观条件,发生难以预料的意外或难以避免的后遗症时,不能认为是医疗不安全。

医疗安全直接影响社会与经济效益。医疗不安全会导致患者病程延长和治疗方法复杂化等后果,不仅增加医疗成本和经济负担,有时还导致医疗事故引发纠纷,影响医院的社会信誉和形象。

二、医疗安全管理

医院安全是医院管理的永恒主题,医疗安全是医院安全的核心。医疗安全管理是指为了预防和减少不良因素对医疗服务质量的影响,防止医疗不安全事件的发生而采取的医疗服务管理措施。医疗安全管理涉及医院所有工作环节和流程,主要包括诊疗、护理、医技、药品、器械、血液、物品、环境等。

影响医疗安全的因素很多,可以分为医源性和非医源性两类。医源性因素主要是指因医务人员的言语和行为不当或过失而给患者造成不安全感或不安全结果,包括医务人员责任心不强,医疗技术水平低下、经验不足或协作不好等因素。非医源性因素包括药品、环境和患者等方面的因素。如用药不当、院内感染、食品污染、射线损伤等,也包括患者干扰或破坏正常医疗过程的行为所造成的医疗不安全后果。

加强医疗安全管理,需要重视做好以下工作:

(一)医疗安全管理体制建设

医疗机构负责人是医疗安全工作的第一责任人,医疗机构应建立院级专门负责医疗安全的职能部门,如医患关系科,或在医务处配备专职管理人员负责医疗安全管理工作。临床、医技、后勤等科室的负责人对科室医疗安全负责。医院要制定医院安全管理的制度措施和医院安全突发事件的应急处置预案。

(二)核心制度和诊疗规范建设与执行

医疗安全是建立在严格执行医疗质量管理核心制度和诊疗规范基础上的,医院应该加强制度建设,对医务人员进行基础知识、基本理论和基本技能的训练,使医务人员注重医患沟通、防范医疗风险,自觉做到依法行医、规范服务。

(三)日常医疗管理和监督检查

一是落实逐级责任制,使医疗安全的责任落实到每一个岗位和每一位员工。二是医院对科室的绩效考核重点在于医疗质量和安全,合理配置人员和设施,病区不得过度加床。三是加强医疗质量检查和考核奖惩。

（四）重点部位和重点环节的管理

医疗风险较高的科室和部门主要有：临产室、新生儿室、手术科室、重症医学科、血液透析室、高压氧治疗室、供应室等。医疗安全的重点环节有：围产期、围手术期安全管理，手术分级管理，医疗技术准入，关键流程的患者识别措施，危急值报告，实验室安全管理，辅助科室患者抢救，抗菌药物合理应用，临床用血安全，医院感染控制和突发事件应急处置等。

（五）医疗纠纷调处机制建设

着力于构建和谐医患关系，建立健全医患沟通制度、分级预警和投诉处理制度、医患沟通评价制度、医疗服务信息公开制度、医疗安全事件报告机制和应急处置机制，有效防范和及时化解医患矛盾纠纷。

第二节　医疗事故与医疗差错

一、医疗事故与医疗差错的定义

《医疗事故处理条例》规定：医疗事故是指医疗机构及其医务人员在医疗活动中，违反医疗卫生管理法律、行政法规、部门规章和诊疗护理规范、常规，因过失造成患者人身损害的事故。

医疗差错是指发生了诊疗护理过失，未给患者造成不良后果，或给患者造成一定的痛苦、延长了治疗时间、增加了不必要的经济负担等，但后果较轻，不构成医疗事故的医疗过失。

医疗差错按不良后果的程度，又分为严重差错和一般差错。医疗事故的后果必须达到一定的严重程度，如残废、伤残、组织器官损伤导致功能障碍，对于没有达到事故程度的医疗过失，均应认定为医疗差错。换言之，医疗差错与医疗事故的特征基本相同，两者之间的唯一区别是损害后果程度上的差异。

医疗事故根据对患者人身造成的损害程度分为四级：

一级医疗事故：造成患者死亡、重度残疾的。

二级医疗事故：造成患者中度残疾、器官组织损伤导致严重功能障碍的。

三级医疗事故：造成患者轻度残疾、器官组织损伤导致一般功能障碍的。

四级医疗事故：造成患者明显人身损害的其他后果的。

二、医疗事故的认定条件

认定医疗事故必须同时具备下列条件：

（1）医疗事故的主体是合法的医疗机构及其医务人员。

（2）医疗机构及其医务人员违反了医疗卫生管理法律、法规和诊疗护理规范、常规。

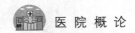

（3）医疗事故的直接行为人在诊疗护理中存在主观过失。

（4）患者存在人身损害后果。

（5）医疗行为与损害后果之间存在因果关系。

只有同时符合以上条件的情况才属于医疗事故，而下列情况不属于医疗事故：

（1）在紧急情况下为抢救垂危患者生命而采取紧急医学措施造成不良后果的。

（2）在医疗活动中由于患者病情异常或者患者体质特殊而发生医疗意外的。

（3）在现有医学科学技术条件下，发生无法预料或者不能防范的不良后果的。

（4）无过错输血感染造成不良后果的。

（5）因患方原因延误诊疗导致不良后果的。

（6）因不可抗力造成不良后果的。

三、医疗意外、并发症和后遗症

医疗事故后果严重，需与医疗差错、医疗意外、并发症和后遗症等概念加以区别。

（一）医疗意外

医疗意外是指在医疗过程中，由于无法抗拒的原因，使患者出现了难以预料和防范的不良后果，包括死亡、残疾或者功能障碍等。

医疗意外多是由于患者自身体质的特殊性与特殊病种结合在一起发生的，医务人员根据当时的情况，对可能出现的不良后果无法预料，不属于医务人员的过失所至。对于医疗意外，医疗机构不承担责任。

（二）并发症

若一种疾病在发展过程中引起另一种疾病或症状的发生，后者即为前者的并发症。如消化性溃疡可能有幽门梗阻、胃穿孔或大出血等并发症。

并发症的基本特征：后一种疾病的发生是由前一种疾病引起的；前后疾病之间不具有必然的因果关系，后一种疾病的出现属偶发事件；不是因医务人员的过失所致。

对于并发症的出现，判断医务人员有无过错主要看医务人员是否尽到了风险预见、风险告知、风险防范和医疗救治义务。医务人员应当将患者的病情、医疗措施、医疗风险等如实告知患者。如果应当预见而未能预见，或告知不全，或未能采取措施防止并发症的发生及扩大，则构成医疗过错。但对已经充分注意并采取预防措施仍难以避免的并发症，医务人员无需承担责任。

（三）后遗症

疾病好转或治愈后遗留下来的组织、器官缺损或功能障碍称为后遗症。如小儿麻痹后的下肢瘫痪。后遗症不属于医疗事故。

四、医疗事故和医疗差错的处理

（一）事件报告与处置

发生医疗事故或事件（包括科室处理不了的纠纷和可能的医疗差错），当事人员应将真实情况主动汇报给科主任，科主任应积极了解情况，尽量使其在科室内解决，科室内解决不了的应立即向医务科报告，并将医疗事件发生过程形成书面材料，医务科接到报告后，应立即调查、核实，将有关情况如实向主管院长报告，并向患者进行通报和解释。对重大医疗过失，医院应在 12 小时内向所在地卫生行政部门报告。

若发生或发现医疗过失行为，科室应立即采取有效措施，避免或者减轻对患者身体健康的损害，防止损害扩大。对可能构成医疗事故的医疗过失，死亡病例讨论记录、疑难病例讨论记录、上级医师查房记录、会诊意见、病程录等相关病历应立即交送医务科，按规定封存或启封。对疑似因输液、输血、注射、药物等引起的不良后果，医院应与患者共同对现场实物进行封存或启封。对于死亡的患者，若死者家属不同意尸检，应由家属签字。存在医疗事故争议，应由医患双方协商解决，需要进行医疗技术鉴定的，由双方共同委托医疗事故鉴定委员会鉴定。

发生医疗差错或医疗事故后牵涉赔偿的，医患双方可以协商解决，一方不愿协商或协商不成的，可以申请行政调解，也可以直接诉讼法院调解或判决。

（二）对责任人的处理

医疗机构发生医疗事故的，由卫生行政部门根据医疗事故等级和情节，给予相应处分，情节严重的，责令其限期停业整顿，特别严重的由原发证部门吊销其执业许可证。对负有责任的医务人员应依照《刑法》关于医疗事故罪的规定，依法追究刑事责任；尚不构成刑事处罚的，应依法给予行政处分或者纪律处分。对发生医疗事故的有关医务人员，除依照前款处罚外，卫生行政部门可以责令暂停其 6 个月以上 1 年以下的执业活动，情节严重的，吊销其执业证书。《刑法》关于医疗事故罪的规定要求"医务人员由于严重不负责任，造成就诊人死亡或者严重损害就诊人身体健康的，处 3 年以下有期徒刑或拘役"。

医疗差错的处理由各医疗机构依照内部管理规定进行，根据差错的性质、造成损害程度等，对责任科室和责任人进行处理。

（三）赔偿的费用

医疗事故和差错的赔偿即可由医患双方协商解决，也可由卫生行政部门调解处理，还可通过民事诉讼途径解决。

医疗事故赔偿应当考虑下列因素确定具体赔偿数额：① 医疗事故等级；② 医疗过失行为在医疗事故损害后果中的责任程度；③ 医疗事故损害后果与患者原有疾病之间的关系。医疗事故赔偿的项目包括：医疗费、误工费、住院伙食补助、陪护费、残疾生活补助、残疾用具费、丧葬费、被扶养人生活费、交通费、住宿费、精神损害抚慰金等。每一项目的计算方法在《医疗事故处理条例》中均有具体规定。

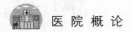

对于已发生的医疗事故或医疗差错,根据其性质和情节轻重程度,在给予当事人行政处分和经济处罚的基础上,对于赔偿金额,有的医院要求由责任人须负担一定比例,有的医院要求由责任人全部承担。

第三节　医疗事故鉴定与诉讼

医疗事故鉴定有利于查清医疗行为是否存在过错、与患者损害后果之间是否存在因果关系,有利于解决医疗纠纷。

一、医疗事故技术鉴定

医疗事故技术鉴定部门为县级以上医学会。

鉴定可以通过下列方式提起:医患双方委托医疗机构所在地负责首次医疗事故技术鉴定工作的医学会,进行医疗事故技术鉴定。

医学会应当自接到双方当事人提交的有关医疗事故技术鉴定的材料、书面陈述及答辩之日起 45 日内组织鉴定并出具医疗事故技术鉴定书。任何一方当事人对首次医疗事故技术鉴定结论不服的,可以自收到首次医疗事故技术鉴定书之日起 15 日内,向原受理医疗事故争议处理申请的卫生行政部门提出再次鉴定的申请,或由双方当事人共同委托省、自治区、直辖市医学会组织再次鉴定。

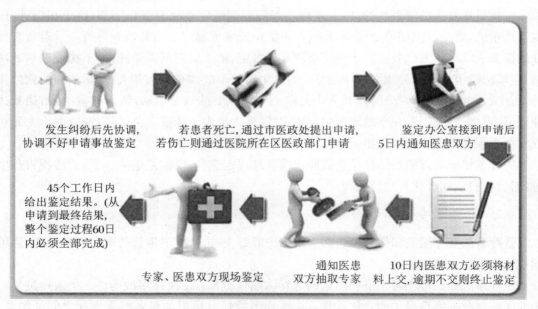

图 11.1　医疗事故鉴定流程

二、医疗事故司法鉴定

司法鉴定是指在诉讼活动中鉴定人运用科学技术或者专门知识对诉讼涉及的专门性问题进行鉴别和判断并提供鉴定意见的活动。或者说,司法鉴定是指在诉讼过程中,法院或者当事人委托鉴定机关针对案件中的专门性问题,由鉴定机构运用专业知识和技术做出鉴别和判断的活动。医疗事故司法鉴定包括法医类鉴定、物证类鉴定、声像资料鉴定等。

三、医疗事故的法律诉讼

医疗机构接到人民法院的通知、起诉传票及患方起诉书后,职能部门应当组织当事科室相关人员与律师进行开庭前的准备,包括针对原告的起诉要点讨论、分析医疗机构是否存在问题,准备答辩状,提交相关证据(病历、相关教科书、文献)、提交医疗事故鉴定申请书等工作。

进入诉讼程序后主要由律师进行代理,一般由相关科室的专家和律师共同担任诉讼代理人并一起出庭,专家对专业问题进行答辩,有利于帮助法官和律师了解医学专业问题,同时负责向法官提供相关的资料(教科书、文献等)。

知识拓展

举 证 责 任

2002 年 9 月 1 日国务院制定的《医疗事故处理条例》将医疗事故民事责任归属于民法上的侵权责任。2002 年 4 月 1 日《最高人民法院关于民事诉讼证据的若干规定》第四条规定,因医疗行为引起的侵权诉讼,由医疗机构就医疗行为与损害结果之间不存在因果关系及不存在医疗过错承担举证责任。最高人民法院这一司法解释将过错推定原则作为医疗事故民事责任的归责原则,明确了在医疗事故纠纷案件中实行举证责任倒置。但在 2010 年 7 月 1 日实施生效的《侵权责任法》中再次调整了医患双方的举证责任。《侵权责任法》第七章规定举证责任一般情况下由患者及其家属承担,仅在三种情况下(即院方违反法律、行政法规、规章以及其他有关诊疗规范的规定,隐匿或者拒绝提供与纠纷有关的病历资料,伪造、篡改或者销毁病历资料)才推定是院方的过错。因此,当前医患纠纷中的举证责任实际上已经部分转移至患方。

第四节 医 疗 纠 纷

一、医疗纠纷的概念

医疗纠纷是指医患双方因诊疗活动而引发的争议。在诊疗活动中,医患双方对医疗服务行为或诊疗后果的合理性存在分歧,一般是患者方面提出追究责任或赔偿损失要求,需要

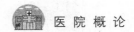

经过医院内部组织调解或医院外部行政、法律的调解或裁决,才可解决的医患矛盾。

医疗纠纷产生的原因通常是因医务人员在诊疗护理过程中出现过错和过失,造成对患者的伤害而导致患者的不满意。但也存在医方在医疗活动中并没有任何疏忽和失误,仅仅是由于患者单方面的不满意导致的纠纷。这类纠纷多因患者缺乏基本的医学知识,对正确的医疗处理、疾病的自然转归和难以避免的并发症以及医疗中的意外事故不理解所致,也不排除因患者毫无道理的责难所致。

医疗纠纷可分为医源性纠纷和非医源性纠纷:前者是指因违反医疗卫生管理法律、行政法规、部门规章规定的诊疗护理规范、常规,过失而造成患者人身损害事故所致的纠纷。后者多是因患者或家属缺乏医学知识和对医务人员服务态度等不满所致的纠纷。

二、医疗纠纷的处理

2018 年 6 月 20 日国务院颁布《医疗纠纷预防和处理条例》,要求处理医疗纠纷,应当遵循公平、公正、及时的原则,实事求是,依法处理。

发生医疗纠纷,医患双方可以通过下列途径解决:

(1) 双方自愿协商。

(2) 申请人民调解。

(3) 申请行政调解。

(4) 向人民法院提起诉讼。

(5) 法律、法规规定的其他途径。

发生医疗纠纷,医疗机构应当告知患者或者其亲属下列事项:

(1) 解决医疗纠纷的合法途径。

(2) 有关病历资料、现场实物封存或启封的规定。

(3) 有关病历资料查阅、复制的规定。

(4) 患者死亡的,还应当告知其亲属有关尸检的规定。

医疗纠纷一旦发生,应争取在科室内解决。可能是医疗事故或重大医疗纠纷者,责任科室应同时向医务科报告,并按重大医疗事故及纠纷应急预案处理。科室内不能解决的纠纷,应由医务科会同责任科室和相关部门解决,医务科同时向分管副院长和/或院长汇报,可能是医疗事故或重大医疗纠纷的要同时向当地卫生行政管理部门汇报。医院无法解决的医疗纠纷,应申请通过当地卫生行政部门帮助协调解决,或建议患者和/或其代理人按法定程序进行医疗事故鉴定。

医疗纠纷的处理一般程序包括:

(一)患方投诉

当患方(患者及其家属)对医疗过程、结果有异议时,可以与临床医师及科室领导沟通,也可以向门诊部、医务处(科、部)、医患关系办公室等职能部门或院领导投诉。投诉方式可以是口头或者书面。

(二)院方接待

对于简单投诉,临床科室或职能部门应认真、快速、负责任地处理,避免问题升级。对于复杂或争议较大的医疗纠纷,应及时向主管医疗纠纷处理工作的职能部门移转相关材料和投诉信息,使医疗纠纷进入规范的处理程序。

（三）处理程序

1. 做好投诉接待记录

包括患者基本情况、反映相关科室和个人的主要问题、投诉要求等。妥善保存患方提供的相关证明资料。向患方提供《医疗纠纷告知书》,说明医疗纠纷的解决途径、流程以及答复时间。

2. 汇总分析问题,与患方沟通

根据投诉内容向相关科室负责人及当事医务人员了解情况,收集诊断治疗相关资料,在认真分析问题性质基础上,形成纠纷的处理意见,与患方进行沟通,争取达成共识。

3. 保存医疗纠纷所涉及的证据

包括病历、护理记录、实物、X光片等,应患方要求或主动向患方建议封存病历,封存病历可以是复印件,也可以是原件。对于涉及患者死亡的医疗纠纷,职能部门应当向患者亲属提出尸检建议,告知其有要求尸检的权利。尸检应当在患者死亡后48小时内进行,对于具备尸体冻存条件的,尸检可延长至死亡后7日内。

4. 医院内部调查

当事医务人员或相关人员应整理有关事件经过,书写病历摘要或诊疗经过。医院组织相关人员就患方投诉所涉及问题进行科学、客观、认真的分析讨论,明确诊疗过程中存在的问题及处理意见。职能部门对医疗纠纷可以进行必要调查,包括咨询相关临床专家和法律顾问(律师等)。

5. 医疗服务质量管理委员会提出结论性意见

医疗服务质量管理委员会讨论分析并做出医疗行为是否存在过错的结论性意见。结论性意见一般在患者投诉书提出之日起30～60日内做出,并送达患方。结论性意见不是医疗事故技术鉴定。患方仍有权利申请医疗事故技术鉴定。

6. 医患双方的和解

医患双方通过沟通,遵循合法、合理的原则,互谅互让,达成一致和解意见。应当签订一式两份的协议书,由医患双方签字盖章(和解协议书最好经法院出具调解书)。

7. 第三方调解

目前社会上有多种第三方调解机构,可由政府联合机构、司法局和各种学会、协会以及保险公司、保险经纪代理公司等机构或企业,成立医疗纠纷调解中心,作为第三方机构从事医疗纠纷调解工作,以缓和医患双方"非此即彼"的尖锐矛盾。医疗机构可以根据其具体情况分析、研讨,选择相应方式实施。

我国从2014年开始推行"三调解一保险"制度,以解决医疗纠纷问题。即构建以人民调解为主体,院内调解、人民调解、司法调解、医疗风险分担机制有机结合、相互衔接的制度框架,形成具有中国特色的"三调解一保险"制度体系。按照人民调解法的规定建立医疗纠纷

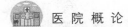

人民调解组织,选聘人民调解员,运用法、理、情相结合的方式,开展医疗纠纷人民调解,提高医疗纠纷调解效果。

三、医疗纠纷的防范

医疗纠纷严重影响正常的医疗秩序,损害医患关系,影响医院和医务人员在社会上的声誉。其防范措施包括:

(一)加强医疗管理,提高医疗服务质量

首先,医务人员要以患者为中心,关注患者需求,维护患者利益;增强工作责任心,规范服务语言,积极提倡礼貌用语。其次,要加强对患者疾病知识的健康教育、解释沟通、心理护理等,建立融洽的医患关系,努力提高对患者服务的满意度。再次,建立健全医疗服务质量控制体系,对违反诊疗护理规范的人员要认真查处。第三,医疗机构和医务人员要奉法守纪,不能把患者当成获取利益的对象,杜绝失职行为。第四,医疗机构应当加强医疗风险管理,完善医疗风险的识别、评估和防控措施,定期检查措施落实情况,及时消除隐患。

(二)改善就诊环境,方便患者就诊

根据患者的需要,调整门诊布局,方便患者就诊,创建"花园式环境,宾馆式服务"的现代化医院。建立便民服务措施,设立健康教育咨询台、值班主任等以便于及时解决患者的需求,形成便民服务网络。

(三)强化法律意识,树立法制观念

医护人员自觉地依法行医,应具备纠纷意识,有举证责任意识。在诊疗活动中不能重治疗、轻病历。病历是记载患者病情和医务人员诊疗活动的医疗文书,也是医疗纠纷处理时的法律证据。

(四)把握医疗关键,做好纠纷预防

医院要加强对重点患者、重点科室、重要环节的控制。对重点疾病和人群,如醉酒之人、经济拮据者、慢性复发性疾病患者应加强管理和防范;医务人员及其家属、熟人就医,往往减少医疗程序,容易留下纠纷隐患。

医务人员在诊疗活动中应当向患者说明病情和医疗措施。对需要实施手术,以及开展临床试验等存在一定危险性,可能产生不良后果的特殊检查、特殊治疗的情况,医务人员应当及时向患者说明医疗风险、替代医疗方案等,并取得其书面同意。在患者处于昏迷等无法自主做出决定的状态或者病情不宜向患者说明等情形下,医务人员应当向患者的亲属说明,并取得其书面同意。

紧急情况下不能取得患者或者其亲属同意的,经医疗机构负责人或者授权的负责人批准,可以立即实施相应的医疗措施。

(五)认真对待纠纷,及时有效处理

一些纠纷初起时,患者或家属往往情绪激动,要充分重视、及时处理,防止事态扩大。处

理过程中要有理有节,顾及患者及家属的心理反应。处理结束要认真总结,防止再发。若医疗纠纷处理涉及"医闹"等违法情况,需要与公安机关、社会组织、法院等相关机构配合处理。

知识拓展

<h2 style="text-align:center">中华人民共和国侵权责任法(节选)</h2>

第七章　医疗损害责任

第五十四条　患者在诊疗活动中受到损害,医疗机构及其医务人员有过错的,由医疗机构承担赔偿责任。

第五十五条　医务人员在诊疗活动中应当向患者说明病情和医疗措施。需要实施手术、特殊检查、特殊治疗的,医务人员应当及时向患者说明医疗风险、替代医疗方案等情况,并取得其书面同意;不宜向患者说明的,应当向患者的近亲属说明,并取得其书面同意。

医务人员未尽到前款义务,造成患者损害的,医疗机构应当承担赔偿责任。

第五十六条　因抢救生命垂危的患者等紧急情况,不能取得患者或者其近亲属意见的,经医疗机构负责人或者授权的负责人批准,可以立即实施相应的医疗措施。

第五十七条　医务人员在诊疗活动中未尽到与当时的医疗水平相应的诊疗义务,造成患者损害的,医疗机构应当承担赔偿责任。

第五十八条　患者有损害,因下列情形之一的,推定医疗机构有过错:

(一)违反法律、行政法规、规章以及其他有关诊疗规范的规定;

(二)隐匿或者拒绝提供与纠纷有关的病历资料;

(三)伪造、篡改或者销毁病历资料。

第五十九条　因药品、消毒药剂、医疗器械的缺陷,或者输入不合格的血液造成患者损害的,患者可以向生产者或者血液提供机构请求赔偿,也可以向医疗机构请求赔偿。患者向医疗机构请求赔偿的,医疗机构赔偿后,有权向负有责任的生产者或者血液提供机构追偿。

第六十条　患者有损害,因下列情形之一的,医疗机构不承担赔偿责任:

(一)患者或者其近亲属不配合医疗机构进行符合诊疗规范的诊疗;

(二)医务人员在抢救生命垂危的患者等紧急情况下已经尽到合理诊疗义务;

(三)限于当时的医疗水平难以诊疗。

前款第一项情形中,医疗机构及其医务人员也有过错的,应当承担相应的赔偿责任。

第六十一条　医疗机构及其医务人员应当按照规定填写并妥善保管住院志、医嘱单、检验报告、手术及麻醉记录、病理资料、护理记录、医疗费用等病历资料。

患者要求查阅、复制前款规定的病历资料的,医疗机构应当提供。

第六十二条　医疗机构及其医务人员应当对患者的隐私保密。泄露患者隐私或者未经患者同意公开其病历资料,造成患者损害的,应当承担侵权责任。

第六十三条　医疗机构及其医务人员不得违反诊疗规范实施不必要的检查。

第六十四条　医疗机构及其医务人员的合法权益受法律保护。干扰医疗秩序,妨害医务人员工作、生活的,应当依法承担法律责任。

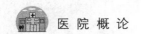

第五节　过度医疗与医疗陷阱

一、过度医疗

医院和医务人员应该为患者提供适度的医疗。适度医疗指具备优质、便捷、可承受性三要素的医疗活动。

过度医疗指医疗机构或医务人员在医疗过程中,不恰当、不规范甚至不道德,脱离患者病情实际需求而进行的检查、治疗等医疗行为。简单地说,过度医疗是超过疾病实际需求的诊断和治疗行为,包括过度检查、过度治疗等。

过度医疗一部分是由患者发起的,表现为少数患者主动要求医生提供超出其实际病情需要的医疗服务,但主要是医生主导的。医生主导的过度医疗又可分为两类:一是医生主动诱导或实施的;二是医生出于医疗风险防御被动实施的。

(一)过度医疗的基本特征

(1)过度医疗的主要动因是医疗机构或医务人员对经济利益的过度追求。

(2)过度医疗不能为患者提高诊治价值,徒增医疗资源耗费,甚至给患者造成伤害。

(3)过度医疗一般都存在违背临床医学规范和伦理准则的现象。

(二)过度医疗的主要表现

直接表现为大处方、多检查、高档设备、进口器材、非适应性治疗等。表现比较突出的有五种典型"怪相"[1]。

1. 抗生素滥用

原卫生部曾经有一项调查,我国使用量、销售量列在前 15 位的药品中,有 10 种是抗菌药物,国内医院抗菌药物的使用率是英美发达国家医院内使用率的 2～3 倍。在基层医疗机构中抗生素、激素、维生素输液滥用的情况比较严重。

2. 过度检查

表现为不必要地进行多种检查,对其他医疗机构的检查结果不认同,普通设备检查能确诊的必须再经高档设备进一步佐证,患者一入医院就被硬性规定全套检查项目等。

3. 大病特别是肿瘤过度治疗

患者一旦检查出肿瘤或重病,家属往往会倾尽所有进行治疗。某些医生迎合这种心理,引导使用费用高的药物或器材。

4. 钻医保空子,小病也住院

医疗保险对门诊报销比例很少,因此患者为了报销,门诊可治疗的小病也要求住院。医

---

① 全国人大代表陈万志在向全国人大提交关于遏制过度医疗的建议中,历数过度医疗五大"怪相"。

院为求收入,人为放宽住院标准,以获取医保基金的均次定额。

5. 过度植入人工器官和支架

目前,心内科、心外科、骨科等需要植入医疗器械领域,存在较为严重的过度植入。植入性医疗器械往往价格高昂,有些医生违规收取回扣,导致支架等介入性医疗器材使用量畸形增长。

有调查显示,目前医院有 70% 的患者存在不同程度的过度医疗,其中大医院的医疗费用中有 20%~30% 通过过度医疗获取。

(三)过度医疗在临床上难以界定

首先是临床诊疗情况复杂,患者病情表现各异,诊疗方法多样,医生经验和水平有差异,哪些检查和诊疗是必需的、哪些是多余的,难以形成绝对和量化指标。

其次是当过度医疗成为普遍现象时,过度的诊疗方式反而成为了医学标准。如抗生素药品滥用问题,很多医生已经将其视为医疗常规了。

最后,不同品种的药物和器械,质量和性能差别较大。

第三,不同患者对诊疗的期望和要求有很大差异。

一般情况下,对"过度医疗"的判定标准就是:对患者的诊疗总体上是趋好还是伤害。在治疗的过程中,要看医生的目的何在,治疗过程中是否产生预防的作用,是否真的减轻了患者的痛苦,是否真的可以延长患者的寿命,另外还有几个附加的额外条件就是:患者的经济能力是否可以承受,患者的心理是否可以承受,治疗中是否可以体现患者的权利。

(四)过度医疗形成原因

(1)医疗服务过于市场化,较长时期,医院实际上是自我生存发展创收的盈利性机构,科室医疗收入与医务人员收入挂钩,鼓励了医生想方设法增加诊疗项目、次数。部分医生医德低下,过度追求经济利益。

(2)药品、器械、设备、试剂、备品供应等各种利益最终通过医疗活动得到实现,各方力量通过回扣、提成等抢夺入场权,干涉采购权,左右处方权,刺激药品和器械的过度使用。

(3)有些医院缺乏合理临床流程和诊疗常规,医疗活动随意性大,部分医生临床基本功差,过分依赖辅助检查,有些辅助检查科室技术水平低,存在误报、漏报问题,导致不必要的重复检查等。

(4)医疗纠纷的增多促使医生实施"防御性医疗",对患者实施过度检查。

(5)一些人享受免费医疗待遇,用药、检查无节制。一些患者不理解某些疾病目前无法根治,要求进行"没必要"的手术和检查。一些人希望能得到更好的治疗主动要求多花钱。

(6)政府和社会对医疗行为的监管不到位,医疗保险制度中缺乏对收费的合理性审查,第三方制约机制不健全。

(五)过度医疗是世界性问题

美国一家医院对 15 周内所有住院患者的调查显示,11 609 次检查中,有 939 次是不必要的,其中尿常规、生化检查和尿培养占 80%。西班牙一家医学杂志做的一项调查显示,有

60 种疾病的最佳治疗办法是不治疗,让其自然康复,但是这些疾病都在临床进行治疗。

知识拓展

滥用抗生素的危害

(1)诱发病原体耐药。抗生素对病原体的效果有"杀死(或杀灭)"或者"抑制"之分,任何一种抗生素对病原体的"杀灭作用"并不是"百分百的杀灭",如果滥用抗生素,会使病原体产生耐药性变异,导致抗生素治疗效果降低。

(2)损害人体器官。抗生素也会引起很多的不良反应。我国药物不良反应的三分之一是由抗生素引起。光能引起耳聋的抗生素就有 60 多种。一项由加拿大马尼托巴大学和蒙特利尔的 McGill 大学共同进行的研究揭示,在 1 岁内曾接受抗生素治疗非呼吸道感染的小孩在其 7 岁时罹患哮喘的风险会增加 2 倍,接受治疗的次数越多,其罹患哮喘的风险越大。

(3)导致体内菌群失调,诱发二重感染。在正常情况下,人体的皮肤黏膜和与外界相通的腔道,如口腔、鼻、咽、肠道、泌尿生殖道等处,都寄生着大量的细菌,寄菌群在互相拮抗下维持着平衡状态。滥用抗生素会导致体内菌群失调,未被抑制的细菌、真菌及外来菌便可乘虚而入,诱发又一次的感染。

(4)对人体免疫系统不利。滥用抗生素将导致过敏等免疫系统疾病,现代人群出现某种或多种物质过敏的比例可以达到 90% 以上,这比 40 年前的人群高了 5 倍,同时我们也发现:在越发达的国家,其居民出现过敏的比例就越高,其中一种原因就是"外界太干净",使人体的免疫系统"无所事事"而出现异常。

(5)浪费资源。比如现在耐药的结核菌非常多,治疗耐药性结核花费是治疗非耐药结核的 10 倍以上。新抗生素的研发,需要巨大投入,价格昂贵,造成治疗费用居高不下。

知识拓展

美国国家药监局早在 2007 年就曾发出警示,两岁以下的儿童,原则上不使用抗感冒药。至于通过输液治疗感冒,更是难以想象。"能吃药不打针,能打针不输液"的世界卫生组织用药原则,在中国早已被颠覆。中国成为世界首屈一指的"输液大国"。

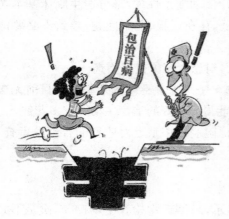

图 11.2   包治百病

二、医疗陷阱

医疗陷阱是指合法或非法的医疗行为人,利用广告、推销、试用、体验、诱骗等手法,虚假宣传或刻意夸大药品、器械、治疗手段等的疗效,引导患者使用其产品、接受治疗、参与医疗活动或医学实验,以获取非法或不合理经济或其他利益的行为。

医疗陷阱与过度医疗都有为了获取不正当利益而伤害患者的行为,但两者性质又有所区别。过度医疗多以正常医疗行为为基础,是过度的治疗和检查;医疗陷阱本质上是诱骗。过度医疗可以发生在各类医院中,医疗陷阱主要发生在私立医院、个体诊所、各类医疗器械体验中心等机构。

医疗陷阱也称医疗骗局,其主要对象是老年人、慢性病患者、疑难杂症患者、性病患者等。疾病越是难治,骗局越多。越是不愿意到正规医院就医,越是容易上当受骗。

国家卫生行政部门要求医疗机构必须依法执业,禁止出租或变相出租科室,禁止发布虚假医疗广告等违法违规行为。但一些虚假医疗广告并未杜绝,一些医院以"无中生有"的病情和虚假宣传的套路,使就诊者落入医疗陷阱之中。

医疗陷阱的主要形式:

（一）"医托"忽悠

一些"医托"为一些私营医院或诊所拉患者收取提成,专门盯着外地患者和农村患者,以推介专家名医来诱骗就诊者。医托经常出没于医院挂号处、医院大门附近、火车站、汽车站、各大网络论坛、健康交流网站,他们用欺骗的方法引诱患者及家属"误入歧途"。

（二）"广告"忽悠

虚假广告利用各种途径和媒介,针对疑难病症,虚假宣传医疗技术、诊疗方法和药物等内容,有的盗用医学科研机构及人员以及其他社团、组织的名义,使用虚假"专家"出场,用"根治""药到病除""无效退款"等宣传用语吸引病患。

（三）"讲座"忽悠

北京市药品监督管理局曾向社会曝光了5种药品违规销售形式,首要的就是"健康讲座"。有的以"义诊"形式,在老人晨练的地方,在社区里,用各种各样的方法推销保健品,包括各种治疗机和药品。

（四）"免费"忽悠

包括免费体检,免费治疗等。通过免费化验,炮制虚假化验单,没病说成有病,轻病说成重病等方式进行诈骗。通过免费治疗,大量使用止痛和激素类药物治疗,见效很快,诱骗上钩。

（五）"体验"忽悠

多是医疗器械、保健器械、治疗机等,针对老人宣教洗脑,很多人自认为这是不花钱又做治疗的"好事",其实质是到最后不惜重金购买保健品和医疗器械。

医坛拾穗

"魏则西事件"

2016年"五一"期间,一篇微信文章刷爆朋友圈,文中称,西安电子科技大学学生魏则西在2年前体检出滑膜肉瘤晚期,通过百度搜索找到武警北京市总队第二医院,花费将近20万元医药费后,仍不治身亡。网上引起轩然大波。2016年5月3日,国家网信办会同国家工商总局、国家卫计委成立联合调查组对"魏则西事件"进行调查处理。国家卫计委、中央军委后勤保障部卫生局、武警部队后勤部卫生局联合对武警北京市总队第二医院进行调查处理。

此事件暴露出,百度搜索相关关键词竞价排名对魏则西选择就医产生影响,民营医院发展的路径中医疗陷阱的问题,部队医院与民营医院合办医疗服务的问题等。

思 考 题

(1)简述医疗安全、医疗事故、医疗差错的概念。

(2)简述处理医疗纠纷的一般程序。

(3)简述过度医疗和医疗陷阱的主要表现形式。

第十二章　医　患　关　系

◆ 本 章 提 要 ◆

　　医患关系就是指在医学实践活动中,医方与患方所发生的人际关系。

　　患者享有平等的、公正的医疗权利,任何人都无权拒绝患者的就医要求。患者有就自身医疗问题做出决定的权利。

　　医疗机构和执业医师有权在其执业许可范围内开展医疗活动,包括疾病的调查权、自主诊断权、医学处方权、强制治疗权和紧急治疗权。

　　在一般情况下医生的权利要服从于患者的权利,但是在特殊情况下,医师的特别干预权利则对患者的自主权利形成一种限制或者一种优先。

　　促进医患关系良性发展,维护正常医疗秩序,既是医改的重要命题,也事关社会和谐稳定大局。建立和谐医患关系需要医患双方和政府、社会的共同努力。

第一节　医患关系界定

一、医患关系的内涵

　　医疗服务过程涉及两类当事人:医务人员,患者及其家属。"医学无非是这两群人之间的多方面关系。"我们可以把以医生为主体的与从事医疗实践活动有关的一方称为"医方";把以患者为中心的与求医行为有关的一方称为"患方"。

　　医患关系就是指在医疗服务过程中,医方与患方所发生的人际关系。医患关系是一种特殊的人际关系。医患关系包含医疗关系、经济关系、道德(伦理)关系、法律关系等。

　　医患关系的概念有广义和狭义之分,狭义的医患关系指的是参与诊疗活动的医务人员和患者及其家属的关系。广义的医患关系指以医生为主的群体(医疗者一方)与以患者为中心的群体(患者一方)在治疗或缓解患者疾病过程中所建立的相互关系。医务人员与患者在非医疗活动中建立的人际关系,不能称作医患关系。

　　"医"主要是医生和直接为患者提供服务的其他工作人员,也包括医疗机构及其相关人员。"患"主要包括患者及其家属、亲戚、朋友和同事等,也包括其他寻求医院体检、咨询等服

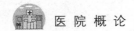

务的相关人员。在患者失去或不具备行为判断力时(如昏迷休克的患者、婴儿等),与患者有关的人往往直接代表患者的利益。

医患关系是医疗服务中医患双方互动的产物。著名医学史学家西格里斯认为:"医学的目的不仅仅是治疗疾病以及使某个机体康复。它的目的是对人进行调整,以使其适应环境,并使其成为一个有用的社会成员。每一种医学行动始终涉及两类当事人——医生和患者,或者更广泛地说——医学团体和社会。医学无非是这两群人之间多方面的关系。"

二、医患关系的特殊性

医患关系相对于一般人际关系有其特殊性,主要表现在以下几个方面:

(一)医患目的的同一性

从根本上说,医患双方是为了诊治疾病,确保机体的健康而建立关系的,和谐医患关系非常重要。和谐医患关系是指在医疗活动中医务人员与患者双方在尊重和信任的基础上,合理沟通,相互配合,共同为解除病痛、维持健康而努力的医患关系。

(1)和谐医患关系要突出"以患者为中心",尊重和关怀患者的个性、情感,保障患者的知情权和决定权,尊重患者的隐私。提高医务人员的人文素养,构建良好的医德医风,优化服务、疏通医患关系。

(2)和谐医患关系要尊重医务工作者的人格、尊重医务工作者的劳动、尊重医学科学,患者在表达自身诉求时要保持理性、客观,减少出现对医疗效果期望值过高现象。

(3)医患双方要共同维护医疗过程中的公平、诚信和仁爱。医疗活动要保证不同人能够公平获取医疗资源、分享医疗保健福利。患者以生命和健康相依托,医务人员要始终保持仁爱之心,给患者以扶持和帮助。

(二)医患地位的不平衡性

就人格地位及法律地位而言,医患之间是平等的,都应该受到同等的尊重。地位不平衡主要表现在医疗过程中无论是诊疗方案的选择,还是个人隐私的保护,医方都处于主导地位,患方比较被动。在医疗服务过程中,医患关系模式表现为以下几种:

(1)主动与被动型。医师完全主动,患者完全被动。医师的权威性不受任何怀疑,患者不会提出任何异议。

(2)引导与合作型。医师和患者都具有主动性。医师的意见受到尊重,但患者可有疑问和寻求解释。

(3)共同参与型。医师与患者的主动性等同,共同参与医疗的决定与实施。医师此时的意见常常涉及患者的生活习惯、方式及人际关系调整,患者的配合和自行完成治疗显得尤为重要。

(三)医患矛盾的复杂性

医患矛盾是指医患双方在医疗实践中,由特定的行为、沟通与态度等造成的分歧与矛盾。医患矛盾得不到有效的解决,矛盾不断激化,会导致医患冲突。医患冲突是医患矛盾更为激烈的状态、是医患矛盾升级的产物。

医患矛盾产生可能涉及多重因素、多方人员，不同人员由于知识差异、期望不同、利益相左，行为取向难以保持一致，一旦发生矛盾，处理起来比较困难。

三、医患关系的本质

对于医患关系的本质定位目前存在分歧，主要有契约关系论、信托关系论和特殊的消费关系论等。

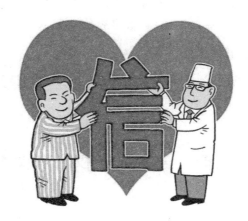

图 12.1　医患互信

（一）契约关系论

契约关系是一切经由当事人双方或数方为确立和实现各自权利和义务而订立并共同遵守的协议，主要包括口头契约和文字契约。由订立这种契约而形成的人与人之间的关系，就是契约关系，如君子协定、合同关系等。

医患关系是建立在平等基础上的契约关系。患者挂号、就诊即要约，医疗机构接诊和救治就属承诺，承诺一旦作出，医患关系即告成立，也就是履行契约关系之始。国家赋予了医生以某种特权（对疾病诊治权和特殊干涉权等）并以医疗技术为保证，为患者提供服务；患者尊重医务人员的劳动，配合诊治，共同完成维护健康的任务。

（二）信托关系论

信托关系是指一方基于对另一方的信赖将自己的特定财产或权益交于另一方管理，另一方则承诺为对方的最佳利益而行动或为了双方的共同利益而行动。信托关系通常产生在一方因知识或专业方面的原因而在某种程度上必须信赖于另一方。受托人为了他人的利益履行职责因而要求更高的行为标准。

鉴于医患双方的不平等性，患者自由、自主甚至自愿性的有限性，患者出于信任把自己的生命与健康托付给医务人员，医务人员有义务去争取与维持患者的信任与依赖，为了患者的利益履行职责。医生应恪守职责，以高尚的医德、精湛的医术全心全意为患者服务，不辜负患者的信任。

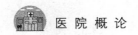

（三）特殊的消费关系论

消费关系是在生活消费过程中形成的自然因素之间、人们相互之间以及人们与自然之间的关系。

医患关系是不是消费关系？医患关系是否适用《消费者权益保护法》一直是学界争论的问题。多数观点认为，医疗机构作为社会公益事业，不具有营利性，医疗消费也不是生活消费，医院不是经营者，患者也不是消费者。医患关系不符合消费关系最基本的平等、自愿、等价有偿精神。也有学者主张，医患关系事实上就是一种特殊的消费关系，经济利益是连结医患关系的纽带，符合《消费者权益保护法》立法的基本精神。

（四）"利益共同体"论

战胜病魔既要靠医生的医术，又要靠患者的信心和配合，对抗疾病是医患双方的共同责任。在疾病面前，医患双方是"利益共同体"。

第二节　医患双方权利和义务

一、患方的权利和义务

患方的权利在诊疗活动中主要表现为患者的权利。

（一）患者的权利

患者拥有的基本权利包括医疗权、自主权、知情同意权和隐私权等。

1. 获得基本医疗保健的权利

患者享有平等的、公正的医疗权利，任何人都无权拒绝患者的就医要求。平等的、公正的医疗权是指在国家规定的基本医疗服务范畴内，相同的疾病应获得相同的医疗服务。

2. 人格受到尊重的权利

包括不得歧视、遗弃、侮辱等。尤其是对严重缺陷、残疾者以及性病、艾滋病患者等，更应当注意其人格权的保护。

3. 患者的自主权

患者有就有关自身医疗问题做出决定的权利。如果患者是未成年人或精神病患者则由其监护人做出决定。患者有权拒绝治疗和拒绝参加医学实验。患者拥有要求节省医疗费用并了解费用花费情况的权利。但是患者的自主权不得干预医生的独立处置权。

4. 知情同意权

患者有权获知有关自己的诊断、治疗和预后的最新信息，医生应如实介绍病情、医疗措施及医疗风险，但是应当避免对患者产生不利后果。

5. 隐私权

是指公民享有的有关私生活的事实不被公开的权利。患者的病情资料、治疗内容和记录应视同个人隐私，不允许对无关治疗人员泄露，包括病例讨论、会诊、检查和治疗时都应审慎处理。

6. 患者有服务的选择权和监督权

患者有比较和选择医疗机构、检查项目、治疗方案的权利。医务人员应力求较为全面细致地介绍治疗方案，帮助患者了解和做出正确的判断和选择。患者同时还有权利对医疗机构的医疗、护理、管理、后勤、医德医风等方面进行监督。

（二）患者的义务

(1) 如实陈述病情，遵守医嘱，配合医务人员进行检查治疗。
(2) 遵守医疗制度与相关规定，不影响正常的医疗环境。
(3) 支付医疗费用及其他服务费用。
(4) 尊重医务人员的人格与劳动。

二、医方的权利和义务

（一）医疗机构和医务人员的权利

1. 医疗权

医疗机构和执业医师有权在其执业许可范围内开展医疗活动，包括疾病的调查权、自主诊断权、医学处方权、强制治疗权和紧急治疗权。

2. 特别干预权

在一般情况下医生的权利要服从于患者的权利，但是在特殊情况下，医师的特别干预权利则对患者的自主权利形成一种限制或者一种优先。特别干预权关键是要合乎法律的要求，只有当患者的自主决定权与法律要求发生冲突时，医生行使干预权才是合法的。

如患者拒绝治疗，若拒绝治疗将给患者带来严重的后果或不可挽回的损失，或者这种决定是无行为能力或限制行为能力人所作出的，再或患者的精神情绪处于极不稳定状况，或在药物对思维认识能力产生影响作用下所作出的，此时医生可行使特别干预权，对患者进行必要的治疗。对于一些高度危险的医疗实验，即使患者出于某种目的同意，但医生认为患者不适宜的，医生应该拒绝。某些情况下善意的隐瞒病情对患者是非常有好处的，在征得家属同意的情况下实施，也属于一种特别的干预权利。

3. 行为限制权

医院和医生在特定的情况下，可以对患者进行一定的限制。

（二）医疗机构和医务人员的义务

1. 诊疗义务

所谓诊疗义务是指医师根据患者的要求，用医学技术和技能正确的诊断患者所患疾病，

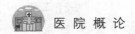

并施以适当的治疗。在特殊情况下,这种诊疗义务有一种强制性。比如说对于急危患者,即使患者身无分文,医生也必须进行抢救。

2. 遵守医疗原则和技术规程的义务

医疗服务有严格而详细的标准,如各种疾病的诊断标准、治疗原则、疾病转归判定标准、疾病护理常规和医疗事故判定标准、诊疗技术操作常规以及管理和服务标准等。医院和医务工作者应严格执行标准和技术规程,提供符合规范的医疗服务。

3. 妥善保存医疗文件的义务

医疗机构的门诊病历的保存期不得少于 15 年,住院病历的保存期不得少于 30 年。病例的书写要符合规范,不得篡改。

4. 取得患者有效承诺说明的义务

医务人员开展特殊诊疗活动需要取得患者有效的承诺或同意,为此必须进行充分的说明,以使患者的知情同意权得到落实。

5. 安全保障义务

医院应尽可能给患者提供安全保障,医务人员在医疗活动中应给予患者充分的人格尊重,对患者的利益给予维护。

(三)医师在执业活动中的权利与义务

《执业医师法》明确规定,医师在执业活动中享有下列权利:

(1)在注册的执业范围内,进行医学诊断、疾病调查、医学处置,出具相应的医学证明文件,选择合理的医疗、预防、保健方案。

(2)按照国务院卫生行政部门规定的标准,获得与本人执业活动相符的医疗设备基本条件。

(3)从事医学研究、学术交流,参加专业学术团体。

(4)参加专业培训,接受继续医学教育。

(5)在执业活动中,人格尊严、人身安全不受侵犯。

(6)获取工资报酬和津贴,享受国家规定的福利待遇;

(7)对所在机构的医疗、预防、保健工作和卫生行政部门的工作提出意见和建议,依法参与所在机构的民主管理。

医师在执业活动中履行下列义务:

(1)遵守法律、法规,遵守技术操作规范。

(2)树立敬业精神,遵守职业道德,履行医师职责,尽职尽责为患者服务。

(3)关心、爱护、尊重患者,保护患者的隐私。

(4)努力钻研业务,更新知识,提高专业技术水平。

(5)宣传卫生保健知识,对患者进行健康教育。

三、医务人员应遵循的原则

在医患关系建设中医务人员处于主导地位,要求以患者利益优先,提供优良的环境与服务,在医疗服务中扮演指导者和帮助者的角色,为患者提供技术,给予患者同情与关怀,同时注意医学伦理原则的把握。具体做好以下几点:

(1)要重视交流和沟通,建立彼此信任的关系。

(2)不以医生本人的价值取向评判患者的价值观和生活态度,尊重患者的人格、信仰和文化。

(3)充分理解患者及其家属的疾病行为和情绪反应。

(4)在诊断和治疗过程中,以人文关怀的态度给患者切实的医疗帮助。

(5)医患关系是一个动态的关系,医生应根据情况适时做出调整。

(6)医患关系是围绕着疾病的诊疗而形成的,也只应局限于求医和提供医疗帮助的过程,审慎发展超出此范围的人际关系。

第三节　医患关系的历史演变

在不同的历史时期,由于社会经济发展水平、科学技术水平、人们的认识能力、思想道德观念、价值追求等因素不同,从而形成了不同的医患关系,表现出不同的历史特征。

一、古代医患关系

古代的医患关系是亲密的。古代行医多是医者亲自上门诊疗,患者往往把自己的生命和健康寄托于医者,医患关系亲密。从医者认为精研医学之目的就是"上以疗君亲之疾,下以救贫贱之厄,中以保身长全,以养其生"(《伤寒杂病论》序)。这种思想道德观念成为从医者积极、主动医治患者的内在动力。

二、近代医患关系

近代以来医患关系逐渐分离。近代医学的分科越来越细,医生日益专科化,这势必造成一位医生只对某一种疾病或患者的某一部位病变负责,而不能对患者的整体负责,患者的健康和生命需要由多个医生、护士和其他医务人员共同承担。往往把某种疾病的特定因素从患者整体中分离出去,孤立地研究病因。医患双方人与人之间的关系被医术与疾病的关系取替。

三、当代医患关系

在改革开放以前,我国医患关系始终处于比较和谐的状态,很长一段时间里医务人员被称为"白衣天使"。

改革开放以来,政府对医疗在较长时间里投入较少。医院走上"以药养医"的道路,患者或主动或被动地向医生输送利益,医生的"红包"和"开单提成"等非正当收入渐成收入的重要来源,医患关系日趋紧张,由医患纠纷引发的恶性案件不时见诸媒体。

2005年新医改实行以后,国家加大医疗卫生投入,全面推行医保制度,医疗服务短缺现象得到极大改善。国家通过公立医院改革、加大社会办医等方式,改善医疗服务。近年来国家提出健康中国战略,全方位改革医疗服务和健康保障体系,使国家医疗卫生事业有了长足进步。国家高度重视医患关系建设,出台了一系列法律法规,加强医德医风建设,对"医闹"等行为进行严厉打击,医患关系逐步回归和谐。

我国在较长时间里出现医患关系不和谐的主要因素有以下几点:

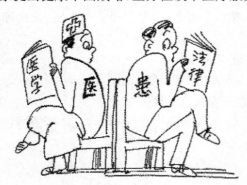

图 12.2　医患互不信任

在补偿机制不到位的情况下,医院最重要的发展指标一定是收入。医院以创收考核医务人员,"大处方"、"过度检查"、乱收费的现象就难以禁绝。

(一) 医院方面

1. 过分强调经济效益

客观上,医院开展新项目、新技术,引进新设备需要资金,稳定职工队伍,留住人才需要资金,

从医务人员方面来讲,专业要求高,教育经费和精力投入大,职业风险高,但作为公立医院事业编制人员,工资收入低,有的索要"红包",搞开单提成,加之业务技术优秀的医务人员不足,患者为求好的医疗服务主动"送礼"。

2. 医疗服务不到位

一些医务人员业务水平不高或责任心不强对患者"生冷硬顶",易发生误诊、误治等问题,引发纠纷。随着医院分科越来越精细,一些医院服务水准低,患者经常是就医找不对科室。大医院人满为患,医生在看病时难以顾及患者心理反应,见病不见人实属无奈。小医院资源匮乏,医疗水平很难令人满意。患者在就医过程中很难得到舒心的服务,增加了医患矛盾。

(二) 患者方面

首先是部分患者对医疗效果期望过高。国际认可的医疗确诊率仅为70%,各种急症抢救的成功率只在70%~80%之间。在诊疗护理过程中,出现并发症或不良后果是难以预见和完全避免的。但一些患者和家属认为:只要进了医院,花了钱,就要达到期望的目的。若治疗效果不理想或产生医疗意外,就迁怒于医院,产生纠纷。严重的还会施加暴力,酿成血案。

其次,患者的维权意识和参与意识在增强。现在信息便捷,患者能够更方便地了解到与疾病相关的信息,普遍关注隐私权、知情同意权是否得到保护和尊重,要求更多地了解自己的治疗方案,更多地干预治疗过程,易持怀疑或对立的态度。

再次,部分患者会把家庭矛盾或经济压力转嫁给医方,更有一些存在不良动机的人,有意制造纠纷或使纠纷升级,以谋取钱财。社会一度出现"要想富,做手术,做了手术告大夫"的不正常现象。

（三）社会治理方面

1. 政府投入

医疗卫生投入、医疗保障体制建设、医院体制改革以及对药品价格监管等是个庞大的系统工程，也是世界性难题。群众"看病难""看病贵"的问题得不到明显缓解，就容易引发医患纠纷。

2. 法治环境

较长一段时间里在发生纠纷后，医院为息事宁人，多以赔钱了事，而且闹得越凶，赔得越多。医患纠纷发生时，执法人员常认为患者及家属是"弱势群体"，往往只是劝解，打击不力。这样就催生了"医闹"。一些人专门组织、策划并怂恿患者家属采用各种恶劣手段闹事，以达到从医院获得经济赔偿的目的，"医闹"则抽取提成或拿到"报酬"，严重影响医院正常秩序。

3. 媒体的片面报道

随着患者对医生的要求越来越高，加之部分媒体不公正、不科学的报道，增加了患者对医生的偏见，媒体成为影响医患关系的一个主要原因，成为医患双方发生矛盾和冲突的催化剂。因此，媒体报道医患关系的公正性直接关系到医患关系的和谐。

第四节　和谐医患关系建设

促进医患关系良性发展，维护正常医疗秩序，既是医改的重要命题，也事关社会和谐稳定大局。建立和谐医患关系需要医患双方和政府、社会的共同努力。

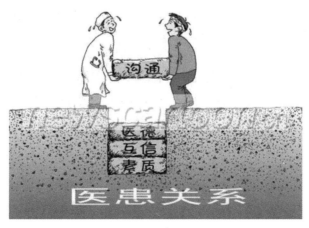

图 12.3　医患沟通

一、推进健康中国建设

党的十九大报告将"实施健康中国战略"作为国家发展基本方略中的重要内容，促使关

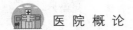

注健康,促进健康成为国家、社会、个人及家庭的共同责任与行动。

健康中国建设"三医联动"改革是关键。医保(全民医疗保险制度)、医药(药品供应保障制度)、医疗(基本医疗卫生制度)三个体制联动改革要加强合作,形成合力。

"医保"是"三医"中的重要支柱,发挥着健康中国的基础性的兜底作用。要逐步完善医保体系,减轻群众就医负担。"医药"是"三医"中的物资根基,国家在改善药品供应的同时,要逐步降低药品费用占医疗费用的比例。"医疗"包括公立医院的改革等"硬设施"的改革十分重要。"三医"改革具体包括分级诊疗制度、现代医院管理制度、全民医保制度、药品供应保障制度和综合监管制度,其实质就是不断完善医疗卫生服务体系,稳步提高基本公共卫生服务均等化水平,从根本上解决群众"看病难、看病贵"的问题。

二、加大医疗卫生投入

和谐医患关系需要保障医院的正常发展和医务人员的合理待遇,使医院和医务人员有能力有条件为患者提供优质服务。同时这种能力和条件的取得,不应该从患者身上直接获取。一段时间来,把医院当成企业来经营,同时又管住医疗服务价格和人员工资不让上涨,实际上默许了医院和医务人员尽可能地挖掘患者的经济价值,这成为医患冲突加剧的内在根源。

要建设和谐医患关系必须加大政府、社会对医疗卫生的投入,保证医院运营发展的正常路径,赋予医务人员合法、正规途径取得与社会需求地位相称的合理收入,这样才能重塑医疗服务行业的职业尊严和职业道德。

三、完善法治

首先要加强立法。建立处理医疗纠纷的专门法律法规,改变目前在医疗纠纷、医疗损害赔偿问题上存在的法律适用多轨制的状态。通过立法对医患双方的权利界限进行明确的划分,减少法定权利界限模糊。修订或重新界定一些重要的权利意义。如患者知情同意权,应该成为患者或家属积极参与诊疗过程,又不制约医生合理救治权利的医疗规范。

其次是加强执法。司法机构应当加大力度处理相关问题,维护双方合法权益。对于患者聚众闹事、暴力伤医等行为,不能息事宁人,淡化处理,应按《治安管理处罚法》,以"聚众扰乱公共场所秩序罪"或"寻衅滋事罪"论处。对于医护人员收受红包、过度医疗等行为,也应及时查处、严厉惩戒,明示法律效力。

四、加强调解

国家在2014年开始推行"三调解一保险"制度,解决医疗纠纷问题。即构建以人民调解为主体,院内调解、人民调解、司法调解、医疗风险分担机制有机结合、相互衔接的制度框架,形成具有中国特色的"三调解一保险"制度体系。按照《人民调解法》的规定建立医疗纠纷人民调解组织,选聘好人民调解员,运用法、理、情相结合的方式,开展医疗纠纷人民调解,提高医疗纠纷调解效果。

临床难免出现医疗意外,相应的医疗鉴定必须公正客观,才能获得患者信任,缓和紧张的医患关系。要完善鉴定组织建设,提高鉴定的透明度,增强公信力。

五、加强医德医风建设

一要加强医务人员的人文素质培养,要"见病更见人"。

医患关系中的很多问题来源于患者对医生态度的不良感受和医生的"职业性冷漠"。医学教育应渗透人文精神,培养医生博爱之心,敬畏生命,尊重患者,乐于并擅长与患者沟通。

二要改善服务流程,方便患者就医。"排队 3 小时,看病 3 分钟",导致医患沟通时间严重不足,诱发矛盾。医学分科太细,常让患者"丈二和尚摸不着头脑"。医院要为这些转科患者提供方便,免去他们重复挂号、排队之苦,让患者"进一扇门"就能解决问题,减少折腾。

三要规范医疗行为。医务人员要关心、爱护、尊重患者,主动维护患者利益,坚持合理检查、合理用药、合理收费,严禁各种"开单费"、红包等,不侵害患者权益,不牟取非法利益。

六、提升民众的科学素养

医学是一门实践性较强的经验科学,不存在百分之百没有缺陷的治疗方案。患者要理解医学的高风险性和探索性,应有科学的认识和理性的期待,对医疗工作有必要的宽容。"看病难、看病贵"主要是体制机制不完善带来的问题,不完全是医生的过错。当诊疗出现意外时,患者应通过法律程序来解决。要尊重医务人员,遵守医院规章制度,积极配合治疗。

七、突出医院的主体责任

医院应承担和谐医患关系建设的主体责任。医院要"以患者为中心",加强人性化管理、人性化服务。努力做到热情、周到、细致服务,杜绝"生、冷、硬、顶、推"等现象。要坚持以社会效益为准则,打造诚信医院。要加强质量控制,重视环节管理,建立健全医疗安全防范措施,保障医疗质量。把医德医风教育与医院文化建设相统一,引导医务人员树立正确的价值观、利益观、荣辱观。

知识拓展

中国医师节

2017 年 11 月 3 日,国务院通过了卫计委关于"设立中国医师节"的申请,同意自 2018 年起,将每年的 8 月 19 日设立为"中国医师节"。中国医师节是经国务院同意设立的卫生与健康工作者的节日,体现了党和国家对 1 100 多万名卫生与健康工作者的关怀和肯定。

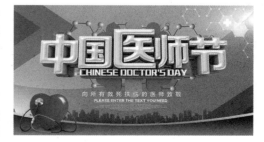

2018 年 8 月 17 日,习近平对首个"中国医师节"作出重要指示强调:弘扬敬佑生命、救死扶伤、甘于奉献、大爱无疆的人道主义精神,不断为增进人民健康作出新贡献。

图 12.4　国务院同意设立"中国医师节"

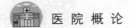医 院 概 论

思 考 题

（1）简述医患关系本质属性。

（2）思考当今医患矛盾的主要原因。

（3）分析促进医患关系良性发展的路径。

第十三章 人力资源管理

◆ 本 章 提 要 ◆

　　医院的人事管理是对工作人员的录用、聘任、任免、调配、培训、奖惩、工资、福利、退休等的管理。

　　医院用工方式：编制内用工、编制外用工。编制外用工包括人事代理、合同制、劳务外包、劳务派遣等方式。

　　医院工作人员所涉及的职称系列有卫生技术、工程技术、图书资料、档案、会计、统计等。专业技术人员要先通过评审或者是考试获得专业技术职务任职资格，在被单位聘任后取得相应的专业技术职务，享受相应待遇。

　　医学院的在校教育、毕业后教育和继续医学教育。

　　医学科学研究分基础研究、应用研究和开发研究。

　　医院人力资源指一定时期内医院所拥有且可以运用的智力、体力以及对价值创造起贡献作用的知识、技能、经验资源等。人力资源管理，就是一个人力资源的获取、整合、保持激励、控制调整及开发的过程。

　　在现代医院管理制度体系下，规模较大的医院一般独立设置人力资源部或人事科负责统合人力资源管理。

　　人力资源管理与传统人事管理业务为主体，但又有所区别。医院的人事管理是对工作人员的录用、聘任、任免、调配、培训、奖惩、工资、福利、退休等的一系列管理活动（图 13.1）。医院人力资源管理将"人"视为资源的主体，从以"事务"为中心，扩展为更加注重人力产出和开发；注重人与事的匹配；使高层管理者和更多的部门参与到人力资源管理活动中来。

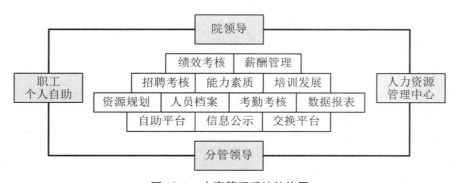

图 13.1　人事管理系统结构图

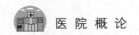

第一节 医院用工

一、医院用工类别

随着社会经济发展,医疗卫生机构规模不断扩大,医务人员队伍日益壮大,医院用工形式也呈现多样化。公立医院逐渐建立以编制内用工为主体,多种编制外用工形式共同存在的新型用工机制。医院应较好地运用各种管理手段,结合不同用工形式人员的特点,进行规范管理和激励,充分调动各类人员积极性,以不断促进医院健康发展。

(一)编制内用工

编制通常是指组织机构的设置及其人员数量的定额和职务的分配,财政拨款的编制数额由各级机构编制管理部门确定,各级组织人事部门根据编制调配人员,财政部门据此拨款。编制通常分为行政编制和事业编制。

医院事业编制是指医院作为国家卫生单位被列入事业单位,由财政进行差额拨款或自取自收。医院的正式工作人员列入事业编制,其工资和活动经费的开支渠道由国家事业费开支及单位收入组成。工作人员的工作范围及收入分配均按岗位等级决定。

(二)编制外用工

编制是有限的,医疗机构发展需要利用好编制内、编制外两种用工形式。编制外用工形式包括人事代理、合同制、劳务外包、劳务派遣等。

1. 人事代理用工

人事代理是指由政府人事部门所属的人才服务中心,按照国家有关人事政策法规要求,接收单位或个人委托,在其服务项目范围内,为多种所有制经济尤其是非公有制经济单位及各类人才提供人事档案管理、职称评定、社会养老保险金收缴、出国政审等全方位服务,是实现人员使用与人事关系管理分离的一项人事改革举措。人事代理的方式有委托人事代理,可由单位委托,也可由个人委托;可多项委托,将人事关系、工资关系、人事档案、养老保险社会统筹、住房公积金等委托人才服务中心管理,也可单项委托,将人事档案委托人才服务中心管理。

公立医院由于受编制限制,往往对普通技术人员实行人事代理。

2. 合同制用工

医院合同制人员是直接与医院签订劳动合同,建立劳动关系的人员,主要针对一些技术层次相对较低的工作岗位。

3. 劳务外包、劳务派遣

随着医院合同制人员数量逐渐增加,医院承担的管理成本和用工风险也相应提高。因此,医院通过劳务外包、劳务派遣等方式,对合同制用工形式进行改革,实现合法、高效、低风险用工。

劳务外包是指医院将部分业务或职能工作发包给相关机构,由该机构自行安排人员按照医院的要求完成相应的业务或工作。此用工形式在医疗机构中一般运用于后勤岗位或辅助性工作岗位。

劳务派遣用工是指劳动者与劳务派遣公司签订劳动合同,与派遣公司是劳动合同关系,在派遣公司安排下到用人单位工作。医院不与劳动者直接签订劳动合同,而是与派遣公司签订用工合同,即劳务合同。此用工方式在医疗机构中多用于临时性、可替代性、辅助性的工作岗位。

知 识 拓 展

人事代理的具体内容

人事代理的具体内容由代理方和委托方协商确定,代理方主要提供以下服务:① 为委托方管理人事关系、人事档案。办理专业技术人员专业技术职务任职资格的申报工作;办理大中专毕业生见习期满后的转正定级手续,兑现相应的岗位薪级等工资待遇;出具因公或因私出国、自费留学、报考研究生、婚姻登记和独生子女手续等与人事档案有关的证明材料。② 为国家承认学历的大中专毕业生提供人事代理服务,从签订人事代理合同之日起按有关规定承认身份,申报职称,计算工龄,确定工资待遇,办理流动手续。③ 为委托方接转党团组织关系,建立流动人员党团组织,开展组织活动。④ 为委托方代办失业、养老等社会保险业务。

二、医务人员招聘

公立医院需要增加人员时,要公布缺员岗位的用人条件和职责,实行公开招聘,招聘采取考试与考核相结合的方式,择优聘用。应聘卫生技术岗位必须具备相应的专业学历、学位或规定的资格条件,非卫生专业技术人员不得参加应聘进入卫生专业技术岗位工作。

(一)招聘的方式

人员招聘是一项常规性工作,一般每年组织一到两次的集中招聘。医院为了完善人才队伍建设,每年都要招聘一批新人,主要是医学院校的毕业生。招聘也会发生在医院出现岗位空缺或新设岗位时。招聘的方式有两种:一种是在医院内部面向员工进行调岗、选聘或竞聘;一种是面向社会的外部招聘。

(二)招聘的程序

招聘人员应本着公开、公正的原则,首先适用内部选聘,在内部缺乏合适人选时,向社会公开招聘。向社会招聘医务人员,可以由医院组织,也可委托第三方机构完成。有些医院招聘具有事业单位编制的人员,需要上报招聘计划到上级主管部门,由上级主管部门统一组织招聘活动。

1. 制订招聘计划

医院要根据发展需要,及时制订人员招聘计划,包括拟招聘的岗位、基本条件和招聘方

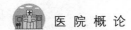

法等。公立医院一般在上一年度制订下一年度的招聘计划。制订计划时,较小的医院一般由人事部门在征求相关部门意见的基础上,直接提出方案;较大的医院一般由各科室对人员需求提出申请,人事部门根据统筹提出方案,方案要经医院领导班子会议研究同意后才能成为计划。有的医院招聘计划还要报上级主管部门审批。

2. 公告招聘信息

一般通过广告、布告、网络发布等形式,发布招聘人员的范围、岗位名称、应聘条件、薪酬待遇、应聘程序等。一般应聘者在申请中必须提供以下信息:应聘职位、个人简历(包括学历、工作经历、技能特长、所获成果等)、对招聘单位的基本要求(期望)等。

3. 选拔录用

选拔是员工招聘的中心环节,包括初选、笔试、面试、综合测试、公示和录用这几项内容。

(1) 初选。现在医学院校毕业生就业压力逐渐增大,二级以上医院在公布招聘信息后,一般都会收到大量应聘申请,人事部门把应聘者的应聘申请与招聘要求进行对照,对符合条件人员发出应试邀请。为保证择优录用,初选人数要适当多于招聘人数。

(2) 笔试。考察应聘者的基本知识、专业知识、管理知识、综合分析能力和文字表达能力等。

(3) 面试。了解应聘者的能力、气质、修养、动机等。面试可以是一对一、多对一、一对多地交谈。面试有的设考题,有的则是自由交谈。

(4) 综合测试:综合测试是利用各种量表或工作情景模拟等,对应聘者的智能(智力、技能、专业知识)和心理(个性、价值观念、情商)进行测试。包括智力测试、能力测试、心理测试。

(5) 公示和录用。对于通过测试的拟录用人员一般要进行公示,对于公示通过人员进行录用。录用包括初始安置、试用(一般一年)、正式录用等。

(三)医学生的就业方式

医院是医学院校学生就业的主要去处,但也不是这一座独木桥,现在医学本科生从学校毕业后的出路大体有以下选择:

1. 就业

各级各类医院,是医学生就业的主要方向;社区卫生服务中心等基层卫生服务单位;卫生行政部门,如卫生主管单位、卫生监督部门、疾病控制中心、血液中心;各类卫生和健康服务公司,如医学检验中心、医疗器械、药品、血液制品公司等。

用工形式有编制员工、人事代理、合同工、临时工等区别。

2. 考研

有科学学位和专业学位两种。目前很多医学院校医学本科毕业生考研比率能达到30%以上。

3. 参军

近年来国家加大了从本科和研究生中招收军人的力度,各高校每年都有一定数量的学生通过考核选拔参军。

4. 选调生与选聘生

这是中组部主导的目的在于培养面向基层和农村管理干部的举措。选调生是国家公务员,选拔严格。选聘生是"村官",任职期两年,结束后考研和报考乡镇公务员,给予一定优惠政策。

5. 创业

个人创业也是大学生毕业后的一个选择。

知识拓展

选 调 生

选调生是国家公务员,但是大部分省市区的选调生比其他公务员少一年的试用期,因此选调生的工资定级比其他公务员要快一年。同时,选调生的个人档案名义上属于地方党委组织部门管理,而公务员档案一般属于人事部门公务员局管理。近年来选调生已经从早年党政干部后备人选的培养方式,逐步演变成了县乡基层充实普通工作人员的招聘方式。

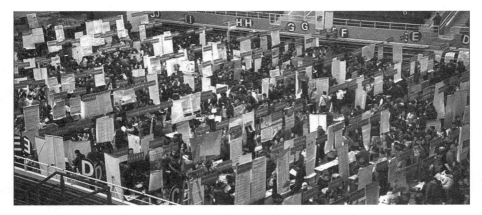

图 13.2 某省 2018 届医药类毕业生招聘会现场

三、医务人员的待遇

我国公立医院医护人员的薪酬待遇,实行的是职务工资制度。不同职组、不同职系、相同职级的人员,享受相同职等的职务工资。

国家改革方向是扩大单位的分配自主权,建立起重实绩、重贡献,自主灵活的分配激励机制。对于主要依靠国家拨款的卫生事业单位,实行有控制的单位工资总额包干形式,在工资总额包干范围内,对活的工资部分进行重新分配。对于国家定额或定项补助的卫生事业单位,在执行事业单位工资制度和工资政策的基础上,根据核定的工资总额,自主确定各类人员的内部分配办法。对于有条件、经费完全自给的卫生事业单位,在坚持工资总额增长幅度低于经济效益增长幅度,职工实际平均工资增长幅度低于本单位劳动生产率增长幅度原则的前提下,确定工资分配办法。

医院根据不同岗位的责任、技术劳动的复杂和承担风险的程度、工作量的大小等不同情况,将管理要素、技术要素、责任要素一并纳入分配因素确定岗位工资,按岗定酬。拉开分配档次,向关键岗位和优秀人才倾斜,对于少数能力、水平、贡献均十分突出的技术骨干和管理骨干,可以通过一定形式的评议,确定较高的内部分配标准,体现效率优先、兼顾公平的基本原则。

政府负责其举办的乡镇卫生院、城市社区卫生服务中心(站)按国家规定核定人员经费。基层医疗卫生机构医务人员的工资水平,要与当地事业单位工作人员平均工资水平相衔接;对乡村医生承担的公共卫生服务等任务,政府也要给予合理补助。

医务人员的收入来源主要有三部分(表13.1):

一是常规性收入,包括工资、奖金、加班费、夜班费、各类补助、各类津贴、福利等。

二是能力增值性收入,主要是指从个人特殊的能力和贡献获得的收入。包括出诊费、会诊费、研究合作费、讲课费、咨询费、著作费、科研经费提成、学术交流费等。

三是非合法性收入,主要包括:红包、药品回扣、器械回扣、开单提成、走穴费、好处费、吃喝娱乐、犯罪红利等。这些收入有的是"灰色的",有的是"黑色的",严重侵害医德医风,伤害医患关系。为此,国家相关部门正在采取有力措施,加强综合治理,以净化医务人员的执业环境,营造互信和谐的医患关系。

表13.1 医务人员收入构成

常规性收入	能力增值性收入	非合法性收入
工资	出诊费、会诊费	红包
奖金	研究合作费	药品回扣
加班费	讲课费	器械回扣
夜班费	咨询费	开单提成
各类补助	著作费	好处费
各类津贴	科研经费奖励	吃喝、娱乐
福利	学术交流	犯罪红利

医务人员待遇不仅反映在收入上,还体现在社会认同和社会地位等方面。医务人员(主要是医生)社会形象总体不佳,但由于医务人员近些年来个人收入大幅提高,医务人员特别是医生的职业价值迅速提升。医学已经成为热门专业,医生已经成为社会羡慕的高收入职业,高职称医生群体通过政协、人大等途径参政、议政机会增加,不少高级医务人员在政治参与方面的热情增强。

四、医务人员的培训与考核

(一)医务人员的培训

医院应重视对医务人员业务技能、职业素养和法律意识的培训。主要形式有三种:

1. 岗前培训

岗前培训是为了使新进医护人员快速适应工作环境,达到工作要求而实施的培训。岗前培训的内容可分为:① 一般内容:组织概况、规章制度、行为规范、共同价值观等。其行为规范和共同价值观属于医院文化的内容。② 专业内容:包括新岗位的业务知识、基本技能等。医院要建立严格的岗位责任制和医疗常规等规章制度,促使医务人员在实践中努力学习。

2.岗位培训

(1)转岗培训:是针对医院内部流动的医护人员进行的,旨在使其达到新岗位要求的培训。

(2)晋升培训:是对拟晋升人员或后备人才进行的,旨在使其达到更高一级岗位要求的培训。

(3)岗位资格培训:许多岗位需要通过考试取得相应资格证才能上岗,而且资格证一般几年内有效。资格证到期时,医护人员需再接受培训并再参加资格考试。

(4)更新知识、掌握新技能的培训:医院内、外部环境的变化,需要医护人员更新知识,引进使用新的仪器设备,需要掌握其技术特点、功能等。

(5)以改善绩效为目的的培训:一是针对绩效未达到要求者,二是针对绩效下降者,三是医护人员持续的绩效提升。

3.进修培训

指医护人员暂时离开工作岗位,参加培训班、研讨会、考察、进修、攻读学位等形式的培训方式。

自学是医护人员自我提升的一种最佳的学习方式,医院的管理者应该引导医护人员认识到结合自己的工作实践,不断学习的必要性,让医务人员体会到学习化的社会是使个体创造性、个体才能得到充分发挥的根本途径。

(二)医务人员绩效考评

医院医务人员绩效考评,是指医院人事和医务主管部门根据职责要求对医务人员的工作行为、工作态度以及工作效果等进行考核和评估。考核的内容一般包括德、能、勤、绩四个方面。考核的方法,一是定性考评:通过自我评价、民主评议、上级考评等对考核对象形成评鉴意见。二是定量考评:如基础医学和临床医学理论知识、外语水平考核等;工作技能如床旁考试、临诊表演等;评分量表定量评价。考核有一般考核、阶段考核(按季度或半年)、年终考核、特殊事件考核、随时考核等。

(三)医院医务人员的医德医风

所谓医德就是指医生的职业道德,所谓医风就是医疗作风,是医务人员在为患者提供医疗服务活动中所表现出来一贯的态度和行为。医德是医风的思想基础,医风是医德的具体表现,两者既有区别又有联系。医德医风的内容涉及医疗卫生服务活动的各个方面和各个环节。概括有以下几方面:热爱医学事业,体现人道主义,对人一视同仁,行为文明礼貌,心底无私正派,保守医密隐私,同行关系融洽,技术精益求精。

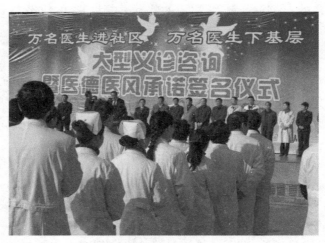

图 13.3 义诊活动

五、医务人员流动

有计划、有步骤地实行人才合理流动，才能使医院的人才队伍处于生机勃勃的状态，才能富有活力。首先医院要能够吸引人才，留住人才。要用事业、环境、待遇、情感和制度去吸引和留住人才。其次是要建立人才自由流动的用人机制。医务人员流动分为三种情况。即院内流动、院外流动、院外兼职。医生流动的主要类型有两种：一是向大城市、大医院的流动。人往高处走，这基本上属于合乎体制要求的流动。二是院外兼职或"走穴"，这基本上属于不合规的流动。

医生通过应聘等形式到大城市、大医院就职，始于改革开放。沿海开放地区通过招聘，吸引了大量内地高层次医务人员。在这方面内地很多医院成了发达地区医院人才培养基地。沿海虹吸内地优秀人才，内地大城市、大医院又虹吸小城市、小医院的优秀人才。基层、乡村缺医现象依然突出。

医生私自外出诊治患者，收取利益称为"走穴"，因为"走穴"大多利用周末休息时间，所以人们又把这些医生称为"周末医生"。从 20 世纪 80 年代开始，各大医院就开始有高水平的医生到外院或者外地"走穴"，而且已经形成了约定俗成的价目表。"走穴"是院外行医，可分三种情况：一是院外危急疑难重症患者，医生被指派外出诊治，少量收取或不收出诊费用；二是医生本人应其他医疗机构或患者书面邀请，向所在医院申请出诊，按医院规定交纳会诊费，并从中提取劳动报酬；三是医生与院外医生或患者私下联系，外出诊治，费用由患方或经当地医生之手交给出诊医生。

按现行规定，除"会诊"和政府指派的任务，医生只能在注册或备案的医疗机构为患者治病，异地执业属于"非法"。不过长期以来，"医生走穴"实际上处于政府和医院的默许状态下。这是因为"医生走穴"有强大的社会需求，我国优质医疗资源、优秀医务人员都集中在大城市、大医院，"医生走穴"客观上满足了基层和落后地区对优质医疗资源的渴求，但也经常出现医疗纠纷和事故。目前国家卫生健康委员会已开展"注册医师多点执业"试点，稳步推动医务人员的合理流动,促进不同医疗机构之间人才的纵向和横向交流。

第二节　专业技术职务聘任

医院工作人员绝大多数属于专业技术人员。专业技术人员实行专业技术职务聘任制度。

一、专业技术职务和岗位

(一) 专业技术职务

专业技术职务(俗称职称)是针对需要专门知识和技术能力的工作岗位设置的有任期的岗位职务,不同于一次获得后而终身拥有的学位、学衔等各种学术、技术称号等。在岗(被聘用)则有职,并享受相应的待遇;不在岗(未被聘用)则无职,不享受相关待遇。专业技术职务不同的系列有不同的叫法,如教授、副教授、讲师、助教;主任医师、副主任医师、主治医师、医师等。

医院医务人员所涉及的职称系列有卫生技术、工程技术、图书资料、档案、会计、统计等。专业技术人员要先通过评审或者是考试获得专业技术职务任职资格。取得专业技术职务任职资格,表明具有从事该等级专业技术工作的能力,但只有在被单位聘任后才视为取得了相应的专业技术职务,享受相应待遇。

知识拓展

卫生技术职务分为医、药、护、技 4 类:

① 医疗、预防、保健人员:主任医师、副主任医师、主治医师、医师、医士;

② 中药、西药人员:主任药师、副主任药师、主管药师、药师、药士;

③ 护理人员:主任护师、副主任护师、主管护师、护师、护士;

④ 其他卫生技术人员:主任技师、副主任技师、主管技师、技师、技士。

主任医(药、护、技)师、副主任医(药、护、技)师为高级技术职务;主治(主管)医(药、护、技)师为中级技术职务;医(药、护、技)师、医(药、护、技)士为初级技术职务。

(二) 专业技术岗位

人力资源和社会保障部规定,事业单位岗位分为管理岗位、专业技术岗位和工勤技能岗位三种类别。专业技术岗位分为 13 个等级,包括高级岗位、中级岗位、初级岗位。高级岗位分为 7 个等级(1~7 级)(正高级岗位 1~4 级,副高级岗位 5~7 级);中级岗位分为 3 个等级(8~10 级);初级岗位分为 3 个等级(11~13 级,13 级是员级岗位)。根据医院的功能、规格、隶属关系和专业技术水平,实行不同的结构比例控制。医院自主决定高、中、初级专业技术岗位的设置。同一单位各个科室结构比例不要强求统一,要明确岗位任职条件、聘用期限,做到职责明确,权限清晰,条件合理。

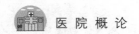

二、专业技术职务资格考试

国家推行卫生专业技术资格考试制度,卫生系列医、药、护、技各专业的中、初级专业技术资格实行以考代评的考试制度;高级专业技术资格采取考试和评审相结合的方式取得。

预防医学、药学、护理、技术专业分为初级资格、中级资格、高级资格。全科医学专业分为中级资格、高级资格。参加专业技术资格考试的人员,应具备下列基本条件:

(1) 全国卫生专业技术资格考试报考药(护、技)士者,需具备相应专业中专以上学历。

(2) 报考药(护、技)师者,应具备下列条件之一:中专毕业,从事药(护、技)士工作满5年;大专毕业,见习期满1年后,从事专业技术工作满2年;本科或硕士研究生毕业,见习1年期满。

(3) 临床医学、预防医学、全科医学的初级专业技术资格考试已与执业医师资格考试并轨。

(4) 参加中级资格考试的人员。首先要取得相应专业学历,受聘担任医(药、护、技)师职务年限的要求是:中专学历满7年;大专学历满6年;本科学历满4年;硕士学位满2年。

参加临床医学专业中级考试还需要取得执业医师资格;已实施住院医师规范化培训的医疗机构的医师须取得该培训合格证书。

(5) 有下列情形之一的,不得申请参加专业技术资格的考试:医疗事故责任者3年内;医疗差错责任者1年内;受到行政处分者在处分时期内;伪造学历或考试期间有违纪行为2年内;省级卫生行政部门规定的其他情形。

(6) 有下列情形之一的,由卫生行政管理部门吊销其相应专业技术资格,由发证机关收回其专业技术资格证书,2年内不得参加卫生系列专业技术资格考试:伪造学历和专业技术工作资历证明;考试期间有违纪行为;国务院卫生、人事行政主管部门规定的其他情形。

各级别考试均设置了"基础知识""相关专业知识""专业知识""专业实践能力"4个考试科目。考试原则上采用人机对话的方式。自2003年起,卫生专业技术资格按报考专业各科目的考试成绩实行2年为1个周期的滚动管理办法,考生应在连续的2个考试年度内通过该专业全部科目的考试,方可获得专业技术资格证书。

参加考试的人员,由本人提出申请,经所在单位审核同意,按规定携带有关证明材料到当地考试机构报名,经考试管理机构审核合格后,在网站自行打印准考证,凭准考证在指定的时间、地点参加考试。报名条件中有关学历的要求,是指经国家教育、卫生行政主管部门认可的正规全日制院校毕业的学历;有关工作年限的要求,是指取得正规学历前后从事本专业工作时间的总和。工作年限计算的截止日期为考试报名年度当年年底。

通过预防医学、全科医学、药学、护理、技术专业技术资格考试并合格者,由中华人民共和国人力资源和社会保障部、国家卫生健康委员会颁发专业技术人员职业资格证书。该证书在全国范围内有效。

三、职务聘任

医院根据岗位设置和工作需要,从获得资格证书的人员中择优聘任。

取得初级资格,具有中专学历,担任相应职务满 5 年;具有大专学历,从事本专业工作满 3 年;具有本科学历,从事本专业工作满 1 年,可聘为药、护、技师。不符合上述条件的人员只可聘任药、护、技士职务。取得中级资格,并符合有关规定,可聘任主治(管)医师,主管药、护、技师职务。高级资格实行考评结合方式。参加国家医师资格考试,取得执业助理医师资格,可聘任医士职务;取得执业医师资格,可聘任医师职务。

国家对卫生专业技术职务管理的基本要求是:逐步建立专业技术职务能上能下、人员能进能出、待遇能高能低、人才合理流动、充满活力的用人机制。要坚持按需设岗、按岗聘任、平等竞争、择优上岗,逐步建立政府宏观管理、个人自主申请、社会合理评价、单位自主聘任的管理体制。

医院可成立以专家、行政领导和有关部门组成的聘任委员会,根据岗位工作需要和条件,自主聘任专业技术职务。对不具备规定学历、任职资格的人员,不能聘任。医院与受聘人员签订聘任合同。医院可以对优秀人才和技术骨干采用不同办法,实行不同的聘用期,给予较高的聘用待遇,还可根据工作需要采取专职与兼职相结合的方式,聘用部分兼职技术骨干。

医院依据聘任合同的规定对受聘人员进行年度和聘期考核,考核结果放入受聘人员的档案,作为续聘、解聘、晋升和奖惩等的依据。对业绩优秀人员予以奖励,对不胜任本职岗位的人员予以解聘或低聘。

知识拓展

《卫生技术人员职务试行条例》规定的卫生技术人员任职时限条件

① 主治(主管)医(药、护、技)师任职基本条件:大学毕业或取得学士学位,从事医药(护、技)师工作 4 年以上;研究生班结业或取得第二学士学位,从事医(药、护、技)师工作 3 年左右;取得硕士学位;从事医(药、护、技)师工作 2 年左右;取得博士学位者。

② 副主任医(药、护、技)师任职基本条件:具有大学本科以上(含大学本科)学历,从事主治(主管)医(药、护、技)师工作 5 年以上;取得博士学位,从事主治(主管)医(药、护、技)师工作 2 年以上。

③ 主任医(药、护、技)师任职基本条件:为本专业的学术、技术带头人;从事副主任医(药、护、技)师工作 5 年以上。

第三节 医学教育与科研

一、医学教育

现代医学教育是一个终生连续过程,这个连续的统一体可分为 3 个性质不同又互相关联的教育阶段:医学院的在校教育、毕业后教育和继续医学教育。

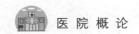

（一）医学院的在校教育

目前,我国医学教育学制有三年、五年、六年、七年、八年到九年制不等。3—5—7—9(年)学制,即 3 年大专,5 年本科,7 年硕士,9 年医学博士。3—5—8(年)学制,以 5 年制为主体,条件成熟时,全部实现 8 年制。5 年制或 8 年制学生进入高等医学院校后,经过 2～3 年基础理论学习后就进入医院,接受临床学科的理论教学和临床工作的实习。

医学生无论是临床理论教学还是见习或毕业实习,均离不开临床教学基地——医院。对承担临床教学的医院基本要求是:具有 500 张以上病床,科室设置齐全,有合格的师资和必要的教学设施的综合性医院。医院按照教学计划和任务进行组织与管理。

（二）毕业后教育

毕业后教育包括研究生教育和住院医师规范化培训。

1. 研究生教育

我国医学研究生分为科学学位和专业学位两种类型:科学学位研究生包括科研型硕士研究生和科研型博士研究生;临床医学专业学位研究生包括临床医学硕士专业学位研究生和临床医学博士专业学位研究生。

（1）临床医学专业学位研究生是以培养临床实践能力为重点,同时重视学位课程学习、临床科研能力和教学能力的全面培养。临床医学博士专业学位研究生,达到低年资主治医师水平。临床医学硕士专业学位研究生,达到高年资住院医师水平。入学后集中上课,经数月理论课后就进入临床训练。先在二级学科进行临床轮转,再到三级学科强化训练,期间应至少担任半年以上的总住院医师工作,三级学科专科培养,时间不少于一年。

（2）科研型硕士研究生培养重点是从事科学研究工作或独立担负专门技术工作的能力;硕士学位论文达到一定的要求。科研型博士研究生有独立从事科学研究的能力和创新意识;博士学位论文做出一定的创造性成果;有较高的医疗工作或教学工作能力。

近年来,国家加大专业学位研究生招生规模,控制和压缩科学学位研究生规模。临床医学专业学位研究生已经受到用人单位的重视,部分科学学位研究生进入临床工作面临限制。

2. 住院医师规范化培训

住院医师规范化培训是毕业后医学教育的重要组成部分,目的是为各级医疗机构培养具有良好的职业道德、扎实的医学理论知识和临床技能,能独立、规范地承担本专业常见多发疾病诊疗工作的临床医师。

住院医师规范化培训对象为:① 拟从事临床医疗工作的高等院校医学类相应专业(指临床医学类、口腔医学类、中医学类和中西医结合类,下同)本科及以上学历毕业生;② 已从事临床医疗工作并获得执业医师资格,需要接受培训的人员;③ 其他需要接受培训的人员。

我国传统方式住院医师培养是在医学生分配或招聘到医院工作后由医院各自组织培养,存在的问题有:大部分医学院毕业生分配到基层医院,没有机会接受严格的住院医师培训;一部分到专科医院,没有机会接受全面的住院医师训练;少数分配到较大的综合性医院,但无正规化培训制度。

在国家卫生主管部门颁布《临床住院医师规范化培训试行办法》后,各省市也相继出台了具体的住院医师规范化培训办法,总的目标是临床医师必须进入具有住院医师规范培训资质的医院(称为培训基地,一般为三级医院)接受系统培训,对于新毕业的医学生培训合格并在培训期间取得执业医师资格方可从事临床医疗工作;对于已经从事临床工作的医师,《住院医师规范化培训合格证书》作为聘任主治医师的必要条件。专科及本科生培训时间为三年,硕士生、博士生培训时间各地规定不完全相同,大体是经过能力测试,可以相应缩短培训时间。

培训对象是培训基地住院医师队伍的一部分。住院医师规范化培训考核包括过程考核和结业考核,以过程考核为重点。对通过住院医师规范化培训结业考核的培训对象,颁发统一制式的《住院医师规范化培训合格证书》。

知识拓展

七部门联合下文将建立住院医师规范化培训制度

为切实提高医师队伍执业素质和实际诊疗能力,国家卫生和计划生育委员会联合中央编办、国家发改委、教育部、财政部、人力资源和社会保障部及国家中医药管理局七部门下发文件,就建立住院医师规范化培训制度提出指导意见。

根据意见,拟从事临床医疗工作的高等院校医学类专业本科及以上学历毕业生,将成为培训招收对象。培训的主要模式是"5+3",即完成5年医学类专业本科教育的毕业生,在培训基地接受3年住院医师规范化培训。

培训将在省级及以上卫生计生行政部门认定的具备良好临床医疗和教育培训条件的培训基地进行,以在临床有关科室轮转为主,着重培育和提高临床医疗预防保健复能力。完成培训并通过过程考核和结业考核者,可获得全国统一的《住院医师规范化培训合格证书》。

在学位衔接方面,将探索住院医师规范化培训与医学硕士专业学位(临床、口腔、中医)研究生教育有机衔接的办法,逐步统一两者培训的内容和方式。

(节选自《中国教育报》,2014-1-17)

(三)继续医学教育

继续医学教育是以学习新理论、新知识、新技术和新方法为主的终身性医学教育,目的是使卫生技术人员在医疗活动过程中,不断更新专业知识,了解、掌握学科进展和最新动态,不断提高专业工作能力和业务水平以跟上医学科学技术的发展并能指导下级卫技人员开展医学实践和科研工作,积极开展学术活动,更好地为卫生事业发展服务。

继续医学教育以年度和阶段所得学分作为登记和考核方式。卫技人员参加继续医学教育所得学分,是职务续聘和职称晋升的一个必备条件。继续教育包括医院中级以上职称卫生技术人员的再教育、外来进修人员的培训等。

继续医学教育采取学分制的管理方法,对个人所取得的学分予以分类登记。按继续医学教育活动的性质可划分为I类学分项目和II类学分项目。I类学分项目包括国家继续医学教育项目、省级继续医学教育项目和国家卫生健康委属单位、院校及由中华医学会总会举办经国家卫生健康委备案的继续医学教育项目。II类学分项目指自学和其他形式的继续医学教育活动。

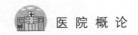

二、医学研究

科研是促进医学发展的重要手段,是保证学科建设与发展、培养医学人才的必要措施,是衡量一个医院医疗水平、学术水平高低的重要标志。

医学科学研究是探索人类的生命本质及人类疾病与健康关系的科学,以人为研究对象,要求科技人员必须具备崇高的职业道德和严谨的科研作风,符合伦理原则,保证安全可靠,绝不允许直接或间接地损害人体健康。凡涉及人体实验,必须在严肃的道德准则和严格的法纪规定下进行。

医学科学研究分基础研究、应用研究和开发研究,按任务来源分类:

(1) 纵向科研任务:是指各级政府主管部门下达的课题、项目,如:国家科技攻关项目,"863""973"课题,国家自然科学基金课题,各部、省、委、局基金课题等。一般通过择优或招标方式落实到承担单位。分为国家课题,部级、省市级课题,单位课题和自选课题。

(2) 横向科研任务:主要由企、事业单位委托进行,研究经费一般由委托单位提供。

(3) 自由选题:由科技人员自己提出的研究课题。由所在单位给予资助立题,如院、所基金等。

一项科研大体要经过选题、申请、实施、结题等过程。科研成果产生以后还可申请成果鉴定、奖励、专利申请和成果转化。与课题任务来源相配套,每一课题都应有相应的科研经费。科研经费的收入多少是衡量一家医院研究能力大小的重要标志之一。采取多种渠道、多种形式筹措科研经费,是医院科研经费管理的重要内容。

根据医院规模大小,设科研处(科教处)或科研科(科教科)为职能部门,成立学术委员会负责医院科研课题申报前的评审与咨询,提出改进的意见与建议。设立伦理委员会负责论证医学科研中有关涉及人体实验方面的伦理学问题。较大规模的医院附设研究所、研究室等科研机构。

思 考 题

(1) 简述医院的人事管理的主要内容。

(2) 简述医院主要用工形式。

(3) 简述医务人员收入构成。

(4) 简述卫生技术职务分类。

(5) 简述国家对卫生专业技术职务管理的基本要求。

(6) 简述医学院的在校教育、毕业后教育和继续医学教育的主要内容。

第十四章　医院经营管理

◆ **本 章 提 要** ◆

医院经营是指医院通过对医疗环境、医疗市场的把握,利用可以支配的人、财、物、技术、信息等资源,以实现医疗服务目标和经济与社会效益目标的活动。

医院财务管理主要对资金的筹集、运用和与之相关的各类资产的价值管理。

医院建筑、设施、设备要体现功能化、生态化、智能化、人性化的要求,物质保障要能满足医院常规运转以及突发应急抢救的需要。

医院信息系统建设是一个优化医院管理的过程,可以创造良好的社会效益和经济效益。

医院核心竞争力是医院内部经过积累的有自身特色的知识、技能和声誉等,是支撑医院发展的竞争优势。

经营是指个人或团体在一定的环境条件下,通过对可支配资源的运作,以实现特定目的的活动。医院经营是指医院通过对医疗环境、医疗市场的把握,利用可以支配的人、财、物、技术、信息等资源,以实现医疗服务目标和经济与社会效益目标的活动。

医院经营目标应包括医疗服务市场定位、发展规模和等级、经济效益、社会责任等。理论上所有医院都要以社会效益为先,非营利性医院更是要以满足社会大众医疗需求的社会效益为主要目标,但现实中无论是营利性还是非营利性医院,无论是公立还是私立医院都在把经济效益作为主要经营目标,些微的差异就是公立医院承担的政策性任务更多点,受控更紧些,经营相对规范些;私立医院则完全企业化,以追求经济效益为主。

可支配的资源是医院经营和发展的基础,包括属于医院的人、财、物、技术、信息等资源,以及虽然不属于医院但可以为医院所利用的政策、环境资源等。在所有这些资源要素中,财力是基础,所以医院经营的基础性问题是"钱从哪儿来,用到哪儿去"。

第一节　财 务 管 理

医院作为独立的事业法人,在遵守政府相关卫生政策前提下,根据医疗服务的需求,提供医疗服务,同时取得合理的经济补偿。医院经营要实现医疗服务优质高效、价格与成本合理、社会效益和经济收益平衡。

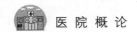 医院概论

医院财务管理主要指对资金的筹集、运用和与之相关的各类资产的价值管理。管理的对象是货币资金的循环和流转,并要对投入的人、财、物、技术等生产要素和医疗服务、质量、规模效率与效果进行经济分析。财务管理也是医院经济活动的一个信息系统和管理工具。

一、目标与内容

(一)财务管理的目标

1. 实现收支结余

收支的结余表明了医院新创造的财富,结余状况也反映出医院的经济运行质量。入不敷出、经营亏损的医院是很难实现社会效益和公益性的。

2. 资产保值增值

无论是公立医院还是私立医院,都要对投资主体负责,在为社会提供公平、价廉、优质的医疗服务同时,实现资产保值增值,保证医院的生存和发展。

3. 积累事业基金

事业基金是医院可自主支配的积累资金。事业基金可以用来改善就医环境、增添设备、扩张规模、扩大投资。事业基金规模是医院发展能力的体现。

(二)财务管理的基本内容

财务管理要重视提高服务项目的报酬率,降低财务风险,控制医疗成本,按政策合理调整收费,不断完善医疗补偿机制,努力实现收支平衡,略有结余;要遵守会计制度和财务制度,规范医院的财务行为;运用现代计算机网络技术,建立健全医院财务运行模式,确保医院的经济运行正常进行。

财务管理的基本内容有:积极组织收入,科学编制预算,规范项目收费,合理控制成本,加强固定资产管理,做好会计决算,开展经济活动分析,进行财务监督检查等。

二、医院收入

(一)医疗收入

医疗收入是医院为患者提供医疗服务(不含药品)而获得的货币收入,分门诊收入和住院收入两部分。其中门诊收入主要是发生在门诊服务的各项收入,包括挂号收入,为患者提供诊察服务的诊察收入,检验、检查、放射等检查收入,手术、处置等治疗收入,以及血费、氧气费等其他收入。住院收入是为住院患者提供服务的收入,主要有病床收入、诊疗收入、检查收入、治疗收入、护理收入、卫生材料收入等。

(二)药品收入

药品收入指医院为患者提供医疗服务过程中销售药品而获得的货币收入,包括销售西药、中成药、中草药的收入。

（三）其他收入

医院收取的不属于医疗、药品业务的其他各项收入，如进修费、固定资产变价收入、救护车收入、废品变价收入等。

（四）业务补助

政府拨给医院的经常性补助，主要包括政府对医院的投资和维护医院正常运转的业务补贴。

医院收入主体是医疗收入和药品收入，公立医院有一定数量的政府财政拨款。

现代医院发展除依靠自身的业务收入外，还可以通过其他方式筹资，如银行信贷、融资租赁等。营利性医院具有企业特性，其筹资方式与企业的筹资方式基本类似，如吸收投资、发行股票、债券等。随着改革深入，非营利性医院筹资方式也逐渐多元化。

知识拓展

从财务上看，收入和结余是资金的来源，支出和费用是资金的耗费。这种周而复始的流转过程称为资金流转。一般情况下，在一年以内的资金周转称为短期循环。短期循环中的资产是流动资产，包括应收账款、现金、各种存款、药品、卫生材料和短期投资等。所需时间在一年以上的流转称为长期循环，包括固定资产、长期投资、递延资产等。

三、医院支出

（一）医疗支出

医疗支出是指医院在医疗服务过程中支出的各项费用和摊入的间接费用。包括：在开展医疗业务活动中的基本工资、补助工资、其他工资等，保险金，工会经费，器材消耗，水、电、取暖费用，低值易耗品摊销，卫生材料费，业务费，办公费用，差旅费，固定资产折旧，正常维修费用，租赁费，各业务科室管理人员的费用，其他可以直接列入的费用以及由管理费用分配计入的部分。

（二）药品支出

医院在药品业务中支出的各项费用和摊入的间接费用。在加工材料中的制剂支出，包括的内容除药品材料费外，其他与医疗支出相同。

（三）管理费用

管理费用指医院行政管理部门、后勤部门为开展医院管理活动而支出的各项费用。包括职工教育费、咨询诉讼费、坏账准备、科研费、报刊杂志费、租赁费、无形资产摊销以及利息支出、银行手续费、汇总损益等财务费用及医疗支出的有关费用。

（四）其他支出

其他支出是指与医院正常业务无直接关系的所有支出。如被没收的财物支出、各项罚

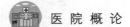

款、赞助、捐赠支出、财产物资盘亏损失及与其他收入相关的支出等。

（五）资本性支出

如购置房屋、设备、大型维修等的支出。

四、成本核算

医院成本核算管理是指医疗机构把一定时期内实际发生的各项费用加以记录汇集、计算、分析和评价,按照医疗卫生服务的不同项目、不同阶段、不同范围计算出医疗卫生服务总成本和单位成本,以确定一定时期内的医疗服务成本水平,考核成本计划的完成情况,并根据不同医疗服务项目的消耗,分配医疗服务费用的一种经济管理活动。

医疗成本是卫生服务过程中所发生的物化劳动和劳动耗费的总和,它由以下六大类成本构成:人员经费、卫生材料费、药品费、固定资产折旧费、无形资产摊销费、商品和服务支出。低耗高效是医院成本核算管理的目标。

医院成本核算的对象大体可分为三个层次(图 14.1)。

第一层:医院级成本核算,主要以医院为成本核算单位,反映整个医院的经济运营状况。

第二层:部门级成本核算,主要以部门、科室为成本归集和核算单位,反映医院内部各个科室或各个部门的成本效益情况。

第三层:项目成本核算,主要以单个项目或一组项目为核算单位,如单个服务项目、单个成本项目、单机设备、某个病种或诊次、床日。主要用于服务定价、投资论证或效益评估等。

明确建立医院成本核算管理组织管理体系、工作制度和标准规范。将成本核算管理结果与科室绩效工资挂钩,完善、改革奖金分配办法,体现"按劳分配、效率优先、兼顾公平"的分配原则,结合岗位性质、技术难度、风险程度、工作数量与质量等工作业绩情况进行分配。向临床、技术、风险倾斜。成本控制好坏与工资和奖金挂钩,充分调动职工自觉、主动节支的积极性。

医疗成本					医疗全成本= 医疗成本+财政项目补助 支出所形成的固定资产折 旧、无形资产摊销					医疗全成本= 医疗成本+科教项目支出形 成的固定资产折旧、无形 资产摊销				
科室成本	床日成本	诊次成本	医疗服务项目成本	病种成本	科室成本	床日成本	诊次成本	医疗服务项目成本	病种成本	科室成本	床日成本	诊次成本	医疗服务项目成本	病种成本

图 14.1　医院成本构成

五、资产管理

资产是医院开展经营活动的必备条件,是医院拥有的可以用货币为表现形式的经济资源,具有货币价值的财务或权利,如现金、药品、房屋、设备、应收账款和有价证券等。医院资产其表现形式为固定资产、流动资产和无形资产等。

医院的固定资产是指单位价值在规定标准以上,使用周期限在一年以上,并在使用过程中基本保持原有物质形态的资产。医院的固定资产分为:房屋和建筑物类、专业设备类、一般设备类、其他类。图书参照固定资产管理办法加强管理,不计折旧。

流动资产是指在一年内或超过一年的一个营业周期内变现或耗用的资产,主要包括现金、存货、应收账款、预付款项、存款等。

无形资产是指可长期使用而不具备实物形态,但能为使用者提供某种权利的资产,包括专利权、专营权、非专利技术、商誉、著作权、土地使用权等。无形资产是医院资产的重要组成部分,如果积极利用,可以为医院带来经济效益。

六、财务活动分析

医院财务分析是运用财务报表数据及其他相关资料,对医院财务状况和经营成果进行分析和评价,以反映医院在经营过程中的利弊得失、财务状况及发展趋势。一个会计期间终了时,要编制会计报表,具体说明经营成果,向医院经营管理者提供详细的会计信息,以满足经营管理方面的需要。

医院的财务分析可以从不同角度来进行。一是医院经营成果,包括医院各项收入的实现状况,医疗成本和费用的控制情况,收支结余实现多少等;二是医院财务状况的好坏,包括资金供应是否充足,偿债能力充分与否,医院发展的潜力等。

医院财务分析的指标一般包括:资产负债率、流动比率、速动比率、资产管理比率、人员经费占总费用比例、人均住院床日、人均业务收入、平均每门诊人次收费水平、平均每床日收费水平、病床使用率和周转次数、出院患者平均住院日、流动资金周转次数、平均每张开放病床年业务收入、百元固定资产业务收入、百元医疗收入卫生材料消耗、百元业务收入人员经费支出、药品资金周转次数、检查诊断设备利用率、治疗设备使用率、资金收益率等。

第二节　医疗设施与后勤保障

现代化医院要有优美的休养环境、完善的服务设施和功能齐全的保障系统,医院建筑、设施要体现功能化、生态化、智能化、人性化的要求,物质保障要能满足医院常规运转以及突发应急抢救的需要。

一、医院设施

医院设施包括建筑和附属的运行设备(水、电、气、空调、卫生和输送设备等)。

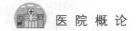

（一）医院规划与布局

医院应依据区域卫生规划选址。考虑人口密度和服务半径以及区域社会发展,选择在交通方便、环境优良,水、电供应有保障的地方,要避开污染源,同时要考虑医院本身的污水排放和放射性物质对周围环境的影响,还应留有调整和扩建的余地。

医院建筑主体分为医疗部分、供应部分和管理部分。平面布置以医疗部分为主,使各部分既联系方便又互不干扰。综合医院应由急诊部、门诊部、住院部、医技科室、保障系统、行政管理和院内生活用房等设施组成,还包括相应的科研和教学设施。

医院布局有分散式、集中式和半集中式。分散式有利于通风、采光,但联系不紧凑,占地多,管线长;集中式联系方便,用地省,管线少,但工程较为复杂。

医院医疗部分主要包括门诊部、住院部、急诊部、手术部及各医技科室等。

1. 门诊部

门诊部由公用部分、诊断治疗部分和各科诊室组成。门诊各部分的组合按诊疗程序安排,一般以公用部分作为交通枢纽,围绕着它布置诊断治疗部分和各科诊室,以缩短就诊路线,便于消毒和减少感染。其组合形式有单厅式、分厅式和集中成片式等。

2. 住院部

住院部的规模以患者床位数表示,主要由出入院管理部和病房两部分组成。病房是住院部的主体,其基本构成单位是护理单元。成年患者护理单元的容量一般为 30～50 床;儿科、传染病科等护理单元一般为 20～25 床。护理单元主要由病室、护士站和辅助用房三部分组成。护理单元的组合布局形式有:中走廊条形单元、双走廊长方形单元、环状走廊放射形护理单元、敞开式护士站的护理单元、重点治疗护理单元(ICU)等。

3. 急诊部

根据医院规模配备。规模较大医院的急诊部设有各科急诊室、观察室和抢救室。急诊室的出入口位置应明显易找,并有专用的挂号、取药室以及供担架推车和护送人员使用的候诊面积。急诊部为昼夜工作,在夜间门诊关闭后,应能自成独立系统。多数急诊患者需做手术,所以急诊部应靠近住院部和手术室。

4. 手术部

设有手术室、洗手室、消毒室、器械室、打包室、敷料存放室、洗涤室、石膏室、值班室、办公室、更衣室和浴厕等。

手术活动一般分三个流线:患者流线、医护人员流线和医疗器械流线。为了防止感染,手术室分无菌区、消毒区和非消毒区。手术部的核心为手术室,手术室分无菌手术室、普通手术室和污染手术室。无菌手术室要求有净化空气的设施,以控制最低细菌量。污染手术室用作有菌病的手术。

5. 各医技科室

如药房、放射科、检验科、功能科、理疗科、血库、中心消毒供应部等,因工作职能和设备的要求不同,对建筑设施和布局都有特定的要求。

（二）建筑功能设施

1. 水电系统

医院水电消耗巨大,需要可靠和稳定的供应。综合医院的供电设施应安全可靠,保证不间断供电,并宜设置自备电源。综合医院应采用双回路供电。医院排水需要符合污水处理的要求。

2. 空调系统

现代医院基本都配备空调和通风设施,洁净手术部空气净化设施应符合《医院洁净手术部建设标准》。

3. 消防设施

医院的建筑耐火等级和消防设施的配置应遵守国家有关建筑防火设计规范的规定。医院设施要经过消防验收合格后方可投入使用。

4. 传输系统

医院大量的人流和物流,需要强大的传输能力,如人流、物流电梯,标本和药品输送管道等。

5. 医用气体供应系统

主要是输氧管道,大型医院一般都建设集中供氧系统。

6. 安全监控系统

医院应配置与其建设规模和业务技术、行政管理工作相适应的信息系统、通信系统和安全技术防范系统。

7. 污物的处理设施

医院应建设污水、污物的处理设施,污水的排放和医疗废物与生活垃圾的分类、收集、存放与处置应按照《医疗废物管理条例》等国家有关法律、法规执行。

8. 交通与车辆停放

现代医院必须为患者及其家属和职工车辆停放提供场地及设施。

（三）医院标识系统

综合医院应配置完善、清晰、醒目的标识系统。现代医院对就医环境要求不是简单的装饰美化,而要从医院形象、环境氛围、功能区划、人流物流安排等方面进行科学的设计,形成易识别、完整、连续、有特色的标识系统。

医院环境标识系统从使用特点上具备以下特点:

（1）简明性。一目了然,信息完整易懂,方位标示准确,位置明显。

（2）连续性。在到达指示目标地之前,所有可能引起行走路线偏差的地方,均应有该目标地的引导指示。

（3）规律性。标识系统具有规律性,标识的布置可以由大到小、由表及里、由远及近,由多到少。

（4）统一性。同类的引导标识应在其颜色、字体、规格、位置、表现形式方面进行统一规划。这样的标识设置将有助于群众按系统线索方便、快捷地寻找目标。

（5）可视性。文字与背景的色彩要有明显的对比，可选用具有很强视觉冲击力的文字造型。此外要注意的是在无障碍通道的标识设计中，设计的标识要符合国家有关行业标准。

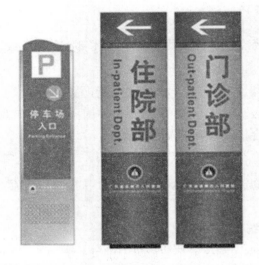

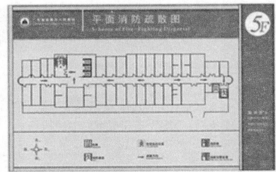

图 14.2　医院标识

二、后勤保障

医院后勤保障涉及医院的能源供给、物资供应、环境卫生、绿化美化、保养维修、房屋修缮、车辆调度、生活服务等，是医院正常运行的支持系统。包括：供水、供电、供气和排水；环境卫生、绿化、美化、净化、污水污物处理；被服装具；患者和医院职工的膳食；物资管理；车辆调度和物资运输；通信联络和门卫管理。

后勤工作要提供及时、安全、有效、全面的保障服务；改善医院职工和患者的医疗、工作、生活环境；强调科学管理，节约后勤资源，降低成本。

（一）医院后勤工作的基本特点

1. 保障连续性

医院后勤工作的连续性由医院诊疗工作的连续性所决定,后勤保障的连续性影响到医院诊疗工作的各个环节,对医院的一些特殊部门,如抢救室、急诊科、手术室、监护室等尤其重要。

2. 设备现代化

医院后勤服务及其设施具有技术性和专业性的特点,如现代化的给水排水系统、空气净化系统、供氧系统、供电系统、通信系统、消防安全系统、采暖制冷系统等。后勤管理工作必须注意重视工作人员知识、技能和素质的培训和提高。

3. 服务社会化

医院后勤工作社会化有利于合理配置资源,避免资源闲置或浪费,降低医院成本。

4. 安全第一

安全包括设备设施安全,服务过程安全,用电、用水、用气、消防安全等;保障医疗工作和患者及家属就医、休养的安全。

（二）医院后勤管理的要求

医院后勤工作要尽一切可能保障医院工作计划的完成和发展目标的实现;主动深入临床一线,及时发现问题,解决问题,防患于未然,不断改进工作。努力开源节流,减少浪费,提高后勤资源的利用率,降低医院服务成本。加强医院后勤工作制度化、规范化、科学化管理。

（三）医院后勤管理组织

医院一般设立总务处或后勤处(科)来具体负责后勤管理工作。下设动力班、维修班、电梯班、电话班、库房班、环卫班、洗涤班、驾驶班、生活服务部等。有的医院实行责任中心制度,直接将医院后勤划分为信息技术中心、医疗设备中心、设施维护中心、物料供应中心、物业管理中心、餐饮供应中心等责任中心,分别承担各自的后勤保障功能。

（四）医院后勤管理的主要工作

1. 水电管理

对水的管理主要包括两个方面内容:一是要保证为医疗护理等业务用水提供符合卫生标准的充足供应;二是要对医院废水、污水的排放进行无害化处理,以免污染水源和环境,造成严重的公共卫生污染问题,影响人群健康。

由于医院工作的特殊性,医院必须保证 24 小时连续供电,一般应设两路进线,配备紧急供电系统,当正常供电发生故障时可对手术室、血库、监护室等重要部门进行紧急供电。医院有大量精密仪器设备,对电源电压的稳定性有较高要求。

2. 空调及供热管理

医院为保证患者健康和精密医疗设备的正常运转,广泛应用空调设施,一种是中央空

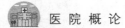

调,另外一种是采用窗式或柜式空调。医院供热用于食堂、洗衣间、开水间、供应室、消毒、烘干、冬季采暖等。

3. 被服装具管理

医院的被服装具主要指医院工作人员的服装和各种敷料布、洗手衣、手术衣,患者使用的医院病床上用品和病服。医院是致病因素集中的地方,如细菌、病毒、放射性物质等。医院的被服装具接触这些致病因素,因此需要定期对它们进行消毒处理,以避免交叉感染,保证患者和医院工作人员的身体健康。

4. 车辆运输与通信设备管理

医院自备车辆的主要任务是运送物资及人员,车辆配备应视医院实际工作需要而定。医院信息交换量庞大,通信是否灵敏,将直接影响医院的工作效率。医院常见的通信设备包括电话、电子音控对讲机、无线电呼叫系统等。

5. 备品供应

文具、卫生用具、清洗消毒物品等低值易耗物品的供应是医院正常运转的保证,其采购、供应与核算是后勤部门的重要职责。

6. 太平间管理

太平间的位置应尽量避开患者及其家属的活动范围和可视范围,以免造成负面心理影响。要制定太平间管理的相关规章制度,做好与殡仪馆的交接工作。

7. 医院环境管理

医院患者集中,环境卫生包括采光、通风、噪声、照明、空气质量、整洁等各个方面,不仅取决于医院的选址、建筑总体设计,更取决于日常的管理保洁工作。绿化美化不仅能给患者与医院工作人员创造清新舒适的环境,有助于患者的健康,还有利于预防空气污染、改善空气质量,对预防院内感染的发生也有重要意义。

8. 餐饮服务

优质的餐饮服务是提升医疗服务满意度的重要组成部分,不仅为患者服务,也为患者家属和职工提供服务。

（五）医院后勤管理改革

我国医院后勤管理发展趋势主要有两个方向:一是医院后勤服务部门向社会开放,在确保医院需要的前提下为社会提供服务,提高后勤资源的使用效率;二是由社会专门力量为医院提供后勤保障服务,如食堂、幼儿园、职工宿舍等。两种形式都是后勤服务社会化的有机组成部分。医院后勤服务社会化是医疗卫生行业后勤改革发展的必然趋势,也是医院面对激烈市场竞争的必然选择。

第三节　信息管理与智慧医院建设

医院是一个信息密集的单位,人流、物流、资金流汇聚,每天有大量的处方、检查报告、影像资料、各种报表等。医院信息管理系统是现代化医院运营的必要技术支撑和基础设施,对加强医院的管理,提高医疗服务质量,改进服务水平具有重要影响。

医院信息管理系统(Hospital Information System, HIS)是利用电子计算机和通信设备,为授权用户提供患者诊疗信息和行政管理信息的收集、存储、处理、交换等服务的数据处理和辅助决策的系统。医院信息系统能进一步优化工作模式和业务流程,可以创造良好的社会效益和经济效益。

一、发展历程

医院信息系统发展非常迅速,国内医院信息系统的建立和发展大体经历了四个应用阶段:

(1)单一的部门应用阶段。如人事档案管理、财务数据的管理、病案管理、药品、器械管理等。其特点为应用系统各自独立,没有临床数据。

(2)小型系统阶段。主要是收费系统应用,如门诊、病房收费系统,药品划价、收费系统的联网等。

(3)比较完整的 HIS 系统。一般都包括门诊、住院、医嘱、药品、检验、病案、公费医疗管理、患者查询、院长查询及科室经济核算、物资材料管理、图书情报管理、人事工资管理等众多模块,实现了全院各部门数据格式的统一和共享。

(4)具有辅助诊疗业务功能的大型系统。包括医生工作站的建设,临床检验、医学影像系统的应用等,信息系统成为医院医疗、管理和服务流程中的必要手段。

医院信息系统的发展趋势是将各类医疗器械直接联机并将各医院乃至地区和国家的医院信息系统联成网络,不同系统中的病历登记、检测、诊断指标等都进行标准化,使数据互联、信息共享。医院信息系统的高级阶段将普遍采用医疗专家系统,建立医疗服务质量监督和控制系统,进一步提高医疗水平和保健水平。

二、系统构成

医院信息系统是各类信息系统中最复杂的一类,包括:医院管理信息系统(Hospital Management Information System, HMIS)、医学影像信息系统(Picture Archiving and Communication Systems, PACS)、临床信息系统(Clinical Information System, CIS)、放射学信息系统(Radiology Information System, RIS)、实验室信息系统(Laboratory Information System, LIS),还包括医疗专家系统、辅助诊断系统、辅助教学系统、危重患者监护系统、药物咨询监测系统等(图 14.3)。

医院信息系统主要功能模块有临床诊疗部分、药品管理部分、经济管理部分、综合管理与统计分析部分、外部接口部分等。

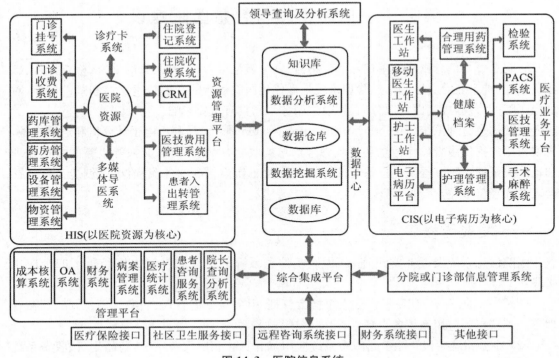

图 14.3　医院信息系统

（一）临床诊疗部分

医生工作站、护士工作站、临床检验系统、医学影像系统、输血及血库管理系统、手术麻醉管理系统等。

（二）药品管理部分

数据准备及药品字典、药品库房管理功能、门急诊药房管理功能、住院药房管理功能、药品核算功能、药品价格管理、制剂管理系统、合理用药审查与用药咨询功能等。

（三）经济管理部分

门急诊挂号系统、门急诊划价收费系统和住院患者入、出、转管理系统，以及患者住院收费系统、物资管理系统、设备管理系统、财务管理与经济核算管理系统等。

（四）综合管理与统计分析部分

病案管理系统、医疗统计系统、院长查询与分析系统、患者咨询服务系统等。

（五）外部接口部分

医疗保险接口、社区卫生服务接口、远程医疗咨询系统接口等。

三、信息化建设目标

（1）建设全数字化医院，打造智慧医院，实现各系统之间的集成与融合，信息共享与智能化应用。

（2）以电子病历为核心，通过电子病历和临床路径系统，加强对医疗过程的监控管理，规范诊疗行为，提高医疗服务质量和降低医疗费用。

（3）自动身份识别与就医流程优化。推行医院"一卡通"，实现与社保卡兼容，利用微信、支付宝等手段，实现患者便捷就医。

（4）提高医院管理质量和工作效率。信息系统全面支持医院管理及决策事务，实现管理全面数据化和信息化，提高管理质量和决策水平。

（5）为医联体、互联网医院和远程医疗发展提供支撑和保障。通过医院集成管控平台，解决医院内部和集团成员医院之间的众多系统交互问题，实现医院众多系统间的数据共享与协同。

四、信息化建设要求

（一）整体规划，分步实施

整体规划，主要是正确规划整个医院信息化系统建设的逻辑结构和物理结构，确定医院分阶段的软件和硬件建设目标，避免各部门出现系统和数据的不兼容和不共享，避免资源浪费。

分步实施，主要是根据医院的实际状况确定系统实施的步骤，实现从低级到高级的平滑过渡。分步实施有利于系统应用推进，能减轻投资压力。

（二）实用和可靠

系统涉及患者的影像信息、医疗信息及医疗证据等重要信息，任何失误都可能造成极其严重的后果。所以整个系统长期可靠的运行，对保证医院日常业务和管理工作的正常运转，具有非常重大的意义。

（三）易操作

应用系统要求界面友好，需要充分考虑使用人员的特点，使图像处理工作简单、方便、快捷，功能齐全，系统数据维护方便，备份及数据恢复快速简单。

（四）可管理性、易维护

整个系统相当复杂和庞大，必须对网络活动进行实时的控制和管理。系统管理员要能够在不改变系统运行的情况下对网络进行修改，不管网络设备的物理位置在何处，网络都应该是可以控制的，且维护便捷、成本较低。

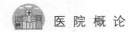

（五）超前和可扩充

系统应是具有先进性和超前性，并能够顺利、平稳地向更新的技术过渡。另外，医院的设备和科室会不断增加，系统中的数据量也会越来越大，所以软件系统在结构上要符合今后系统扩充的要求。

五、医院智慧服务

医院智慧服务是智慧医院建设的重要内容，是指医院针对患者的医疗服务需要，应用信息技术改善患者就医体验，加强患者信息互联共享，提升医疗服务智慧化水平的新时代服务模式。

2019年3月19日，国家卫生健康委发布《医院智慧服务分级评估标准体系（试行）》，明确将对医院应用信息化为患者提供智慧服务的功能和患者感受到的效果进行分级评估。

医院智慧服务分级评估标准体系（Smart Service Scoring System，"4S"），旨在指导医院以问题和需求为导向持续加强信息化建设，提供智慧服务，为进一步建立智慧医院奠定基础。电子病历、医院运营、教学、科研等信息化建设情况不在评估范围内。

（一）评估目标

明确医院各级别智慧服务应当实现的功能，为医院建设智慧服务信息系统提供指南，指导医院科学、合理、有序地开发、应用智慧服务信息系统。引导医院沿着功能实用、信息共享、服务智能的方向，建设完善智慧服务信息系统，使之成为改善患者就医体验、开展全生命周期健康管理的有效工具。

（二）评估对象

为应用信息系统提供智慧服务的二级及以上医院。

（三）评估分级

对医院应用信息化为患者提供智慧服务的功能和患者感受到的效果两个方面进行评估（表14.1），分为0级至5级。

表 14.1　医院智慧服务分级评估项目

序号	类别	业务项目	应用评估
1	诊前服务	诊疗预约	应用电子系统预约的人次数占总预约人次数比例
2		急救衔接	具备急救衔接机制和技术手段并有应用
3		转诊服务	应用信息系统转诊人次数占总转诊人次数比例
4	诊中服务	信息推送	应用信息技术开展信息推送服务
5		标识与导航	具备院内导航系统
6		患者便利保障服务	具备患者便利保障系统并有应用

续表

序号	类别	业务项目	应用评估
7		患者反馈	电子调查人次占全部调查人次比例
8		患者管理	应用电子随诊记录的随诊患者人次数占总随诊患者人次比例
9	诊后服务	药品调剂与配送	具有药品调剂与配送服务系统并有配送应用
10		家庭服务	具有电子记录的签约患者服务人次占总签约患者服务人次比例
11		基层医师指导	应用信息系统开展基层医师指导
12		费用支付	具备电子支付系统功能并有应用
13	全程服务	智能导医	有智能导医系统功能并有应用
14		健康宣教	有健康宣教系统并有应用

0 级:医院没有或极少应用信息化手段为患者提供服务。医院未建立患者服务信息系统;在挂号、收费、检查、检验、入出院、药事服务等环节中,面向患者提供信息化服务少于 3 个。患者能够通过信息化手段获取的医疗服务信息较少。

1 级:医院应用信息化手段为门急诊或住院患者提供部分服务。医院建立服务患者的信息系统,应用信息化手段对医疗服务流程进行部分优化,在挂号、收费、检查、检验、入出院、药事服务等环节中,至少有 3 个以上的环节能够面向患者提供信息化服务,患者就医体验有所提升。

2 级:医院内部的智慧服务初步建立。医院应用信息系统进一步优化医疗服务流程,能够为患者提供智慧导医分诊、分时段预约、检查检验集中预约和结果推送、在线支付、床旁结算、生活保障等智慧服务,患者能够便捷地获取医疗服务相关信息。

3 级:联通医院内外的智慧服务初步建立。电子病历的部分信息通过互联网在医院内外进行实时共享,部分诊疗信息可以在院外进行处理,并与院内电子病历信息系统实时交互。初步建立院内院外、线上线下一体化的医疗服务流程。

4 级:医院智慧服务基本建立。患者医疗信息在一定区域内实现互联互通,医院能够为患者提供全流程的个性化、智能化服务,患者就诊更加便利。

5 级:基于医院的智慧医疗健康服务基本建立。患者在一定区域内的医院、基层医疗机构以及居家产生的医疗健康信息能够互联互通,医院能够联合其他医疗机构,为患者提供全生命周期、精准化的智慧医疗健康服务。

知识拓展

国家卫生健康委员会于 2018 年 4 月研究制定了《全国医院信息化建设标准与规范(试行)》,进一步促进和规范全国医院信息化建设,明确医院信息化建设的基本内容和建设要求,着眼未来 5~10 年全国医院信息化应用发展要求。

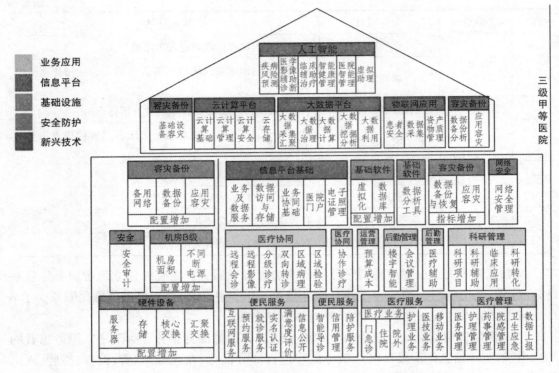

图 14.4 《全国医院信息化建设标准与规范》指标体系图

第四节　竞争力培育

　　我国政府在医疗机构管理中,已经引入市场竞争机制,倡导多种形式办医,发挥各类医院的优势与作用,满足人们对医疗服务的不同层次的需要,使医疗卫生服务优质、高效。随着医疗市场的逐渐开放,医院之间的竞争会加剧。医院必须研究医疗市场、明确自己的定位,制定发展战略,从而使医院始终保持较强的竞争力。

一、医院核心竞争力

　　医院核心竞争力是医院内部经过积累的,有自身特色的知识、技能和声誉等,是支撑医院发展的优势资源。

　　核心竞争力具有专属性和难以替代性。

　　核心竞争力有助于为患者创造价值,为患者带来关键性利益,得到患者的心理认同,为医院创造长期性的竞争主动权。

　　医院核心竞争力可以通过外部和内部两条途径获得。从外部可以通过联合、兼并、引进人才等途径获得;从内部可以通过培养人才、整合技术、更新设备、加强营销、完善管理等途径获得。

（一）特色和知名度培育

医院核心竞争力的直接表现形式就是知名专家、特色专科、技术水平和医院的知名度。一名专家可以带动一个科室，一个特色专科可以带动一家医院，很多医院吸引患者的知名度往往就是一位或几位专家，一个或几个专科。

特别设备和特色技术的运用，近些年来在医院竞争中的地位也是十分突出。

医院应通过服务差异化、集中化、团队化等提升患者满意度，提升竞争优势。现代医院还提倡运用现代企业管理的理念，开展医院文化建设，形象设计管理等。

由于国家医疗体制不完备，一些大城市的大医院拥有强大的资源，吸引高级医学人才，吸引患者，出现很多年收入几十亿和上百亿元的庞大医院，成为具有几乎所有竞争优势的医院。这导致严重的医疗资源不均衡，竞争失灵。

（二）创新和学科建设

医院医疗水平的提高必须依靠科技创新，实现科学技术与临床医疗的紧密结合是医院实现高效快速发展的重要途径。以科技为主导，抓好学科建设和人才培养，促进医院整体实力提高和可持续发展，始终是医院的中心工作。

在学科建设政策方面，应采取重点科室，重点投入，重点扶植，同时兼顾一般学科的政策，这样有利于特色学科发展，有利于发挥"品牌效应"。

医院发展，人才是关键。高素质的人才、合理的学术梯队是医院发展的基础。要注重发挥各类人才的积极性和创造性，建立相应的评价体系和激励机制；加强对年轻医生、高层次人才的分类培养；选派优秀中青年医务人员到国外留学访问、到国内知名医院进修；重视人才的引进，外聘兼职教授加盟医院，提升学术与医院水平等。

（三）重点服务人群的维持

医院的服务范围和人群一般受地域影响较大，民众也会受就医习惯影响，倾向于选择自己熟悉和信任的医院和医生，这些来自服务区域内的，对医院有优先选择倾向的民众构成了医院的重点服务人群。医院必须重视维护好重点人群的利益，为他们提供社区医疗服务和其他延伸服务，并不断扩大区域人群。

医院要维护患者利益，首先是要以优质的医疗服务，满足民众的医疗需求，提高患者满意度。患者及家属的就医体验是培养忠诚度的最好途径。其次是要减少医疗纠纷和医疗事故的发生，这些问题严重破坏患者对医疗单位和医务人员的信任度，影响医院声誉。

医坛拾穗

美国权威的新闻机构之一 U. S. News 于 2018 年 8 月 14 日发布了 2018～2019 年美国最佳医院排名。该排名分析了来自近 5 000 个医疗中心的数据，并对超过 30 000 名医生的调查结果进行分析，分别对 16 种包括癌症、糖尿病、风湿病等医院专科进行数据分析，根据患者生存率、患者安全水平，医生专业度和医院声誉等多个方面对医院进行测评，最终得出了最新的美国医院排名。

2018～2019 年美国最佳医院排名：① 梅奥诊所；② 克利夫兰诊所；③ 约翰霍普金斯医

院;④ 麻省总医院;⑤ 密歇根大学医院;⑥ 加州大学旧金山分校医疗中心;⑦ 加州大学洛杉矶分校医疗中心;⑧ 希德斯-西奈医疗中心;⑨ 斯坦福医疗保健-斯坦福医院;⑩ 纽约长老会医院。

医坛拾穗

复旦大学医院管理研究所借鉴美国"最佳医院排行榜"的方法,坚持以临床学科水平、专科声誉为核心,兼顾当年的科研产出,评选医院排行榜,现在已覆盖到40个学科。

表 14.2　2017 年度中国医院排行榜(综合)

排名	医　　院	80% 声誉权重	20% 科研权重	医院 综合得分
1	北京协和医院	80.000	14.297	94.297
2	四川大学华西医院	65.550	20.000	85.550
3	中国人民解放军总医院	57.540	13.565	71.105
4	上海交通大学医学院附属瑞金医院	32.884	12.260	45.144
5	空军军医大学西京医院	32.420	10.765	43.185
6	复旦大学附属中山医院	27.032	13.079	40.111
7	中山大学附属第一医院	28.595	11.409	40.004
8	华中科技大学同济医学院附属同济医院	25.957	11.912	37.869
9	复旦大学附属华山医院	25.389	10.690	36.079
10	北京大学第三医院	22.272	8.745	31.017
11	北京大学第一医院	20.798	9.574	30.372
12	中国医科大学附属第一医院	15.689	12.273	27.962
13	华中科技大学同济医学院附属协和医院	16.333	11318	27.651
14	中南大学湘雅二医院	13.127	12.507	25.634
15	浙江大学医学院附属第一医院	12.811	12.692	25.503
16	北京大学人民医院	15.740	9.720	25.460
17	南方医科大学南方医院	13.412	11.913	25.325
18	上海交通大学医学院附属仁济医院	12.409	11.999	24.408
19	浙江大学医学院附属第二医院	13.276	10.901	24.177
20	陆军军医大学西南医院	14.733	9.265	23.993

二、医院文化建设

医院文化是具有医院特征的群体意识,是全体医务人员所认同的行为准则和奉行的价值观念,也是医院发展过程中逐步形成的物质文明和精神文明的总和,是医院管理、医院精神、医院品牌、医院形象等要素的综合体现。

医院文化建设是提高医院整体素质和核心竞争力的重要内容,良好的医院文化是医院可持续发展的精神动力。

医院文化具有导向、凝聚、激励、约束和辐射作用,职工在共享价值观的基础上将个人目标趋同于群体目标,塑造独具特色的医院形象。

（一）医院文化的构成

医院文化的核心要素:声誉、特色、专家;设施、环境、流程;员工的和谐氛围、专业追求、职业修养;领导力、创新力、行业地位,等等。

1. 物质文化

要素体现于医院硬件条件和服务设施等。医院要为患者提供整洁、温馨、舒适、便利的诊疗场所,为医护员工提供良好的工作环境,为医院发展提供良好的支撑。

2. 制度文化

制度文化是医院价值观念、行为准则的具体要求,包括管理体制、规章制度等。加强制度文化建设,要建立和完善各项制度,强化培训,使全体员工能够自觉遵守,变制度约束为习惯养成。

3. 行为文化

包括全体员工的风貌、行为等。行为文化建设,要确立"以患者为中心"的服务意识,认真维护患者各项权益,完善各种便民利民措施,为患者提供优质的医疗服务。

4. 精神文化

精神文化是全体员工在长期实践中建立起的群体意识,是医院发展的原动力。包括医院精神、奋斗目标、价值取向、理想信念、服务理念等。有强大的引导力、凝聚力和推动力。

（二）医院文化建设

医院文化建设,就是将医院共同的价值观、发展理念和追求目标传递到全体职工中,并体现于其日常行为中。

在医院文化建设中,重视发挥职工的自身潜力,提高其主观能动性和创造力,以丰富多彩的文化活动为依托,不断拓展医院文化的内涵。

医院文化建设的主要方法:

（1）抓重点,完善制度文化建设。认真落实医疗质量与安全管理的核心制度,严格控制基础质量和环节质量,坚持合理检查、合理用药、合理治疗,确保医疗安全。

（2）抓关键,促进品牌文化建设。加强特色学科建设,创建医院专科、服务品牌,打造自己的医疗特色,形成自己的"拳头产品"。

（3）抓热点,加强医德医风建设。医德医风反映医务工作者的群体形象,事关医院的建设和发展,需要长抓不懈。

（4）抓队伍,加强人文素质建设。建设一流的干部队伍、一流的医学人才队伍、一流的医院员工队伍,培育医院精神,形成团队特有的精神文化。

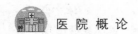

三、医院资本运作

资本运作是一种全面提高经济效益的经营理念,它以利润最大化和资本增值为目的,以价值管理为特征,以尽可能低的成本获取最大的资本效益,即实现权益资本利润最大化。

医院资本运作就是把医院所拥有的一切有形和无形资产以及医院的人力资源变成是可以增值的活化资本,或者就是从资本角度研究医院资源的配置。

医院通常采用的资本扩张方式是兼并、收购、战略联盟等。资本收缩主要采取科室调整、资产剥离、医院清算等手段。

资本扩张意味着医院发展壮大,而资本收缩不一定是医院资本运营失败。随着条件的变化,医院会有一些科室和部门发展的状态呈现不同趋势,有的扩张了,有的缩减或撤并了。这要根据医院发展战略,合理资源配置。

资本扩张与资本收缩是相辅相成的,医院常常通过资本扩张进入有发展前途的领域,同时从前景不佳的原有领域撤退,最大限度地收回投资,使资本更有效地配置,提高资本利用效率和效益。

当前医院资本运作的几种模式:

(一)医院重组

医院重组是医院之间通过合作、兼并、联合、集团化等模式发展,从而达到扩大规模效应、盘活存量、优化资源、降低医疗成本、提高工作效率、强化竞争的效果。资产重组的方式主要有股份制改造、资产置换、债务重组、债转股、破产重组等。

(二)医院托管

医院托管是指医院产权所有者将医院的经营管理权交由具有较强经营管理能力,并能够承担相应经营风险的法人或自然人去有偿经营,以明晰医院所有者、经营者责任权利关系,实现医院效益最大化的一种经营方式。

(三)设备租赁

一些大型医疗设备,如 CT、MRI、DSA、直线加速器、PET 等,购置时需要的资金量大,医院可以通过租赁公司融资购买使用,医院在使用期内分期支付一定金额的租金给设备租赁公司,在租期结束时医院支付一定的设备残值后获得设备所有权。

思 考 题

(1)简述医院经营的概念。

(2)简述医院财务管理的主要内容。

(3)简述医院信息系统在现代管理中的作用。

(4)简述如何培育医院核心竞争力。

第十五章　医改与医保

◆ 本 章 提 要 ◆

医疗卫生体制改革,简称医改。医改是一道世界性难题,也是一项复杂的系统工程,涉及政府与市场、公平与效率、医生与患者以及庞大医疗产业链上各块的利益分配等难题。

医疗保险是指以保险合同约定的医疗行为的发生为给付保险金条件,为被保险人接受诊疗期间的医疗费用支出提供保障的保险。医疗保险包括政府提供的社会医疗保险和由市场提供的商业医疗保险,但一般情况下是指社会医疗保险。

我国建立了覆盖城乡居民的基本医疗保障体系。城镇职工基本医疗保险、城乡居民基本医疗保险和城乡医疗救助共同组成基本医疗保障体系,分别覆盖城镇就业人口、城乡非就业人口和城乡困难人群。

随着我国医疗保险制度的推进,医保人群在社会人群中所占比重越来越大,医保患者将会逐步成为医院患者的主体,医院必须认真研究医保政策带来的影响,通过加强内部管理,提升医疗服务质量和效率,实现以社会效益为主体的经营目标。

党的十九大报告将"实施健康中国战略"作为国家发展基本方略中的重要内容,促使关注健康,促进健康成为国家、社会、家庭及个人的共同责任与行动。

第一节　医　　改

医疗卫生体制改革,简称医改。医改是一道世界性难题,也是一项复杂的系统工程,涉及政府与市场、公平与效率、医生与患者以及庞大医疗产业链上各块的利益分配等难题。过度市场化不符合医疗卫生行业的基本属性,政府"大包大揽"也不现实,财政投入虽是重要保障,但是单纯的投入增加并不意味着服务效率的必然提高。

医疗卫生体制主要由公共卫生服务体系、医疗服务体系、医疗保障体系和药品供应保障体系组成。

（1）公共卫生服务体系。包括疾病预防控制、健康教育、妇幼保健、精神卫生、应急救治、采供血、卫生监督和计划生育等。提高公共卫生服务和突发公共卫生事件应急处置能力,促进城乡居民逐步享有均等化的基本公共卫生服务。

（2）医疗服务体系。主要是发展公立医疗机构为主体、非公立医疗机构为补充的医疗服务机构,建设农村医疗卫生服务和城市社区卫生服务体系。

（3）医疗保障体系。包括城镇职工基本医疗保险、城镇居民基本医疗保险、新型农村合作医疗、城乡医疗救助制度和商业健康保险。

（4）药品供应保障体系。建立国家基本药物制度,规范药品生产流通。

一、我国医疗卫生体制发展历程

（一）计划经济时期

在计划经济时期,由于政府坚持了预防为主、以农村为重点、中西医结合等一系列方针路线,取得了显著成就。据统计,中国人均期望寿命从新中国成立前的 35 岁提高到 1981 年的 67.8 岁,新生儿死亡率从新中国成立前的 200‰降低到 1981 年 37.6‰,孕妇死亡率大幅度降低。但是在"文革"后期,卫生事业发展受到了严重的影响,国家财政基础薄弱,卫生费用紧缺;医疗卫生队伍青黄不接,医疗机构硬件设施落后,卫生状况差。

（二）市场化改革阶段

1978 年党和国家的工作重点转移到现代化建设上来,医疗卫生事业开始恢复。1984年,中共十二届三中全会通过《中共中央关于经济体制改革的决定》,城市经济体制改革全面展开,医疗卫生体制改革开始。

1. 1985～1992 年,医改初始阶段

这一阶段更多是模仿了其他领域的改革,政府"给政策不给钱"。政府直接投入逐步减少,医疗机构逐步市场化发展。

2. 1992～2000 年,市场化改革阶段

这一阶段的突出特点是医疗机构市场化,医疗机构有所发展,但社会医疗卫生服务问题逐步显现。医院创收弥补收入不足,影响了公益性的发挥,"看病难"问题突出。

3. 2000～2005 年,多种改革探索阶段

本阶段最突出的特点是医院产权改革。2000 年 3 月,宿迁公开拍卖卫生院;2001 年无锡市托管制实行;2002 年上海市市级卫生事业单位投融资改革方案出台等。

随着市场化和产权改革的不断深入,公立医疗机构的公益性质逐渐淡化,追求经济利益导向在卫生医疗领域蔓延开来。

（三）新医改阶段

2005 年 7 月 28 日《中国青年报》刊出由国务院发展研究中心负责的医改研究报告,报告认为:中国的医疗卫生体制改革基本上是不成功的。2005 年 9 月,联合国开发计划署驻华代表处发布《2005 年人类发展报告》,指出中国医疗体制并没有帮助到最应得到帮助的群体,特别是农民,所以结论是医改并不成功。2005 年成为新一轮医疗体制改革的起点。

2006 年 9 月,国家成立了由 11 个有关部委组成的医改协调小组,新一轮的医改正式启

动。党的十七大报告首次完整提出中国特色卫生医疗体制的制度框架包括公共卫生服务体系,医疗服务体系,医疗保障体系,药品供应保障体系四个重要组成部分,这是在新时期对卫生医疗体系构成的全面概括。

2009 年 4 月,《中共中央 国务院关于深化医药卫生体制改革的意见》出台,确立了把基本医疗卫生制度作为公共产品向全民提供的基本理念。经过改革,以职工基本医疗保险、城镇居民基本医疗保险、新型农村合作医疗为主体,城乡医疗救助制度为兜底,商业健康保险及其他多种形式医疗保险为补充的中国特色医保制度体系初步形成,为城乡居民"病有所医"提供了制度保障。

二、新医改的主要内容

国务院 2012 年 3 月 14 日发布《"十二五"期间深化医药卫生体制改革规划暨实施方案》,提出实现 2020 年人人享有基本医疗卫生服务的既定目标,明确 2012～2015 年医药卫生体制改革的目标和任务。

(一)总体要求

以基本医疗卫生制度建设为核心,坚持保基本、强基层、建机制,在全民基本医保建设、基本药物制度建设和公立医院改革方面取得突破,强化医疗服务的公益性,优化卫生资源配置,重构药品生产流通秩序,提高医药卫生体制的运行效率,不断提高全体人民健康水平。

(二)主要任务

1. 完善全民医保体系

巩固扩大基本医保覆盖面,提高基本医疗保障水平。职工医保、城镇居民医保和新农合三项基本医疗保险参保率在 2010 年基础上提高 3%,政策范围内住院费用支付比例均达到75%左右。

探索整合职工医保、城镇居民医保和新农合制度管理职能和经办资源,有条件的地区建立城乡统筹的居民基本医疗保险制度。完善城乡医疗救助制度,发展商业健康保险,健全重特大疾病保障机制。

完善医保信息系统,推进基本医保和医疗救助即时结算,建立异地就医结算机制,2015年全面实现统筹区域内和省内医疗费用异地即时结算。健全医保关系转移接续办法。改革医保支付制度。医保支付政策进一步向基层倾斜,促进分级诊疗制度形成。

健全基本药物制度,完善国家基本药物目录,规范基本药物采购机制,扩大基本药物制度实施范围。

2. 推进公立医院改革

坚持公立医院公益性质,以县级医院为重点,统筹推进管理体制、补偿机制、人事分配、药品供应、价格机制等方面的综合改革。

将公立医院补偿由服务收费、药品加成收入和财政补助三个渠道改为服务收费和财政补助两个渠道。推进政事分开、管办分开。强化卫生行政部门规划、准入、监管等全行业管理职能。控制医疗费用增长。制止开大处方、重复检查、滥用药品等行为。

深化基层医疗卫生机构综合改革,提高基层医疗卫生机构服务能力。提高基层医疗卫生机构门急诊量占门急诊总量的比例。力争使县域内就诊率提高到90%左右,基本实现大病不出县。推进全科医生制度建设。到2015年为基层医疗卫生机构培养全科医生15万名以上,使每万名城市居民拥有2名以上全科医生,每个乡镇卫生院都有全科医生。

公立医院的改革对解决当前百姓的"看病难、看病贵"问题有着重要意义,但涉及的利益链条很长,不可避免地触及药品生产流通、医疗机构、医务人员、患者等不同领域和群体的切身利益。从国际上看,决定医改成败的一个关键环节,是基层医疗机构的服务能力。而群众对医改最强烈的呼声、最直接的评价,就是看能否解决好"看病难、看病贵"问题。

三、医疗卫生管理体制改革

我国医疗卫生管理职能和监管职能长期分散在多个部门。卫生、财政、组织、人事、社保、药监、物价、工商、质监等部门都各有相应职能,不同部门的组织目标和关注的重点有所不同,部分责权不清,在一些方面还存在着管理上的空白,卫生改革推进缓慢。

2018年国务院大部制改革,涉及医疗卫生管理体制改革包括:组建国家卫生健康委员会;组建国家医疗保障局;组建国家市场监督管理总局,单独组建国家药品监督管理局。

卫生与健康包括两个要素,一是卫生服务提供者,另一个是医疗筹资渠道。组建国家卫生健康委员会(国家卫生健康委员会的职能在第三章中已有论述)及国家医疗保障局(图15.1),体现出我国医疗卫生事业要从以治疗为中心向以健康为中心转变,倡导从大健康、大卫生的角度去统筹考虑资源配置和服务提供。

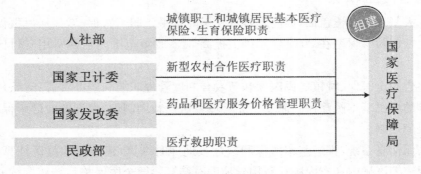

图 15.1 国家医疗保障局的组建

组建国家医疗保障局,将人力资源和社会保障部的城镇职工和城镇居民基本医疗保险、生育保险职责,国家卫生和计划生育委员会的新型农村合作医疗职责,国家发展和改革委员会的药品和医疗服务价格管理职责,民政部的医疗救助职责整合。

国家医疗保障局统一管理医保制度,主要任务是要完善统一的城乡居民基本医疗保险制度和大病保险制度,建立健全覆盖全民城乡统筹的多层次医疗保障体系,不断提高医疗保障水平,确保医保资金合理使用、安全可控,推进医疗、医保、医药"三医联动"改革,更好保障人民群众就医需求、减轻医药费用负担。

国家医疗保障局的主要职责：

（1）负责医疗保险、生育保险、医疗救助等医疗保障制度的法规、政策和标准建设。建立健全医疗保障基金安全防控机制，推进医疗保障基金支付方式改革。

（2）组织制定医疗保障筹资和待遇政策，完善动态调整和区域调剂平衡机制，统筹城乡医疗保障待遇标准。

（3）组织制定城乡统一的药品、医用耗材、医疗服务项目、医疗服务设施等医保目录和支付标准，建立动态调整机制。推动建立市场主导的社会医药服务价格形成机制。

（4）制定药品、医用耗材的招标采购政策并监督实施，指导药品、医用耗材招标采购平台建设。制定定点医药机构协议和支付管理办法并组织实施，依法查处医疗保障领域违法违规行为。

四、药品集中采购

（一）药品集中采购发展历程

作为降低过高药价和纠正不正之风的政策手段，药品集中招标采购试点工作从 1999 年开始实施。在 2009 年末，国家开始执行基本药物制度，同时出台了基本药物招标采购的规范性文件。

自 2011 年起，各地推广基本药物招标安徽双信封评审模式。所谓的双信封评审，就是对所有药品分两个信封进行评审，第一个信封是技术标信封，比拼药品质量、疗效、企业规模、知名度，等等，得分高者按录取比例进入第二个信封。第二个信封就是商务标信封，仅进行价格比较，不考虑第一个信封得分。此举是为了进一步降低基本药物的医院采购价。但药品集中招标采购在后来的实施推进中出现了越来越多的问题，甚至出现了药价虚低的现象。

2015 年以来，公立医院药品集中采购进入了新阶段。国务院办公厅发布《关于完善公立医院药品集中采购工作的指导意见》，以后陆续出台办法，规定了各省实际落实药品集中采购的基础和框架，提高医疗机构在药品集中采购中的参与度，鼓励跨区域和专科医院联合采购，允许联合带量、带预算采购，完善国家药品价格谈判机制，完善药品采购数据共享机制。

药品集中采购逐渐形成以公开招标采购，公共资源交易平台结合第三方电子交易，跨区域联合采购模式等。

（二）国家组织药品集中采购

国家组织药品集中采购，是由国家组织的多地区联合药品集中采购模式。在招标公告中，会公示所需的采购量，通过一致性评价的企业才能参与投标。药品集中采购牵头组织者由卫生行政部门转移到国家医保局。

2018 年 11 月，国家组织药品集中采购试点，试点地区范围为北京、天津、上海、重庆和沈阳、大连、厦门、广州、深圳、成都、西安 11 个城市（下称"4＋7"城市）。试点地区委派代表组成联合采购办公室作为工作机构,代表试点地区公立医疗机构实施集中采购。11个城市药品带量采购,是拿出60%～70%的市场份额给中标企业,其他企业只能分享剩余30%～40%份额。招标办对每种药品承诺一个采购量(8～15个月消化完)。一旦中标,招标办、生产企业、配送企业签订三方合同,同时,医保基金预付采购金额的50%。"4＋7"城市药品集中采购实现了同品种药品价格平均降幅为52%。

2019年,国家医疗保障局等九部门在全国范围内推广国家组织药品集中采购和使用试点集中带量采购模式。国家药品带量采购由首批的"4＋7"11个城市扩展到25个地区。采购协议期限为1～3年,允许多家中选,每种药品中选企业一般不超过3家,允许同一药品不同企业的中选价格存在差异。按上年历史采购量的50%～70%确定约定采购量。医保基金按不低于采购金额的30%提前预付给医疗机构,鼓励有条件的地区由医保基金与企业直接结算药款。建立医保经办机构与医疗机构间"结余留用、合理超支分担"的激励和风险分担机制,鼓励合理使用集中采购中选的药品,将中选药品使用情况纳入医疗机构和医务人员绩效考核。

2019年9月24日,上海阳光医药采购网发布《国家组织药品集中采购和使用试点全国扩围产生拟中选结果》显示,在参与的77家药企中,有45家药企入列拟中选名单;拟中选产品60个;与联盟地区2018年最低采购价相比,拟中选价平均降幅59%;与"4＋7"试点中选价格水平相比,平均降幅25%。

知识拓展

GPO采购模式

GPO(Group Purchasing Organization)采购,发源于美国,意为通过药品集中采购组织来进行药品采购。美国的GPO可能由几家医院发起成立的,也可能完全没有医院参与,它只是一个中介机构,会员机构自愿参与,是一种自由竞争组织。它本身不采购,只负责协商联系,收集会员采购需求之后,发布招标公告,由供货商竞标,会员可向得标者采购或利用GPO协商的结果与供货商谈判。

第二节 医　　保

一、医保的概念和类型

(一)医保的概念

医保是医疗保险的简称,是指以保险合同约定的医疗行为的发生为给付保险金条件,为被保险人接受诊疗期间的医疗费用支出提供保障的保险。医疗保险包括政府提供的社会医疗保险和由市场提供的商业医疗保险,一般情况下指社会医疗保险。

社会医疗保险通常是指根据立法规定,通过强制性社会保险原则,由国家、单位(雇主)

和个人共同缴纳保险费,在人们因生病、受伤或生育需要治疗时,由国家或社会向其提供必需的医疗服务或经济补偿的制度,通过社会调剂,保证劳动者在其健康受到伤害时得到基本医疗,不会因为医疗而影响生活。医疗保险具有保险的两大职能:风险转移和补偿转移。即把个体身上的由疾病风险所致的经济损失分摊给所有受同样风险威胁的成员,用集中起来的医疗保险基金来补偿由疾病所带来的经济损失。

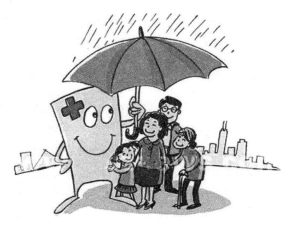

图 15.2　医疗保障

医疗保险制度指一个国家或地区按照保险原则为解决人民防病治病问题而筹集、分配和使用医疗保险基金的制度。它是人民医疗保健事业的有效筹资机制,是构成社会保险制度的一种比较进步的制度,也是目前世界上应用相当普遍的一种卫生费用管理模式。

（二）医疗保险制度的类型

自 19 世纪 80 年代德国颁布第一部《疾病保险法》以来,医疗保险制度已经有了很大的发展,世界许多国家都建立了医疗保险制度。

从各国实行的医疗保险来看,主要有两种类型:一是保健服务型,即所有国民,不论贫富均可以享受政府提供的医疗和保健服务;二是医疗保险型,是指当劳动者及其家属生病时,由社会医疗保险体系提供医疗服务和承担费用。

从医疗保险费用给付方式和医疗保险基金管理模式来看,医疗保险制度主要有四种类型:

1. 免费型国民医疗保险

典型者如英国、瑞典。对全体国民实行免费医疗,包括预防、医疗和康复等服务,没有最低条件的限制。

2. 现收现付型医疗保险

典型者如德国、日本。德国约 90% 的人口属于法定医疗保险范围,保险费由雇主和雇员来承担,保险费实行现收现付,享受的医疗待遇不受缴费多少的影响。

3. 个人积累型医疗保险

典型者如新加坡。完全实行个人积累的模式,由雇主和雇员按月工资的一定比例缴纳

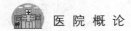

公积金,公积金分别有三个不同账户:普遍账户、医疗储蓄账户和特别账户。医疗储蓄主要用于支付雇员及其家人的住院费用等。

4.混合型医疗保险

典型者如美国。美国实行了国家医疗救济助与医疗保险制度相结合的模式,即对一部分人实行国家医疗救助,而对一部分人实行医疗保险制度。具体来说,对于在职的雇员实行医疗保险制度,而对于 65 岁以上的老年人、贫困者和残疾人员,实行政府资助的国家医疗救助模式。

二、我国医保发展历程

我国的医疗保障制度建立于 20 世纪 50 年代初期,在计划经济条件下实行的是城市居民以单位为主体的劳保、公费医疗,农民以人民公社为支撑的农村合作医疗。改革开放以后国有企业改制,人民公社解体,旧的医疗保障制度无法延续。

深圳早在 1992 年就进行了医疗保障制度改革。1994 年底,改革试点工作在镇江、九江两市启动,后来海南省、上海市、沈阳市也进行了试点。城镇职工医疗保险制度 1998 年正式启动,农村新型合作医疗制度 2002 年底颁布。

2003 年劳动和社会保障部发布《关于进一步做好扩大城镇职工基本医疗保险覆盖范围工作的通知》,将城镇符合参保条件的用人单位和职工纳入基本医疗保险范围。

2007 年国务院发布《关于开展城镇居民基本医疗保险试点的指导意见》,重点保障城镇非从业居民的大病医疗需求,坚持自愿原则,实行属地管理。城镇居民基本医疗保险以家庭缴费为主,政府给予适当补助,国家对个人缴费和单位补助资金给予税收鼓励。

2003 年国务院办公厅转发卫生部、财政部、农业部《关于建立新型农村合作医疗制度的意见》出台,要求在全国建立基本覆盖农村居民的新型农村合作医疗制度。新型农村合作医疗制度要遵循自愿参加、多方筹资、以收定支、保障适度、先行试点、逐步推广等原则,实行个人缴费、集体扶持和政府资助相结合的筹资机制。农村因病致贫、因病返贫的状况大大缓解。

2006 年劳动和社会保障部颁布《关于开展农民工参加医疗保险专项扩面行动的通知》,要求以省会城市和大中城市为重点,以农民工比较集中的加工制造业、建筑业、采掘业和服务业等行业为重点,以与城镇用人单位建立劳动关系的农民工为重点,全面推进农民工参加医疗保险工作。

2009 年 4 月,《中共中央 国务院关于深化医药卫生体制改革的意见》出台,明确提出"建立覆盖城乡居民的基本医疗保障体系。城镇职工基本医疗保险、城镇居民基本医疗保险、新型农村合作医疗和城乡医疗救助共同组成基本医疗保障体系,分别覆盖城镇就业人口、城镇非就业人口、农村人口和城乡困难人群。坚持广覆盖、保基本、可持续的原则,从重点保障大病起步,逐步向门诊小病延伸,不断提高保障水平。建立国家、单位、家庭和个人责任明确、分担合理的多渠道筹资机制,实现社会互助共济。随着经济社会发展,逐步提高筹资水平和统筹层次,缩小保障水平差距,最终实现制度框架的基本统一。

2016 年 1 月,国务院发布《关于整合城乡居民基本医疗保险制度的意见》,整合城镇居民基本医疗保险和新型农村合作医疗两项制度,建立统一的城乡居民基本医疗保险(简称城乡居民医保)制度。推动保障更加公平、管理服务更加规范、医疗资源利用更加有效,促进全民医保体系持续健康发展。

三、我国现有医保体系

我国社会医疗保险体系由以下几部分组成:

(一)基本医疗保险

基本医疗保险是由国家立法实施的,由政府、用人单位和职工共同参加的一种社会保险制度。它通过强制性社会保险原则方法筹集资金,按照财政、用人单位和职工的承受能力来确定职工的基本医疗保障水平,具有广泛性、共济性、强制性的特点。基本医疗保险的待遇水平只限于满足基本医疗需求,被保险人一般被要求到公立医院或国家指定的医院就医。

我国覆盖城乡居民的基本医疗保障体系,包括城镇职工基本医疗保险、城乡居民基本医疗保险(原为城镇居民基本医疗保险、新型农村合作医疗)和城乡医疗救助制度,分别覆盖城镇就业人口、城镇非就业人口、农村人口和城乡困难人群。基本医疗保险基金纳入财政专户管理,专款专用,不得挤占挪用。

(1)基本医疗保险制度实行社会统筹与个人账户相结合的模式。单位缴纳的基本医疗保险费一部分用于建立统筹基金,一部分划入个人账户;个人缴纳的基本医疗保险费计入个人账户。统筹基金和个人账户分别承担不同的医疗费用支付责任。统筹基金主要用于支付住院和部分慢性病门诊治疗的费用,统筹基金设有起付标准、最高支付限额;个人账户主要用于支付一般门诊费用。

(2)基本医疗保险基金原则上实行地市级统筹。基本医疗保险覆盖城镇所有用人单位及其职工;所有企业、国家行政机关、事业单位和其他单位及其职工必须履行缴纳基本医疗保险费的义务。

(3)政府制定了基本医疗保险药品目录、诊疗项目和医疗服务设施标准,对提供基本医疗保险服务的医疗机构、药店进行资格认定并允许参保职工进行选择。

(二)补充医疗保险

补充医疗保险是在基本医疗保险制度之外存在及发展,并对基本医疗保险起补充作用的医疗保险制度。补充医疗保险具有商业医疗保险的一般特征,它的具体经营方式、管理方式也与商业医疗保险有相同之处,而且实际上大多数补充医疗保险就是按照商业医疗保险的模式经营或交由商业医疗保险经营的。但是两者也有本质的区别,即补充医疗保险被纳入整个社会医疗保险体系,属于社会保障的范畴,因此可以享受财政、税收上的优惠政策。

在基本医疗保险之外,各地还普遍建立了大额医疗费用互助制度,以解决社会统筹基金最高支付限额之上的医疗费用。国家为公务员建立了医疗补助制度。有条件的企业可以为职工建立企业补充医疗保险。

大额医疗费补充保险,资金主要用于支付基本医疗保险统筹基金最高支付限额以上部分的医疗费用。大额医疗费补充保险金由用人单位缴纳或由用人单位与其职工(包括退休人员)共同缴纳。由省社会医疗保险中心将费用集中向商业保险公司再投保,并监督赔付全过程。

企业补充医疗保险,是指一些经济条件较好的企业在参加基本医疗保险的基础上,可以为职工和退休人员建立补充医疗保险。支付项目类似公务员医疗补助,但单位有更多的自主权。

(三)商业医疗保险

商业医疗保险是社会医疗保险体系的补充形式,是单位和个人自愿参加的。国家鼓励个人参加商业医疗保险。

商业医疗保险是把医疗保险作为一种特殊商品,按市场法则自由经营的医疗保险模式。在医疗保险市场上,卖方是指营利或非营利的私人医疗保险公司或民间医疗保险公司;买方既可以是企业、社会团体,也可以是政府或个人。商业医疗保险的资金主要来源于参保者个人及其雇主所缴纳的保险费,一般而言,政府财政不出资或不补贴。

商业医疗保险在我国《保险法》中被称为健康保险,包括疾病保险、医疗费用保险、意外伤害保险以及意外死亡残废保险。

(四)社会救助

社会救助是整个社会保障体系中的最低层次,对无依无靠、没有生活来源或生活困难的人等特殊群体的社会医疗救助制度,以保障他们的基本医疗需求。

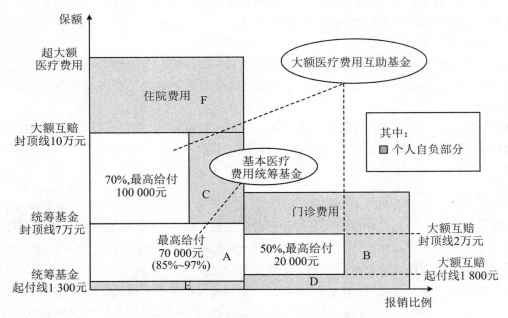

图 15.4 目前我国医疗保障的结构(以某地在职职工为例)

四、城镇职工基本医疗保险

(一)城镇职工基本医疗保险制度的原则

(1)基本医疗保险的水平要与社会主义初级阶段生产力发展水平相适应。

(2)城镇所有用人单位及其职工都要参加基本医疗保险,实行属地管理。

(3)基本医疗保险费由用人单位和职工双方共同负担。

(4)基本医疗保险基金实行社会统筹和个人账户相结合。

(二)覆盖范围和缴费办法

城镇所有用人单位,包括企业(国有企业、集体企业、外商投资企业、私营企业等)、机关、事业单位、社会团体、民办非企业单位及其职工,都要参加城镇职工基本医疗保险。

基本医疗保险原则上以地级以上行政区(包括地、市、州、盟)为统筹单位,也可以县(市)为统筹单位,也可以相对集中的方式异地参加统筹地区的基本医疗保险。

基本医疗保险费由用人单位和职工共同缴纳。用人单位缴费率应控制在职工工资总额的6%左右,职工缴费率一般为本人工资收入的2%。随着经济发展,用人单位和职工缴费率可作相应调整。

(三)基本医疗保险统筹基金和个人账户

基本医疗保险基金由统筹基金和个人账户构成。职工个人缴纳的基本医疗保险费,全部计入个人账户。用人单位缴纳的基本医疗保险费分为两部分,一部分用于建立统筹基金,一部分划入个人账户。划入个人账户的比例一般为用人单位缴费的30%左右,具体比例由统筹地区根据个人账户的支付范围和职工年龄等因素确定。

统筹基金和个人账户要划定各自的支付范围,分别核算,不得互相挤占。

(四)统筹基金的起付标准和最高支付限额

起付标准原则上控制在当地职工年平均工资的10%左右,最高支付限额原则上控制在当地职工年平均工资的4倍左右。

起付标准以下的医疗费用,从个人账户中支付或由个人自付。起付标准以上、最高支付限额以下的医疗费用,主要从统筹基金中支付,个人也要负担一定比例。

超过最高支付限额的医疗费用,可以通过商业医疗保险等途径解决。

统筹基金的具体起付标准、最高支付限额以及在起付标准以上和最高支付限额以下医疗费用的个人负担比例,由统筹地区根据以收定支、收支平衡的原则确定。

(五)基本医疗服务范围

国家有关部门制定基本医疗服务的范围、标准和医药费用结算办法,制定国家基本医疗保险药品目录、诊疗项目、医疗服务设施标准及相应的管理办法。

1. 基本医疗保险药品目录

基本医疗保险用药范围通过制定《基本医疗保险药品目录》进行管理。确定《基本医疗

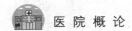

保险药品目录》中药品品种时不仅要考虑临床治疗的基本需要,也要考虑地区间的经济差异和用药习惯,中西药并重。纳入《基本医疗保险药品目录》的药品,应是临床必需、安全有效、价格合理、使用方便、市场能够保证供应的药品。

2. 基本医疗保险诊疗项目

城镇职工基本医疗保险诊疗项目是指符合以下条件的各种医疗技术劳务项目和采用医疗仪器、设备与医用材料进行的诊断、治疗项目:临床诊疗必需、安全有效、费用适宜的诊疗项目;由物价部门制定了收费标准的诊疗项目;由定点医疗机构为参保人员提供的定点医疗服务范围内的诊疗项目。

劳动和社会保障部负责组织制定国家基本医疗保险诊疗项目范围,采用排除法分别规定基本医疗保险不予支付费用的诊疗项目范围和基本医疗保险支付部分费用的诊疗项目范围。基本医疗保险不予支付费用的诊疗项目,主要是一些非临床诊疗必需、效果不确定的诊疗项目以及属于特需医疗服务的诊疗项目。基本医疗保险支付部分费用的诊疗项目,主要是一些临床诊疗必需、效果确定但容易滥用或费用昂贵的诊疗项目。

3. 基本医疗保险医疗服务设施

基本医疗保险医疗服务设施是指由定点医疗机构提供的,参保人员在接受诊断、治疗和护理过程中必需的生活服务设施。

基本医疗保险医疗服务设施费用主要包括住院床位费及门(急)诊留观床位费。对已包含在住院床位费或门(急)诊留观床位费中的日常生活用品、院内运输用品和水、电等费用,基本医疗保险基金不另行支付,定点医疗机构也不得再向参保人员单独收费。

五、城乡居民基本医疗保险

(一)参保范围

城乡居民医保制度覆盖范围包括现有城镇居民医保和新农合所有应参保(合)人员,即覆盖除职工基本医疗保险应参保人员以外的其他所有城乡居民。农民工和灵活就业人员依法参加职工基本医疗保险,有困难的可按照当地规定参加城乡居民医保。各地要完善参保方式,促进应保尽保,避免重复参保。

(二)筹资水平

坚持多渠道筹资,实行个人缴费与政府补助相结合为主的筹资方式,鼓励集体、单位或其他社会经济组织给予扶持或资助。按照基金收支平衡的原则,合理确定城乡统一的筹资标准。现有城镇居民医保和新农合个人缴费标准差距较大的地区,可采取差别缴费的办法,利用2~3年时间逐步过渡。逐步建立个人缴费标准与城乡居民人均可支配收入相衔接的机制。合理划分政府与个人的筹资责任,在提高政府补助标准的同时,适当提高个人缴费比重。

(三)保障待遇

城乡居民医保基金主要用于支付参保人员发生的住院和门诊医药费用。稳定住院保障水平,政策范围内住院费用支付比例保持在 75% 左右。进一步完善门诊统筹,逐步提高门诊保障水平。逐步缩小政策范围内支付比例与实际支付比例间的差距。

(四)医保目录

统一城乡居民医保药品目录和医疗服务项目目录,明确药品和医疗服务支付范围。完善医保目录管理办法,实行分级管理、动态调整。

(五)定点管理

统一城乡居民医保定点机构管理办法,强化定点服务协议管理,建立健全考核评价机制和动态的准入退出机制。对非公立医疗机构与公立医疗机构实行同等的定点管理政策。

(六)基金管理

城乡居民医保执行国家统一的基金财务制度、会计制度和基金预决算管理制度。城乡居民医保基金纳入财政专户,实行收支两条线管理。基金独立核算、专户管理,任何单位和个人不得挤占挪用。

知 识 拓 展

2012 年 8 月 30 日,国家发展和改革委、卫生部、财政部、人社部、民政部、保险监督管理委员会等六部委《关于开展城乡居民大病保险工作的指导意见》发布,明确针对城镇居民医保、新农合参保(合)人大病负担重的情况,引入市场机制,建立大病保险制度,减轻城乡居民的大病负担,大病医保报销比例不低于 50%。

六、医疗费用支付

国内外医疗保险制度改革的实践表明,支付方式的改革和完善是控制医疗保险费用支出的有效办法。不同的医疗费用支付方式会对医疗服务供方产生不同的激励和制约机制,医疗机构会适应医保费用支付方式进而调整服务策略。支付方式改革的目的是实现医疗保险基金、参保人员和定点医疗机构共赢。

(一)医疗费用支付方式及其特点

目前国际上常用的医疗费用支付方式有预付制和后付制两大类:预付制包括总额预付制、按人头付费、按病种支付和 DRGs-PPS;后付制包括按服务项目付费和按服务单元付费,以及由这些基本方法进行不同组合而衍生出的各种复合法。

1. 按服务项目付费

按服务项目付费是指对医疗服务过程中所涉及的每一服务项目制定价格,按医疗机构提供服务的项目及数量支付医疗服务费用的形式。这是我国运用最广的一种医疗费用结算方式,属于"后付制"。其优点是医疗服务供给者可以获得全额补偿;管理成本较低。其缺点是医疗收入与服务费用支出直接挂钩,没有控制支出的激励机制;容易倾向于发展高精尖医

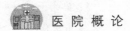

学技术,而忽视常见病、多发病的防治;医保基金支出不可预计,医疗服务项目繁多,审核量大。

2. 按服务单元付费

按服务单元付费是指按平均费用标准付费的方式,属于"后付制"类型。平均支付标准是通过抽查一定比例的门诊处方和住院病史,并扣除不合理医疗费用支出后统计出来的。其优点是利于医院抑制不必要的服务和用药,降低医疗成本并增加收入;费用结算程序简便。其缺点是容易刺激医院出现人为分解门诊处方或住院次数;容易诱使医疗机构减少提供必要的医疗服务,多收轻病例,推诿重症患者。

3. 总额预付制

总额预付制是由政府部门或医保经办机构考虑医疗服务机构的服务情况,按某种标准确定某一医疗机构一定时期的预算总额。总额确定后,费用超出总额限定的部分需要医院来承担相应责任。其优点是会促使医院采取措施来控制过度用药和过度检查;费用控制效果明显,管理成本较低;可预测支出,保证医疗保险费收支平衡。其缺点是医院可能削减某些必要的医疗服务;预算额度的合理确定有一定难度。

4. 按人头付费

按人头付费属于"预付制",是由保险方和医疗服务供方组成一体化的保险机构,按照约定医院或医生服务对象的人数和规定的收费定额,预先支付医疗服务费用。其优点是较强的定额约束使医院主动控费意识增强,把工作重点引导到预防保健上来,实现"预防为主"的目标;可准确地预测费用支出,控制医疗费用上涨。其缺点是医院会降低服务成本,限制可提供服务的数量和质量;低风险人群容易被医疗机构选择入保,疑难重症患者则被推诿。

5. 按病种支付

按病种支付是指在疾病分类基础上制定出的病种标准收费额。这样医疗机构的收入仅与每个病例及其诊断有关,而与医疗机构治疗该病例所花费的实际成本无关。其优点是利于医院建立健全成本核算体系,降低经营成本;遏制乱收费现象。其缺点是医院能通过减少必要的服务和诱导不必要的诊次及住院而获得经济利益;对超过定额费用标准的危重急症患者,诊治过程可能会出现"偷工减料"或推诿现象。

6. 按疾病诊断相关分组-预付款制度(DRGs-PPS)[①]

按疾病诊断相关分组-预付款制度也称按疾病诊断分类定额预付制。DRGs 是以国际疾病诊断分类标准(ICD-9)将疾病按诊断、年龄、性别等分为若干组,每组又根据病种病情轻重程度及有无合并症、并发症确定疾病诊断相关组分类标准,结合循证医学依据,通过临床路径测算出病种每个组各个分类级别的医疗费用标准,并预先支付给医疗服务机构的医疗费用支付方式。它综合反映了病种的严重程度、预后、治疗难度、医疗服务强度及资源消耗程度。其优点是医院能够得到较合理的医疗资源消耗补偿,鼓励医院确定最合理的诊疗流

---

① DRGs 即疾病诊断相关分类法,由美国耶鲁大学的 Dob Fetter 和 John Thomson 在 20 世纪 70 年代末研制成功,自 1983 年 10 月 1 日起被正式作为医疗保险预付款制度(PPS)的基础依据。

程,自觉控制费用,合理利用医疗资源;可使复杂的医疗支付标准化;改变了医疗保险作为第三方的被动局面。其缺点是通过减少必要的服务和诱导不必要的诊次和住院而获得经济利益;信息量大,基础工作投入大,管理难度及管理成本较高;疾病分类中低费用的患者可能会被医疗机构选择诊断为高费用病例种类,以增加补偿。

(二)医保费用支付方式改革发展方向

1. 建立多元化、混合的费用支付体系

实践证明,单一的费用支付方式难以达到预期的效果,建立多元化、混合的支付体系,能消除某单一支付体系的负面效应而保留综合优势。可以总额预算付费方式为基础,融合按项目支付、按病种支付等支付方式,形成互为补充的复合式支付体系。根据医疗服务的多样性综合应用多种支付方式。例如:对门诊费用实行按项目付费和增长控制;对诊断明确、诊疗方法相对稳定的病种实行按病种付费;对床日费用变动较小,床位利用率高,难以通过延长住院天数来增加费用的疾病采用按床日费用付费的办法,如精神病、慢性肝炎等;对社区医疗卫生服务中心,可以根据其服务的人口,实行按人头付费的支付办法。

2. "预付制"代替"后付制",逐步实施DRGs

用各种形式的"预付制"代替"后付制",是医疗费用支付方式改革的发展方向。目前在国内全面实施DRGs的条件还不成熟,因为这种付费方式对医保经办机构的管理水平和技术条件有很高的要求,DRGs目前还不适宜作为一种广泛性直接支付方式,可以在医疗费用支付上以总额预算方式为基础,引入DRGs的理念与方法,作为核算和考核医院预算执行情况的一种辅助手段,有条件的地区也可以选择一些有代表性的病种进行DRGs的试点,等条件成熟后再在更大范围内逐步推广。

总之,医保经办机构与定点医院间的结算方式不同,定点医院就会采取相应的管理措施,以保持与医保经办机构结算方式的一致性。不管采取何种基金支付方式,只有找到了双方利益的均衡点,实现双方利益共赢,才能降低基金管理风险,才能最大限度地为参保人员提供优良的医疗保障,最终实现三方共赢。

知识拓展

开展基本医疗保险付费总额控制

《人力资源社会保障部、财政部、卫生部关于开展基本医疗保险付费总额控制的意见》(人社部发〔2012〕70号)明确提出,按照"结合基金收支预算管理加强总额控制,并以此为基础,结合门诊统筹的开展探索按人头付费,结合住院、门诊大病的保障探索按病种付费"的改革方向,用两年左右的时间,在所有统筹地区范围内开展总额控制工作。结合医疗保险基金收支预算管理,合理确定统筹地区总额控制目标,并根据分级医疗服务体系功能划分及基层医疗卫生机构与医院双向转诊要求,将总额控制目标细化分解到各级各类定点医疗机构。逐步建立以保证质量、控制成本、规范诊疗为核心的医疗服务评价与监管体系,控制医疗费用过快增长,提升基本医疗保险保障绩效,更好地保障人民群众的基本医疗权益,充分发挥基本医疗保险对公立医院改革等工作的支持和促进作用。

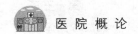

七、医院适应医保的举措

随着我国医疗保险制度的推进,医保人群在社会人群中所占比重越来越大,医保患者将会逐步成为医院患者的主体,医院必须认真研究医保政策带来的影响,通过加强内部管理,提升医疗服务质量和效率,实现以社会效益为主体的经营目标。

(一)调整发展思路

医保政策下存在着医保基金的有限性和医院对其需求的无限性之间的矛盾,存在规范执行医保政策和医院创收之间的矛盾。以上两种矛盾将长期存在,考验医院与医保管理部门的博弈能力。医院应该统筹把握解决矛盾的尺度,医院发展不能只是一味地"做大做强",更多的要实现有限资金下的医疗保障能力,更加关注有限资金的合理使用。转变管理观念,主动适应医保改革,要建立以质量和效益为中心的竞争机制、运行机制和激励机制,以谋求医院未来生存与发展的空间。

(二)加强医保管理

重视医保政策知识宣传和学习,普及医保知识。加强医院与各医保经办机构联络,接受各级医保经办机构的监督和检查,及时了解医保管理政策及信息。研究医保政策、根据自身运行特点,制定内部管理流程,完善各项规章制度,逐步建立目标责任制。动态监测参保人员的各类数据信息,包括自费率、自付率、费用总额等;对出(入)院诊断、适应证用药、医嘱记录、收费明细单、手术记录等方面实施重点监测;加强医政、药品、耗材管理。严格执行《临床诊疗常规》,健全临床路径;采取控制措施,合理使用医保基金。

(三)规范医疗行为

注重服务创新,要以特色吸引患者。一方面要推广应用新技术、新设备,提升学科发展能力及核心竞争力;另一方面要控制支出,杜绝不合理的用药及过度治疗,保持医疗服务数量、服务质量和社会满意度。调整医疗收入结构,控制药品、耗材收入在医院总收入的比例,通过经济奖惩的手段合理控制科室医保费用。鼓励科室通过增加工作量、缩短平均住院日等,提高运行效率和资源利用率,降低运行成本。加强成本核算,形成各部门注重成本、减少浪费的风气。

第三节　健康中国战略

党的十九大报告将"实施健康中国战略"作为国家发展基本方略中的重要内容,促使关注健康、促进健康成为国家、社会、个人及家庭的共同责任与行动。"没有全民健康,就没有全面小康。要把人民健康放在优先发展的战略地位。"健康中国建设也是保障民生福祉之策。

健康中国建设所面临的挑战:

(1) 人口老龄化加速和疾病谱变化。一是中国人口老龄化进程加速。全国 65 岁及以上老年人占总人口比从 1982 年的4.9%，上升到 2016 年的 10.8%。二是疾病谱加速转向以高血压、糖尿病、心血管疾病、呼吸系统疾病、脑卒中、肿瘤等慢性疾病为主。三是社会转型节奏的趋快，人际交往、社会关系、工作和生活压力多变，对公众心理和生理健康造成的影响也不容忽视。

(2)"三医"改革滞后。"三医"(医疗保险、医疗卫生、医药供应)改革未形成良性互动，医疗卫生服务体系、医疗保障体系与公众日益增长的健康需求差距较大。

(3)卫生和健康投入不足，自费负担较重。我国健康(卫生)费用各相关主体负担结构不尽合理，自付费用负担仍然偏重，其占比达 31.99%，高于世界卫生组织推荐防止因病致贫的不超过 20%之水平。

(4)环境污染和食品安全问题仍未得到有效治理。空气、水、土壤等生态环境污染以及食品药品安全问题成为国民健康的重大隐患，我国的许多地区仍存在发展不均衡和城乡差异较大，某些地区和人群需改善的空间还很大。

《"健康中国 2030"规划纲要》指出：健康是促进人的全面发展的必然要求，是经济社会发展的基础条件。实现国民健康长寿，是国家富强、民族振兴的重要标志，也是全国各族人民的共同愿望。

一、指导思想

坚持以人民为中心的发展思想，以提高人民健康水平为核心，以体制机制改革创新为动力，以普及健康生活、优化健康服务、完善健康保障、建设健康环境、发展健康产业为重点，全方位、全周期维护和保障人民健康，显著改善健康公平，为实现中华民族伟大复兴的中国梦提供坚实健康基础。

健康中国的战略主题是：共建共享、全民健康；遵循的原则是：健康优先、改革创新、科学发展、公平公正；主要路径是：以基层为重点，预防为主，中西医并重，推动人人参与、人人享有，实现全民健康。

二、战略目标

到 2020 年，建立覆盖城乡居民的中国特色基本医疗卫生制度，人人享有基本医疗卫生服务和基本体育健身服务，主要健康指标居于中高收入国家前列。

到 2030 年，健康领域发展更加协调，健康生活方式得到普及，健康服务质量和健康保障水平不断提高，人均预期寿命达到 79.0 岁。健康产业繁荣发展，基本实现健康公平，主要健康指标进入高收入国家行列。

到 2050 年，建成与社会主义现代化国家相适应的健康国家。

三、战略任务

《"健康中国 2030"规划纲要》分别对、普及健康生活、优化健康服务、完善健康保障、建设健康环境、发展健康产业、健全支撑与保障、强化组织实施做出部署。

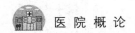

在"优化健康服务"一篇中就提供优质高效的医疗服务提出如下要求：

（一）完善医疗卫生服务体系

全面建成体系完整、分工明确、功能互补、密切协作、运行高效的整合型医疗卫生服务体系。县和市域内基本医疗卫生资源按常住人口和服务半径合理布局，实现人人享有均等化的基本医疗卫生服务；省级及以上分区域统筹配置，整合推进区域医疗资源共享，基本实现优质医疗卫生资源配置均衡化，省域内人人享有均质化的危急重症、疑难病症诊疗和专科医疗服务；依托现有机构，建设一批引领国内、具有全球影响力的国家级医学中心，建设一批区域医学中心和国家临床重点专科群，推进京津冀、长江经济带等区域医疗卫生协同发展，带动医疗服务区域发展和整体水平提升。加强康复、老年病、长期护理、慢性病管理、安宁疗护等接续性医疗机构建设。实施健康扶贫工程，加大对中西部贫困地区医疗卫生机构建设支持力度，提升服务能力，保障贫困人口健康。到2030年，15分钟基本医疗卫生服务圈基本形成，每千常住人口注册护士数达到4.7人。

人均预期寿命	达到79岁(2020年人均预期寿命达到77.3岁)
重大慢性病过早死亡率	较2015年下跌30%
个人卫生支出占卫生总费用的比重	降至25%左右(目前29.3%)
婴儿死亡率	5.0‰(目前8.1‰)
5岁以下儿童死亡率	6.0‰(目前10.7‰)
孕产妇死亡率	12/10万(目前20.1/10万)
居民健康素养水平	提升至30%
经常参加体育锻炼人数	5.3亿人(2014年为3.6亿人)

图 15.4　2030 年健康中国的主要指标

（二）创新医疗卫生服务供给模式

建立专业公共卫生机构、综合和专科医院、基层医疗卫生机构"三位一体"的重大疾病防控机制，建立信息共享、互联互通机制，推进慢性病防、治、管整体融合发展，实现医防结合。建立不同层级、不同类别、不同举办主体医疗卫生机构间目标明确、权责清晰的分工协作机制，不断完善服务网络、运行机制和激励机制，基层普遍具备居民健康守门人的能力。完善家庭医生签约服务，全面建立成熟完善的分级诊疗制度，形成基层首诊、双向转诊、上下联动、急慢分治的合理就医秩序，健全治疗—康复—长期护理服务链。引导三级公立医院逐步减少普通门诊，重点发展危急重症、疑难病症诊疗。完善医疗联合体、医院集团等多种分工协作模式，提高服务体系整体绩效。加快医疗卫生领域军民融合，积极发挥军队医疗卫生机构作用，更好为人民服务。

（三）提升医疗服务水平和质量

建立与国际接轨、体现中国特色的医疗质量管理与控制体系，基本健全覆盖主要专业的国家、省、市三级医疗质量控制组织，推出一批国际化标准规范。建设医疗质量管理与控制信息化平台，实现全行业全方位精准、实时管理与控制，持续改进医疗质量和医疗安全，提升医疗服务同质化程度,使再住院率、抗菌药物使用率等主要医疗服务质量指标达到或接近世界先进水平。全面实施临床路径管理,规范诊疗行为,优化诊疗流程,增强患者就医获得感。推进合理用药,保障临床用血安全,基本实现医疗机构检查、检验结果互认。加强医疗服务人文关怀,构建和谐医患关系。依法严厉打击涉医违法犯罪行为,特别是伤害医务人员的暴力犯罪行为,保护医务人员安全。

四、建设关键

健康中国建设是一个综合性的系统工程。涉及社会事业发展的诸多方面,包括普及健康生活、优化健康服务、完善健康保障、建设健康环境、发展健康产业等;涉及人一生健康管理和全周期保障体制机制。基本要求是把以治病为中心转变为以人民健康为中心。要树立大卫生、大健康的观念。

健康中国实施"三医联动"改革是关键。医保(全民医疗保险制度)、医药(药品供应保障制度)、医疗(基本医疗卫生制度)三个体制联动改革要加强合作,形成合力。其中,"医保"遵循的是社会保险规律,是"三医"中的重要支柱,发挥着健康中国的基础性的兜底作用;"医药"是"三医"中的物资根基,应让市场发挥作用;"医疗"是大卫生、大健康的基本制度框架,与财政收入和经济发展密切相关,包括公立医院的改革等"硬设施"的改革十分重要。"三医联动"应成为健康中国的近期改革目标,具体包括分级诊疗制度、现代医院管理制度、全民医保制度、药品供应保障制度、综合监管制度。

健康中国要构建"多层次混合型"福祉。"多层次混合型"是实现健康中国的技术路线。"在基本医疗卫生服务领域政府要有所为,在非基本医疗卫生服务领域市场要有活力。"对全体国民而言,基本医疗卫生服务要实现均等化,公平获得是其重要特征。要满足不同群体和不同层次的多样性需求。

健康中国是关系现代化建设全局的一个重大战略任务。从治国理念出发,国家治理体系必然要以公平可及和社会正义为宗旨。健康中国的一个基本原则就是不断完善医疗卫生服务体系,稳步提高基本公共卫生服务均等化水平,最大限度提高人民健康水平,开辟一条符合中国国情的卫生与健康发展道路。

思 考 题

(1)简述我国医疗保险体系和重点内容。
(2)简述医院如何应对医保带来的影响。
(3)简述我国医疗卫生体制改革的主要任务。

附　录

一、医疗机构管理条例实施细则

第一章　总　则

第一条　根据《医疗机构管理条例》（以下简称条例）制定本细则。

第二条　条例及本细则所称医疗机构，是指依据条例和本细则的规定，经登记取得《医疗机构执业许可证》的机构。

第三条　医疗机构的类别：

（一）综合医院、中医医院、中西医结合医院、民族医医院、专科医院、康复医院；

（二）妇幼保健院、妇幼保健计划生育服务中心；

（三）社区卫生服务中心、社区卫生服务站；

（四）中心卫生院、乡（镇）卫生院、街道卫生院；

（五）疗养院；

（六）综合门诊部、专科门诊部、中医门诊部、中西医结合门诊部、民族医门诊部；

（七）诊所、中医诊所、民族医诊所、卫生所、医务室、卫生保健所、卫生站；

（八）村卫生室（所）；

（九）急救中心、急救站；

（十）临床检验中心；

（十一）专科疾病防治院、专科疾病防治所、专科疾病防治站；

（十二）护理院、护理站；

（十三）医学检验实验室、病理诊断中心、医学影像诊断中心、血液透析中心、安宁疗护中心。

（十四）其他诊疗机构。

第四条　卫生防疫、国境卫生检疫、医学科研和教学等机构在本机构业务范围之外开展诊疗活动以及美容服务机构开展医疗美容业务的，必须依据条例及本细则，申请设置相应类别的医疗机构。

第五条　中国人民解放军和中国人民武装警察部队编制外的医疗机构，由地方卫生计生行政部门按照条例和本细则管理。

中国人民解放军后勤卫生主管部门负责向地方卫生计生行政部门提供军队编制外医疗机构的名称和地址。

第六条　医疗机构依法从事诊疗活动受法律保护。

第七条　卫生计生行政部门依法独立行使监督管理职权。不受任何单位和个人干涉。

第二章　设置审批

第八条　各省、自治区、直辖市应当按照当地《医疗机构设置规划》合理配置和合理利用医疗资源。

《医疗机构设置规划》由县级以上地方卫生计生行政部门依据《医疗机构设置规划指导原则》制定，经上一级卫生计生行政部门审核，报同级人民政府批准，在本行政区域内发布实施。

《医疗机构设置规划指导原则》另行制定。

第九条　县级以上地方卫生计生行政部门按照《医疗机构设置规划指导原则》规定的权限和程序组织实施本行政区域《医疗机构设置规划》，定期评价实施情况，并将评价结果按年度向上一级卫生计生行政部门和同级人民政府报告。

第十条　医疗机构不分类别、所有制形式、隶属关系、服务对象，其设置必须符合当地《医疗机构设置规划》。

第十一条　床位在一百张以上的综合医院、中医医院、中西医结合医院、民族医医院以及专科医院、疗养院、康复医院、妇幼保健院、急救中心、临床检验中心和专科疾病防治机构的设置审批权限的划分，由省、自治区、直辖市卫生计生行政部门规定；其他医疗机构的设置，由县级卫生计生行政部门负责审批。

医学检验实验室、病理诊断中心、医学影像诊断中心、血液透析中心、安宁疗护中心的设置审批权限另行规定。

第十二条　有下列情形之一的，不得申请设置医疗机构：

（一）不能独立承担民事责任的单位；

（二）正在服刑或者不具有完全民事行为能力的个人；

（三）发生二级以上医疗事故未满五年的医务人员；

（四）因违反有关法律、法规和规章，已被吊销执业证书的医务人员；

（五）被吊销《医疗机构执业许可证》的医疗机构法定代表人或者主要负责人；

（六）省、自治区、直辖市政府卫生计生行政部门规定的其他情形。

有前款第（二）、（三）、（四）、（五）项所列情形之一者，不得充任医疗机构的法定代表人或者主要负责人。

第十三条　在城市设置诊所的个人，必须同时具备下列条件：

（一）经医师执业技术考核合格，取得《医师执业证书》；

（二）取得《医师执业证书》或者医师职称后，从事五年以上同一专业的临床工作；

（三）省、自治区、直辖市卫生计生行政部门规定的其他条件。

医师执业技术标准另行制定。

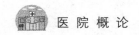

在乡镇和村设置诊所的个人的条件,由省、自治区、直辖市卫生计生行政部门规定。

第十四条　地方各级人民政府设置医疗机构,由政府指定或者任命的拟设医疗机构的筹建负责人申请;法人或者其他组织设置医疗机构,由其代表人申请;个人设置医疗机构,由设置人申请;两人以上合伙设置医疗机构,由合伙人共同申请。

第十五条　条例第十条规定提交的设置可行性研究报告包括以下内容:

(一)申请单位名称、基本情况以及申请人姓名、年龄、专业履历、身份证号码;

(二)所在地区的人口、经济和社会发展等概况;

(三)所在地区人群健康状况和疾病流行以及有关疾病患病率;

(四)所在地区医疗资源分布情况以及医疗服务需求分析;

(五)拟设医疗机构的名称、选址、功能、任务、服务半径;

(六)拟设医疗机构的服务方式、时间、诊疗科目和床位编制;

(七)拟设医疗机构的组织结构、人员配备;

(八)拟设医疗机构的仪器、设备配备;

(九)拟设医疗机构与服务半径区域内其他医疗机构的关系和影响;

(十)拟设医疗机构的污水、污物、粪便处理方案;

(十一)拟设医疗机构的通信、供电、上下水道、消防设施情况;

(十二)资金来源、投资方式、投资总额、注册资金(资本);

(十三)拟设医疗机构的投资预算;

(十四)拟设医疗机构五年内的成本效益预测分析。

并附申请设计单位或者设置人的资信证明。

申请设置门诊部、诊所、卫生所、医务室、卫生保健所、卫生站、村卫生室(所)、护理站等医疗机构的,可以根据情况适当简化设置可行性研究报告内容。

第十六条　条例第十条规定提交的选址报告包括以下内容:

(一)选址的依据;

(二)选址所在地区的环境和公用设施情况;

(三)选址与周围托幼机构、中小学校、食品生产经营单位布局的关系;

(四)占地和建筑面积。

第十七条　由两个以上法人或者其他组织共同申请设置医疗机构以及两人以上合伙申请设置医疗机构的,除提交可行性研究报告和选址报告外,还必须提交由各方共同签署的协议书。

第十八条　医疗机构建筑设计必须按照法律、法规和规章要求经相关审批机关审查同意后,方可施工。

第十九条　条例第十二条规定的设置申请的受理时间,自申请人提供条例和本细则规定的全部材料之日算起。

第二十条　县级以上地方卫生计生行政部门依据当地《医疗机构设置规划》及本细则审查和批准医疗机构的设置。

申请设计医疗机构有下列情形之一的,不予批准:

(一)不符合当地《医疗机构设置规划》;

（二）设置人不符合规定的条件；

（三）不能提供满足投资总额的资信证明；

（四）投资总额不能满足各项预算开支；

（五）医疗机构选址不合理；

（六）污水、污物、粪便处理方案不合理；

（七）省、自治区、直辖市卫生计生行政部门规定的其他情形。

第二十一条　卫生计生行政部门应当在核发《设置医疗机构批准书》的同时,向上一级卫生计生行政部门备案。

上级卫生计生行政部门有权在接到备案报告之日起三十日内纠正或者撤销下级卫生计生行政部门作出的不符合当地《医疗机构设置规划》的设置审批。

第二十二条　《设置医疗机构批准书》的有效期,由省、自治区、直辖市卫生计生行政部门规定。

第二十三条　变更《设置医疗机构批准书》中核准的医疗机构的类别、规模、选址和诊疗科目,必须按照条例和本细则的规定,重新申请办理设置审批手续。

第二十四条　法人和其他组织设置的为内部职工服务的门诊部、诊所、卫生所（室）,由设置单位在该医疗机构执业登记前,向当地县级卫生计生行政部门备案,并提交下列材料：

（一）设置单位或者其主管部门设置医疗机构的决定；

（二）《设置医疗机构备案书》。

卫生计生行政部门应当在接到备案后十五日内给予《设置医疗机构备案回执》。

第三章　登记与校验

第二十五条　申请医疗机构执业登记必须填写《医疗机构申请执业登记注册书》,并向登记机关提交下列材料：

（一）《设置医疗机构批准书》或者《设置医疗机构备案回执》；

（二）医疗机构用房产权证明或者使用证明；

（三）医疗机构建筑设计平面图；

（四）验资证明、资产评估报告；

（五）医疗机构规章制度；

（六）医疗机构法定代表人或者主要负责人以及各科室负责人名录和有关资格证书、执业证书复印件；

（七）省、自治区、直辖市卫生计生行政部门规定提供的其他材料。

申请门诊部、诊所、卫生所、医务室、卫生保健所和卫生站登记的,还应当提交附设药房（柜）的药品种类清单、卫生技术人员名录及其有关资格证书、执业证书复印件以及省、自治区、直辖市卫生计生行政部门规定提交的其他材料。

第二十六条　登记机关在受理医疗机构执业登记申请后,应当按照条例第十六条规定的条件和条例第十九条规定的时限进行审查和实地考察、核实,并对有关执业人员进行消毒、隔离和无菌操作等基本知识和技能的现场抽查考核。经审核合格的,发给《医疗机构执

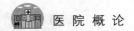 医院概论

业许可证》；审核不合格的，将审核结果和不予批准的理由以书面形式通知申请人。

《医疗机构执业许可证》及其副本由国家卫生计生委统一印制。

条例第十九条规定的执业登记申请的受理时间，自申请人提供条例和本细则规定的全部材料之日算起。

第二十七条　申请医疗机构执业登记有下列情形之一的，不予登记：

（一）不符合《设置医疗机构批准书》核准的事项；

（二）不符合《医疗机构基本标准》；

（三）投资不到位；

（四）医疗机构用房不能满足诊疗服务功能；

（五）通信、供电、上下水道等公共设施不能满足医疗机构正常运转；

（六）医疗机构规章制度不符合要求；

（七）消毒、隔离和无菌操作等基本知识和技能的现场抽查考核不合格；

（八）省、自治区、直辖市卫生计生行政部门规定的其他情形。

第二十八条　医疗机构执业登记的事项：

（一）类别、名称、地址、法定代表人或者主要负责人；

（二）所有制形式；

（三）注册资金（资本）；

（四）服务方式；

（五）诊疗科目；

（六）房屋建筑面积、床位（牙椅）；

（七）服务对象；

（八）职工人数；

（九）执业许可证登记号（医疗机构代码）；

（十）省、自治区、直辖市卫生计生行政部门规定的其他登记事项。

门诊部、诊所、卫生所、医务室、卫生保健所、卫生站除登记前款所列事项外，还应当核准登记附设药房（柜）的药品种类。

《医疗机构诊疗科目名录》另行制定。

第二十九条　因分立或者合并而保留的医疗机构应当申请变更登记；因分立或者合并而新设置的医疗机构应当申请设置许可证和执业登记；因合并而终止的医疗机构应当申请注销登记。

第三十条　医疗机构变更名称、地址、法定代表人或者主要负责人、所有制形式、服务对象、服务方式、注册资金（资本）、诊疗科目、床位（牙椅）的，必须向登记机关申请办理变更登记，并提交下列材料：

（一）医疗机构法定代表人或者主要负责人签署的《医疗机构申请变更登记注册书》；

（二）申请变更登记的原因和理由；

（三）登记机关规定提交的其他材料。

第三十一条　机关、企业和事业单位设置的为内部职工服务的医疗机构向社会开放，必须按照前条规定申请办理变更登记。

第三十二条　医疗机构在原登记机关管辖权限范围内变更登记事项的,由原登记机关办理变更登记;因变更登记超出原登记机关管辖权限的,由有管辖权的卫生计生行政部门办理变更登记。

医疗机构在原登记机关管辖区域内迁移,由原登记机关办理变更登记;向原登记机关管辖区域外迁移的,应当在取得迁移目的地的卫生计生行政部门发给的《设置医疗机构批准书》,并经原登记机关核准办理注销登记后,再向迁移目的地的卫生计生行政部门申请办理执业登记。

第三十三条　登记机关在受理变更登记申请后,依据条例和本细则的有关规定以及当地《医疗机构设置规划》进行审核,按照登记程序或者简化程序办理变更登记,并作出核准变更登记或者不予变更登记的决定。

第三十四条　医疗机构停业,必须经登记机关批准。除改建、扩建、迁建原因,医疗机构停业不得超过一年。

第三十五条　床位在一百张以上的综合医院、中医医院、中西医结合医院、民族医医院以及专科医院、疗养院、康复医院、妇幼保健院、急救中心、临床检验中心和专科疾病防治机构的校验期为三年;其他医疗机构的校验期为一年。

医疗机构应当于校验期满前三个月向登记机关申请办理校验手续。

输校验应当交验《医疗机构执业许可证》,并提交下列文件:

(一)《医疗机构校验申请书》;

(二)《医疗机构执业许可证》副本;

(三)省、自治区、直辖市卫生计生行政部门规定提交的其他材料。

第三十六条　卫生计生行政部门应当在受理校验申请后的三十日内完成校验。

第三十七条　医疗机构有下列情形之一的,登记机关可以根据情况,给予一至六个月的暂缓校验期:

(一)不符合《医疗机构基本标准》;

(二)限期改正期间;

(三)省、自治区、直辖市卫生计生行政部门规定的其他情形。

不设床位的医疗机构在暂缓校验期内不得执业。

暂缓校验期满仍不能通过校验的,由登记机关注销其《医疗机构执业许可证》。

第三十八条　各级卫生计生行政部门应当采用电子证照等信息化手段对医疗机构实行全程管理和动态监管。有关管理办法另行制定。

第三十九条　医疗机构开业、迁移、更名、改变诊疗科目以及停业、歇业和校验结果由登记机关予以公告。

第四章　名　　称

第四十条　医疗机构的名称由识别名称和通用名称依次组成。

医疗机构的通用名称为:医院、中心卫生院、卫生院、疗养院、妇幼保健院、门诊部、诊所、卫生所、卫生站、卫生室、医务室、卫生保健所、急救中心、急救站、临床检验中心、防治院、防治站、护理院、护理站、中心以及国家卫生计生委规定或者认可的其他名称。

医疗机构可以下列名称作为识别名称:地名、单位名称、个人姓名、医学学科名称、医学专业和专科名称、诊疗科目名称和核准机关批准使用的名称。

第四十一条　医疗机构的命名必须符合以下原则:

(一) 医疗机构的通用名称以前条第二款所列的名称为限;

(二) 前条第三款所列的医疗机构的识别名称可以合并使用;

(三) 名称必须名副其实;

(四) 名称必须与医疗机构类别或者诊疗科目相适应;

(五) 各级地方人民政府设置的医疗机构的识别名称中应当含有省、市、区、街道、乡、镇、村等行政区划名称,其他医疗机构的识别名称中不得含有行政区划名称;

(六) 国家机关、企业和事业单位、社会团体或者个人设置的医疗机构的名称中应当含有设置单位名称或者个人的姓名。

第四十二条　医疗机构不得使用下列名称:

(一) 有损于国家、社会或者公共利益的名称;

(二) 侵犯他人利益的名称;

(三) 以外文字母、汉语拼音组成的名称;

(四) 以医疗仪器、药品、医用产品命名的名称。

(五) 含有"疑难病""专治""专家""名医"或者同类含义文字的名称以及其他宣传或者暗示诊疗效果的名称;

(六) 超出登记的诊疗科目范围的名称;

(七) 省级以上卫生计生行政部门规定不得使用的名称。

第四十三条　以下医疗机构名称由国家卫生计生委核准;属于中医、中西医结合和民族医医疗机构的,由国家中医药管理局核准:

(一) 含有外国国家(地区)名称及其简称、国际组织名称的;

(二) 含有"中国""全国""中华""国家"等字样以及跨省地域名称的。

(三) 各级地方人民政府设置的医疗机构的识别名称中不含有行政区划名称的。

第四十四条　以"中心"作为医疗机构通用名称的医疗机构名称,由省级以上卫生计生行政部门核准;在识别名称中含有"中心"字样的医疗机构名称的核准,由省、自治区、直辖市卫生计生行政部门规定。

含有"中心"字样的医疗机构名称必须同时含有行政区划名称或者地名。

第四十五条　除专科疾病防治机构以外,医疗机构不得以具体疾病名称作为识别名称,确有需要的由省、自治区、直辖市卫生计生行政部门核准。

第四十六条　医疗机构名称经核准登记,于领取《医疗机构执业许可证》后方可使用,在核准机关管辖范围内享有专用权。

第四十七条　医疗机构只准使用一个名称。确有需要,经核准机关核准可以使用两个或者两个以上名称,但必须确定一个第一名称。

第四十八条　卫生计生行政部门有权纠正已经核准登记的不适宜的医疗机构名称,上级卫生计生行政部门有权纠正下级卫生计生行政部门已经核准登记的不适宜的医疗机构名称。

第四十九条　两个以上申请人向同一核准机关申请相同的医疗机构名称,核准机关依照申请在先原则核定。属于同一天申请的,应当由申请人双方协商解决;协商不成的,由核准机关作出裁决。

两个以上医疗机构因已经核准登记的医疗机构名称相同发生争议时,核准机关依照登记在先原则处理。属于同一天登记的,应当由双方协商解决;协商不成的,由核准机关报上一级卫生计生行政部门作出裁决。

第五十条　医疗机构名称不得买卖、出借。

未经核准机关许可,医疗机构名称不得转让。

第五章　执　　业

第五十一条　医疗机构的印章、银行账户、牌匾以及医疗文件中使用的名称应当与核准登记的医疗机构名称相同;使用两个以上的名称的,应当与第一名称相同。

第五十二条　医疗机构应当严格执行无菌消毒、隔离制度,采取科学有效的措施处理污水和废弃物,预防和减少医院感染。

第五十三条　医疗机构的门诊病历的保存期不得少于十五年;住院病历的保存期不得少于三十年。

第五十四条　标有医疗机构标识的票据和病历本册以及处方笺、各种检查的申请单、报告单、证明文书单、药品分装袋、制剂标签等不得买卖、出借和转让。

第五十五条　医疗机构应当按照卫生计生行政部门的有关规定、标准加强医疗质量管理,实施医疗质量保证方案,确保医疗安全和服务质量,不断提高服务水平。

第五十六条　医疗机构应当定期检查、考核各项规章制度和各级各类人员岗位责任制的执行和落实情况。

第五十七条　医疗机构应当经常对医务人员进行"基础理论、基本知识、基本技能"的训练与考核,把"严格要求、严密组组、严谨态度"落实到各项工作中。

第五十八条　医疗机构应当组织医务人员学习医德规范和有关教材,督促医务人员恪守职业道德。

第五十九条　医疗机构不得使用假劣药品,过期和失效药品以及违禁药品。

第六十条　医疗机构为死因不明者出具的《死亡医学证明书》,只作是否死亡的诊断,不作死亡原因的诊断。如有关方面要求进行死亡原因诊断的,医疗机构必须指派医生对尸体进行解剖和有关死因检查后方能作出死因诊断。

第六十一条　医疗机构在诊疗活动中,应当对患者实行保护性医疗措施,并取得患者家属和有关人员的配合。

第六十二条　医疗机构应当尊重患者对自己的病情、诊断、治疗的知情权利。在实施手术、特殊检查、特殊治疗时,应当向患者作必要的解释。因实施保护性医疗措施不宜向患者说明情况的,应当将有关情况通知患者家属。

第六十三条　门诊部、诊所、卫生所、医务室、卫生保健所和卫生站附设药房(柜)的药品

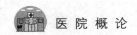

种类由登记机关核定,具体办法由省、自治区、直辖市卫生计生行政部门规定。

第六十四条 为内部职工服务的医疗机构未经许可和变更登记不得向社会开放。

第六十五条 医疗机构被吊销或者注销执业许可证后,不得继续开展诊疗活动。

第六章 监 督 管 理

第六十六条 各级卫生计生行政部门负责所辖区域内医疗机构的监督管理工作。

第六十七条 在监督管理工作中,要充分发挥医院管理学会和卫生工作者协会等学术性和行业性社会团体的作用。

第六十八条 县级以上卫生计生行政部门设立医疗机构监督管理办公室。

各级医疗机构监督管理办公室在同级卫生计生行政部门的领导下开展工作。

第六十九条 各级医疗机构监督管理办公室的职责:

(一)拟订医疗机构监督管理工作计划;

(二)办理医疗机构监督员的审查、发证、换证;

(三)负责医疗机构登记、校验和有关监督管理工作的统计,并向同级卫生计生行政部门报告;

(四)负责接待、办理群众对医疗机构的投诉;

(五)完成卫生计生行政部门交给的其他监督管理工作。

第七十条 县级以上卫生计生行政部门设医疗机构监督员,履行规定的监督管理职责。医疗机构监督员由同级卫生计生行政部门聘任。

医疗机构监督员应当严格执行国家有关法律、法规和规章,其主要职责是:

(一)对医疗机构执行有关法律、法规、规章和标准的情况进行监督、检查、指导;

(二)对医疗机构执业活动进行监督、检查、指导;

(三)对医疗机构违反条例和本细则的案件进行调查、取证;

(四)对经查证属实的案件向卫生计生行政部门提出处理或者处罚意见;

(五)实施职权范围内的处罚;

(六)完成卫生计生行政部门交付的其他监督管理工作。

第七十一条 医疗机构监督员有权对医疗机构进行现场检查,无偿索取有关资料,医疗机构不得拒绝、隐匿或者隐瞒。

医疗机构监督员在履行职责时应当佩戴证章、出示证件。

医疗机构监督员证章、证件由国家卫生计生委监制。

第七十二条 各级卫生计生行政部门对医疗机构的执业活动检查、指导主要包括:

(一)执行国家有关法律、法规、规章和标准情况;

(二)执行医疗机构内部各项规章制度和各级各类人员岗位责任制情况;

(三)医德医风情况;

(四)服务质量和服务水平情况;

(五)执行医疗收费标准情况;

(六)组织管理情况;

（七）人员任用情况；

（八）省、自治区、直辖市卫生计生行政部门规定的其他检查、指导项目。

第七十三条　国家实行医疗机构评审制度,对医疗机构的基本标准、服务质量、技术水平、管理水平等进行综合评价。县级以上卫生计生行政部门负责医疗机构评审的组织和管理;各级医疗机构评审委员会负责医疗机构评审的具体实施。

第七十四条　县级以上中医（药）行政管理部门成立医疗机构评审委员会,负责中医、中西医结合和民族医医疗机构的评审。

第七十五条　医疗机构评审包括周期性评审、不定期重点检查。

医疗机构评审委员会在对医疗机构进行评审时,发现有违反条例和本细则的情节,应当及时报告卫生计生行政部门;医疗机构评审委员会委员为医疗机构监督员的,可以直接行使监督权。

第七十六条　《医疗机构监督管理行政处罚程序》另行制定。

第七章　处　　罚

第七十七条　对未取得《医疗机构执业许可证》擅自执业的,责令其停止执业活动,没收非法所得和药品、器械,并处以三千元以下的罚款;有下列情形之一的,责令其停止执业活动,没收非法所得的药品、器械,处以三千元以上一万元以下的罚款:

（一）因擅自执业曾受过卫生计生行政部门处罚;

（二）擅自执业的人员为非卫生技术专业人员;

（三）擅自执业时间在三个月以上;

（四）给患者造成伤害;

（五）使用假药、劣药蒙骗患者;

（六）以行医为名骗取患者钱物;

（七）省、自治区、直辖市卫生计生行政部门规定的其他情形。

第七十八条　对不按期办理校验《医疗机构执业许可证》又不停止诊疗活动的,责令其限期补办校验手续;在限期内仍不办理校验的,吊销其《医疗机构执业许可证》。

第七十九条　转让、出借《医疗机构执业许可证》的,没收其非法所得,并处以三千元以下的罚款;有下列情形之一的,没收其非法所得,处以三千元以上五千元以下的罚款,并吊销《医疗机构执业许可证》:

（一）出卖《医疗机构执业许可证》;

（二）转让或者出借《医疗机构执业许可证》是以营利为目的;

（三）受让方或者承借方给患者造成伤害;

（四）转让、出借《医疗机构执业许可证》给非卫生技术专业人员;

（五）省、自治区、直辖市卫生计生行政部门规定的其他情形。

第八十条　除急诊和急救外,医疗机构诊疗活动超出登记的诊疗科目范围,情节轻微的,处以警告;有下列情形之一的,责令其限期改正,并可处以三千元以下罚款:

（一）超出登记的诊疗科目范围的诊疗活动累计收入在三千元以下;

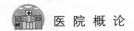

（二）给患者造成伤害。

有下列情形之一的，处以三千元罚款，并吊销《医疗机构执业许可证》：

（一）超出登记的诊疗科目范围的诊疗活动累计收入在三千元以上；

（二）给患者造成伤害；

（三）省、自治区、直辖市卫生计生行政部门规定的其他情形。

第八十一条　任用非卫生技术人员从事医疗卫生技术工作的，责令其立即改正，并可处以三千元以下罚款；有下列情形之一的，处以三千元以上五千元以下罚款，并可以吊销其《医疗机构执业许可证》：

（一）任用两名以上非卫生技术人员从事诊疗活动；

（二）任用的非卫生技术人员给患者造成伤害。

医疗机构使用卫生技术人员从事本专业以外的诊疗活动的，按使用非卫生技术人员处理。

第八十二条　出具虚假证明文件，情节轻微的，给予警告，并可处以五百元以下的罚款；有下列情形之一的，处以五百元以上一千元以下的罚款：

（一）出具虚假证明文件造成延误诊治的；

（二）出具虚假证明文件给患者精神造成伤害的；

（三）造成其他危害后果的。

对直接责任人员由所在单位或者上级机关给予行政处分。

第八十三条　医疗机构有下列情形之一的，登记机关可以责令其限期改正：

（一）发生重大医疗事故；

（二）连续发生同类医疗事故，不采取有效防范措施；

（三）连续发生原因不明的同类患者死亡事件，同时存在管理不善因素；

（四）管理混乱，有严重事故隐患，可能直接影响医疗安全；

（五）省、自治区、直辖市卫生计生行政部门规定的其他情形。

第八十四条　当事人对行政处罚决定不服的，可以在接到《行政处罚决定通知书》之日起十五日内向作出行政处罚的上一级卫生计生行政部门申请复议。上级卫生计生行政部门应当在接到申请书之日起三十日内作出书面答复。

当事人对行政处罚决定不服的，也可以在接到《行政处罚决定通知书》之日起十五日内直接向人民法院提起行政诉讼。

逾期不申请复议、不起诉又不履行处罚决定的，由作出行政处罚决定的卫生计生行政部门填写《行政处罚强制执行申请书》，向人民法院申请强制执行。

第八章　附　　则

第八十五条　医疗机构申请办理设置审批、执业登记、校验、评审时，应当交纳费用，医疗机构执业应当交纳管理费，具体办法由省级以上卫生计生行政部门会同物价管理部门规定。

第八十六条　各省、自治区、直辖市根据条例和本细则并结合当地的实际情况，制定实施办法。实施办法中的有关中医、中西结合、民族医医疗机构的条款,由省、自治区、直辖市中医(药)行政部门拟订。

第八十七条　条例及本细则实施前已经批准执业的医疗机构的审核登记办法,由省、自治区、直辖市卫生计生行政部门根据当地的实际情况规定。

第八十八条　条例及本细则中下列用语的含义:

诊疗活动,是指通过各种检查,使用药物、器械及手术等方法,对疾病作出判断和消除疾病、缓解病情、减轻痛苦、改善功能、延长生命、帮助患者恢复健康的活动。

医疗美容,是指使用药物以及手术、物理和其他损伤性或者侵入性手段进行的美容。

特殊检查、特殊治疗,是指具有下列情形之一的诊断、治疗活动:

(一) 有一定危险性,可能产生不良后果的检查和治疗;

(二) 由于患者体质特殊或者病情危笃,可能对患者产生不良后果和危险的检查和治疗;

(三) 临床试验性检查和治疗;

(四) 收费可能对患者造成较大经济负担的检查和治疗。

卫生技术人员,是指按照国家有关法律、法规和规章的规定取得卫生技术人员资格或者职称的人员。

技术规范,是指由国家卫生计生委、国家中医药管理局制定或者认可的与诊疗活动有关的技术标准、操作规程等规范性文件。

军队的医疗机构,是指中国人民解放军和中国人民武装警察部队编制内的医疗机构。

第八十九条　各级中医(药)行政管理部门依据条件和本细则以及当地医疗机构管理条例实施办法,对管辖范围内各类中医、中西医结合和民族医医疗机构行使设置审批、登记和监督管理权。

第九十条　本细则的解释权在国家卫生计生委。

第九十一条　本细则自 1994 年 9 月 1 日起施行。

二、中华人民共和国执业医师法

第一章　总　　则

第一条　为了加强医师队伍的建设,提高医师的职业道德和业务素质,保障医师的合法权益,保护人民健康,制定本法。

第二条　依法取得执业医师资格或者执业助理医师资格,经注册在医疗、预防、保健机构中执业的专业医务人员,适用本法。

本法所称医师,包括执业医师和执业助理医师。

第三条　医师应当具备良好的职业道德和医疗执业水平,发扬人道主义精神,履行防病治病、救死扶伤、保护人民健康的神圣职责。

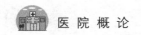

全社会应当尊重医师。医师依法履行职责,受法律保护。

第四条　国务院卫生行政部门主管全国的医师工作。

县级以上地方人民政府卫生行政部门负责管理本行政区域内的医师工作。

第五条　国家对在医疗、预防、保健工作中作出贡献的医师,给予奖励。

第六条　医师的医学专业技术职称和医学专业技术职务的评定、聘任,按照国家有关规定办理。

第七条　医师可以依法组织和参加医师协会。

第二章　考试和注册

第八条　国家实行医师资格考试制度。医师资格考试分为执业医师资格考试和执业助理医师资格考试。

医师资格考试的办法,由国务院卫生行政部门制定。医师资格考试由省级以上人民政府卫生行政部门组织实施。

第九条　具有下列条件之一的,可以参加执业医师资格考试:

(一)具有高等学校医学专业本科以上学历,在执业医师指导下,在医疗、预防、保健机构中试用期满一年的;

(二)取得执业助理医师执业证书后,具有高等学校医学专科学历,在医疗、预防、保健机构中工作满二年的;具有中等专业学校医学专业学历,在医疗、预防、保健机构中工作满五年的。

第十条　具有高等学校医学专科学历或者中等专业学校医学专科学历,在执业医师指导下,在医疗、预防、保健机构中试用期满一年的,可以参加执业助理医师资格考试。

第十一条　以师承方式学习传统医学满三年或者经多年实践医术确有专长的,经县级以上人民政府卫生行政部门确定的传统医学专业组织或者医疗、预防、保健机构考核合格并推荐,可以参加执业医师资格或者执业助理医师资格考试。考试的内容和办法由国务院卫生行政部门另行制定。

第十二条　医师资格考试成绩合格,取得执业医师资格或者执业助理医师资格。

第十三条　国家实行医师执业注册制度。

取得医师资格的,可以向所在地县级以上人民政府卫生行政部门申请注册。

除有本法第十五条规定的情形外,受理申请的卫生行政部门应当自收到申请之日起三十日内准予注册,并发给由国务院卫生行政部门统一印制的医师执业证书。

医疗、预防、保健机构可以为本机构中的医师集体办理注册手续。

第十四条　医师经注册后,可以在医疗、预防、保健机构中按照注册的执业地点、执业类别、执业范围执业,从事相应的医疗、预防、保健业务。

未经医师注册取得执业证书,不得从事医师执业活动。

第十五条　有下列情形之一的,不予注册:

(一)不具有完全民事行为能力的;

(二)因受刑事处罚,自刑罚执行完毕之日起至申请注册之日止不满二年的;

（三）受吊销医师执业证书行政处罚，自处罚决定之日起至申请注册之日止不满二年的；

（四）有国务院卫生行政部门规定不宜从事医疗、预防、保健业务的其他情形的。

受理申请的卫生行政部门对不符合条件不予注册的，应当自收到申请之日起三十日内书面通知申请人，并说明理由。申请人有异议的，可以自收到通知之日起十五日内，依法申请复议或者向人民法院提起诉讼。

第十六条　医师注册后有下列情形之一的，其所在的医疗、预防、保健机构应当在三十日内报告准予注册的卫生行政部门，卫生行政部门应当注销注册，收回医师执业证书：

（一）死亡或者被宣告失踪的；

（二）受刑事处罚的；

（三）受吊销医师执业证书行政处罚的；

（四）依照本法第三十一条规定暂停执业活动期满，再次考核仍不合格的；

（五）中止医师执业活动满二年的；

（六）有国务院卫生行政部门规定不宜从事医疗、预防、保健业务的其他情形的。

被注销注册的当事人有异议的，可以自收到注销注册通知之日起十五日内，依法申请复议或者向人民法院提起诉讼。

第十七条　医师变更执业地点、执业类别、执业范围等注册事项的，应当到准予注册的卫生行政部门依照本法第十三条的规定办理变更注册手续。

第十八条　中止医师执业活动二年以上以及有本法第十五条规定情形消失的，申请重新执业，应当由本法第三十一条规定的机构考核合格，并依照本法第十三条的规定重新注册。

第十九条　申请个体行医的执业医师，须经注册后在医疗、预防、保健机构中执业满五年，并按照国家有关规定办理审批手续；未经批准，不得行医。

县级以上地方人民政府卫生行政部门对个体行医的医师，应当按照国务院卫生行政部门的规定，经常监督检查，凡发现有本法第十六条规定的情形的，应当及时注销注册，收回医师执业证书。

第二十条　县级以上地方人民政府卫生行政部门应当将准予注册和注销注册的人员名单予以公告，并由省级人民政府卫生行政部门汇总，报国务院卫生行政部门备案。

第三章　执　业　规　则

第二十一条　医师在执业活动中享有下列权利：

（一）在注册的执业范围内，进行医学诊查、疾病调查、医学处置、出具相应的医学证明文件，选择合理的医疗、预防、保健方案；

（二）按照国务院卫生行政部门规定的标准，获得与本人执业活动相当的医疗设备基本条件；

（三）从事医学研究、学术交流，参加专业学术团体；

（四）参加专业培训，接受继续医学教育；

（五）在执业活动中，人格尊严、人身安全不受侵犯；

（六）获取工资报酬和津贴，享受国家规定的福利待遇；

（七）对所在机构的医疗、预防、保健工作和卫生行政部门的工作提出意见和建议，依法参与所在机构的民主管理。

第二十二条　医师在执业活动中履行下列义务：

（一）遵守法律、法规，遵守技术操作规范；

（二）树立敬业精神，遵守职业道德，履行医师职责，尽职尽责为患者服务；

（三）关心、爱护、尊重患者，保护患者的隐私；

（四）努力钻研业务，更新知识，提高专业技术水平；

（五）宣传卫生保健知识，对患者进行健康教育。

第二十三条　医师实施医疗、预防、保健措施，签署有关医学证明文件，必须亲自诊查、调查，并按照规定及时填写医学文书，不得隐匿、伪造或者销毁医学文书及有关资料。

医师不得出具与自己执业范围无关或者与执业类别不相符的医学证明文件。

第二十四条　对急危患者，医师应当采取紧急措施及时进行诊治；不得拒绝急救处置。

第二十五条　医师应当使用经国家有关部门批准使用的药品、消毒药剂和医疗器械。

除正当治疗外，不得使用麻醉药品、医疗用毒性药品、精神药品和放射性药品。

第二十六条　医师应当如实向患者或者其家属介绍病情，但应注意避免对患者产生不利后果。

医师进行实验性临床医疗，应当经医院批准并征得患者本人或者其家属同意。

第二十七条　医师不得利用职务之便，索取、非法收受患者财物或者牟取其他不正当利益。

第二十八条　遇有自然灾害、传染病流行、突发重大伤亡事故及其他严重威胁人民生命健康的紧急情况时，医师应当服从县级以上人民政府卫生行政部门的调遣。

第二十九条　医师发生医疗事故或者发现传染病疫情时，应当依照有关规定及时向所在机构或者卫生行政部门报告。

医师发现患者涉嫌伤害事件或者非正常死亡时，应当按照有关规定向有关部门报告。

第三十条　执业助理医师应当在执业医师的指导下，在医疗、预防、保健机构中按照其执业类别执业。

在乡、民族乡、镇的医疗、预防、保健机构中工作的执业助理医师，可以根据医疗诊治的情况和需要，独立从事一般的执业活动。

第四章　考核和培训

第三十一条　受县级以上人民政府卫生行政部门委托的机构或者组织应当按照医师执业标准，对医师的业务水平、工作成绩和职业道德状况进行定期考核。

对医师的考核结果，考核机构应当报告准予注册的卫生行政部门备案。

对考核不合格的医师，县级以上人民政府卫生行政部门可以责令其暂停执业活动三个月至六个月，并接受培训和继续医学教育。暂停执业活动期满，再次进行考核，对考核合格的,允许其继续执业;对考核不合格的,由县级以上人民政府卫生行政部门注销注册,收回医师执业证书。

第三十二条　县级以上人民政府卫生行政部门负责指导、检查和监督医师考核工作。

第三十三条　医师有下列情形之一的,县级以上人民政府卫生行政部门应当给予表彰或者奖励:

(一)在执业活动中,医德高尚,事迹突出的;

(二)对医学专业技术有重大突破,作出显著贡献的;

(三)遇有自然灾害、传染病流行、突发重大伤亡事故及其他严重威胁人民生命健康的紧急情况时,救死扶伤、抢救诊疗表现突出的;

(四)长期在边远贫困地区、少数民族地区条件艰苦的基层单位努力工作的;

(五)国务院卫生行政部门规定应当予以表彰或者奖励的其他情形的。

第三十四条　县级以上人民政府卫生行政部门应当制定医师培训计划,对医师进行多种形式的培训,为医师接受继续医学教育提供条件。

县级以上人民政府卫生行政部门应当采取措施,对在农村和少数民族地区从事医疗、预防、保健业务的医务人员实施培训。

第三十五条　医疗、预防、保健机构应当依照规定和计划保证本机构医师的培训和继续医学教育。

县级以上人民政府卫生行政部门委托的承担医师考核任务的医疗卫生机构,应当为医师的培训和接受继续医学教育提供和创造条件。

第五章　法　律　责　任

第三十六条　以不正当手段取得医师执业证书的,由发给证书的卫生行政部门予以吊销;对负有直接责任的主管人员和其他直接责任人员,依法给予行政处分。

第三十七条　医师在执业活动中,违反本法规定,有下列行为之一的,由县级以上人民政府卫生行政部门给予警告或者责令暂停六个月以上一年以下执业活动;情节严重的,吊销其医师执业证书;构成犯罪的,依法追究刑事责任:

(一)违反卫生行政规章制度或者技术操作规范,造成严重后果的;

(二)由于不负责任延误急危病重患者的抢救和诊治,造成严重后果的;

(三)造成医疗责任事故的;

(四)未经亲自诊查、调查,签署诊断、治疗、流行病学等证明文件或者有关出生、死亡等证明文件的;

(五)隐匿、伪造或者擅自销毁医学文书及有关资料的;

(六)使用未经批准使用的药品、消毒药剂和医疗器械的;

(七)不按照规定使用麻醉药品、医疗用毒性药品、精神药品和放射性药品的;

(八)未经患者或者其家属同意,对患者进行实验性临床医疗的;

(九)泄露患者隐私,造成严重后果的;

(十)利用职务之便,索取、非法收受患者财物或者牟取其他不正当利益的;

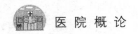

（十一）发生自然灾害、传染病流行、突发重大伤亡事故以及其他严重威胁人民生命健康的紧急情况时，不服从卫生行政部门调遣的；

（十二）发生医疗事故或者发现传染病疫情，患者涉嫌伤害事件或者非正常死亡，不按照规定报告的。

第三十八条　医师在医疗、预防、保健工作中造成事故的，依照法律或者国家有关规定处理。

第三十九条　未经批准擅自开办医疗机构行医或者非医师行医的，由县级以上人民政府卫生行政部门予以取缔，没收其违法所得及其药品、器械，并处十万元以下的罚款；对医师吊销其执业证书；给患者造成损害的，依法承担赔偿责任；构成犯罪的，依法追究刑事责任。

第四十条　阻碍医师依法执业，侮辱、诽谤、威胁、殴打医师或者侵犯医师人身自由、干扰医师正常工作、生活的，依照治安管理处罚条例的规定处罚；构成犯罪的，依法追究刑事责任。

第四十一条　医疗、预防、保健机构未依照本法第十六条的规定履行报告职责，导致严重后果的，由县级以上人民政府卫生行政部门给予警告；并对该机构的行政负责人依法给予行政处分。

第四十二条　卫生行政部门工作人员或者医疗、预防、保健机构工作人员违反本法有关规定，弄虚作假、玩忽职守、滥用职权、徇私舞弊，尚不构成犯罪的，依法给予行政处分；构成犯罪的，依法追究刑事责任。

第六章　附　　则

第四十三条　本法颁布之日前按照国家有关规定取得医学专业技术职称和医学专业技术职务的人员，由所在机构报请县级以上人民政府卫生行政部门认定，取得相应的医师资格。其中在医疗、预防、保健机构中从事医疗、预防、保健业务的医务人员，依照本法规定的条件，由所在机构集体核报县级以上人民政府卫生行政部门，予以注册并发给医师执业证书。具体办法由国务院卫生行政部门会同国务院人事行政部门制定。

第四十四条　计划生育技术服务机构中的医师，适用本法。

第四十五条　在乡村医疗卫生机构中向村民提供预防、保健和一般医疗服务的乡村医生，符合本法有关规定的，可以依法取得执业医师资格或者执业助理医师资格；不具备本法规定的执业医师资格或者执业助理医师资格的乡村医生，由国务院另行制定管理办法。

第四十六条　军队医师执行本法的实施办法，由国务院、中央军事委员会依据本法的原则制定。

第四十七条　境外人员在中国境内申请医师考试、注册、执业或者从事临床示教、临床研究等活动的，按照国家有关规定办理。

第四十八条　本法自1999年5月1日起施行。

三、医师资格考试报名资格规定(2014版)(节选)

第三条　试用期考核证明

(一)报名时考生应当提交与报考类别相一致的试用期满1年并考核合格的证明。

应届毕业生报名时应当提交试用机构出具的试用证明,并于当年8月31日前提交试用期满1年并考核合格的证明。

考生报考时应当在与报考类别相一致的医疗、预防、保健机构试用时间或累计(含多个机构)试用时间满1年。

(二)现役军人必须持所在军队医疗、预防、保健机构出具的试用期考核合格证明,方可报考。

(三)试用期考核合格证明当年有效。

第四条　报名有效身份证件

(一)中国大陆公民报考医师资格人员的有效身份证件为第二代居民身份证、临时身份证、军官证、警官证、文职干部证、士兵证、军队学员证;台港澳地区居民报考医师资格人员的有效身份证件为台港澳居民往来大陆通行证。

(二)外籍人员的有效身份证件为护照。

第五条　报考类别

(一)执业助理医师达到报考执业医师规定的,可以报考执业医师资格,报考类别应当与执业助理医师资格类别一致。

(二)报考相应类别的医师资格,应当具备与其相一致的医学学历。

具有临床医学专业本科学历,并在公共卫生岗位试用的,可以以该学历报考公共卫生类别医师资格。中医、中西医结合和民族医医学专业毕业的报考人员,按照取得学历的医学专业报考中医类别相应的医师资格。

(三)符合报考执业医师资格条件的人员可以报考同类别的执业助理医师资格。

(四)在乡级以上计划生育技术服务机构中工作,符合《执业医师法》第九条、第十条规定条件的,可以报考相应类别医师资格。

第六条　学历审核

学历的有效证明是指国家承认的毕业证书。基础医学类、法医学类、护理(学)类、医学技术类、药学类、中药学类等医学相关专业,其学历不作为报考医师资格的学历依据。

(一)研究生学历

1.临床医学(含中医、中西医结合)、口腔医学、公共卫生专业学位研究生,在符合条件的医疗、预防、保健机构进行临床实践或公共卫生实践,至当次医学综合笔试时累计实践时间满1年的,以符合条件的本科学历和专业,于在学期间报考相应类别医师资格。

临床医学、口腔医学、中医学、中医学(中西医结合方向)、眼视光医学、预防医学长学制学生在学期间已完成1年临床或公共卫生毕业实习和1年以上临床或公共卫生实践的,以本科学历报考相应类别医师资格。

2. 临床医学(含中医、中西医结合)、口腔医学、公共卫生专业学位研究生学历,作为报考相应类别医师资格的学历依据。

在研究生毕业当年以研究生学历报考者,须在当年 8 月 31 日前提交研究生毕业证书,并提供学位证书等材料,证明是专业学位研究生学历,方可参加医学综合笔试。

3. 2014 年 12 月 31 日以前入学的临床医学、口腔医学、中医学、中西医结合、民族医学、公共卫生与预防医学专业的学术学位(原"科学学位")研究生,具有相当于大学本科 1 年的临床或公共卫生毕业实习和 1 年以上的临床或公共卫生实践的,该研究生学历和学科作为报考相应类别医师资格的依据。在研究生毕业当年报考者,须在当年 8 月 31 日前提交研究生毕业证书,方可参加医学综合笔试。

2015 年 1 月 1 日以后入学的学术学位研究生,其研究生学历不作为报考各类别医师资格的学历依据。

4. 临床医学(护理学)学术学位研究生学历,或临床医学(护理领域)专业学位研究生学历,不作为报考各类别医师资格的学历依据。

(二)本科学历

1. 五年及以上学制临床医学、麻醉学、精神医学、医学影像学、放射医学、眼视光医学("眼视光学"仅限温州医科大学 2012 年 12 月 31 日以前入学)、医学检验(仅限 2012 年 12 月 31 日以前入学)、妇幼保健医学(仅限 2014 年 12 月 31 日以前入学)专业本科学历,作为报考临床类别执业医师资格考试的学历依据。

2. 五年制的口腔医学专业本科学历,作为报考口腔类别执业医师资格考试的学历依据。

3. 五年制预防医学、妇幼保健医学专业本科学历,作为报考公共卫生类别执业医师资格考试的学历依据。

4. 五年及以上学制中医学、针灸推拿学、中西医临床医学、藏医学、蒙医学、维医学、傣医学、壮医学、哈萨克医学专业本科学历,作为报考中医类别相应执业医师资格考试的学历依据。

5. 2009 年 12 月 31 日以前入学、符合本款规定的医学专业本科学历加注医学专业方向的,应以学历专业报考;2010 年 1 月 1 日以后入学的,医学专业本科学历加注医学专业方向的,该学历不作为报考医师资格的学历依据,经国家教育行政部门批准的除外。

6. 专升本医学本科毕业生,2015 年 9 月 1 日以后升入本科的,其专业必须与专科专业相同或相近,其本科学历方可作为报考医师资格的学历依据。

(三)高职(专科)学历

1. 2005 年 1 月 1 日以后入学的经教育部同意设置的临床医学类专业(含临床医学、口腔医学、中医学、中医骨伤、针灸推拿、蒙医学、藏医学、维医学等)毕业生,其专科学历作为报考医师资格的学历依据。

2004 年 12 月 31 日以前入学的经省级教育、卫生行政部门(中医药管理部门)批准设置的医学类专业(参照同期本科专业名称)毕业生,其专科学历作为报考医师资格的学历依据。

2. 经省级以上教育、卫生行政部门同意举办的初中起点 5 年制医学专业 2013 年 12 月

31 日以前入学的毕业生,其专科学历作为报考医师资格的学历依据。取得资格后限定在乡村两级医疗机构执业满 5 年后,方可申请将执业地点变更至县级医疗机构。2014 年 1 月 1 日以后入学的初中起点 5 年制医学专业毕业生,其专科学历不能作为报考医师资格的学历依据。

3. 2008 年 12 月 31 日以前入学的中西医结合专业(含教育部、原卫生部批准试办的初中起点 5 年制专科层次中西医临床医学专业)毕业生,其专科学历作为报考医师资格的学历依据。

2009 年 1 月 1 日以后入学的中西医结合专业毕业生(含初中起点 5 年制专科层次中西医临床医学专业),其专科学历不作为报考医师资格的学历依据。

4. 2009 年 12 月 31 日前入学的,符合本款规定的医学专业专科学历加注医学专业方向的,应以学历专业报考;2010 年 1 月 1 日以后入学的,医学专业专科学历加注医学专业方向的,该学历不作为报考医师资格的学历依据,经国家教育行政部门批准的除外。

(四)中职(中专)学历

1. 2010 年 9 月 1 日以后入学经省级教育行政部门、卫生计生行政部门(中医药管理部门)同意设置并报教育部备案的农村医学专业毕业生,其中职(中专)学历作为报考临床类别执业助理医师资格的学历依据。农村医学专业毕业生考取执业助理医师资格后,限定到村卫生室执业,确有需要的可到乡镇卫生院执业。

2. 2000 年 9 月 25 日至 2010 年 12 月 31 日期间入学的中等职业学校(中等专业学校)卫生保健专业毕业生,其中职(中专)学历作为报考临床类别执业助理医师资格的学历依据。卫生保健专业毕业生取得资格后,限定到村卫生室执业,确有需要的可到乡镇卫生院执业。

2011 年 1 月 1 日以后入学的中等职业学校毕业生,除农村医学专业外,其他专业的中职(中专)学历不作为报考临床类别执业助理医师资格的学历依据。

3. 2001 年 8 月 31 日以前入学的中等职业学校(中等专业学校)社区医学、预防医学、妇幼卫生、医学影像诊断、口腔医学专业毕业生,其中职(中专)学历作为报考相应类别执业助理医师资格的学历依据。

2001 年 9 月 1 日以后入学的上述专业毕业生,其中职(中专)学历不作为报考医师资格的学历依据。

4. 2006 年 12 月 31 日以前入学的中等职业学校中西医结合专业毕业生,其中职(中专)学历作为报考中医类别中西医结合医师资格的学历依据。

2007 年 1 月 1 日以后入学的中西医结合专业毕业生,其中职(中专)学历不作为报考医师资格的学历依据。

5. 2006 年 12 月 31 日以前入学的中等职业学校(中等专业学校)中医、民族医类专业毕业生,其中职(中专)学历作为报考中医类别相应医师资格的学历依据。

2007 年 1 月 1 日以后入学经教育部、国家中医药管理局备案的中等职业学校(中等专业学校)中医、民族医类专业毕业生,其中职(中专)学历作为报考中医类别相应医师资格的学历依据。2011 年 1 月 1 日以后入学的中等中医类专业毕业生,取得资格后限定到基层医疗机构执业。

6. 卫生职业高中学历不作为报考医师资格的学历依据。

7. 1999 年 1 月 1 日以后入学的卫生职工中等专业学校学历不作为报考医师资格的学历依据。

（五）成人教育学历

1. 2002 年 10 月 31 日以前入学的成人高等教育、自学考试、各类高等学校远程教育的医学类专业毕业生，该学历作为报考相应类别的医师资格的学历依据。

2002 年 11 月 1 日以后入学的上述毕业生，如其入学前已通过医师资格考试取得执业助理医师资格，且所学专业与取得医师资格类别一致的，可以以成人教育学历报考执业医师资格。除上述情形外，2002 年 11 月 1 日以后入学的成人高等教育、自学考试、各类高等学校远程教育的医学类专业毕业生，其成人高等教育学历不作为报考医师资格的学历依据。

2. 2001 年 8 月 31 日以前入学的成人中专医学类专业毕业生，其成人中专学历作为报考医师资格的学历依据。

2001 年 9 月 1 日以后入学的成人中专医学类专业毕业生，其成人中专学历不作为报考医师资格的学历依据。

（六）西医学习中医人员

已获得临床执业医师或执业助理医师资格的人员，取得省级以上教育行政部门认可的中医专业学历或者脱产两年以上系统学习中医药专业知识并获得省级中医药管理部门认可，或者参加省级中医药行政部门批准举办的西医学习中医培训班，并完成了规定课程学习，取得相应证书的，或者按照《传统医学师承和确有专长人员医师资格考核考试办法》有关规定跟师学习满 3 年并取得《传统医学师承出师证书》的，可以申请参加相同级别的中西医结合执业医师或执业助理医师资格考试。

（七）传统医学师承和确有专长人员

1. 传统医学师承和确有专长人员申请参加医师资格考试应符合《传统医学师承和确有专长人员医师资格考核考试办法》第二十七条、二十八条有关规定。

2. 传统医学师承和确有专长人员取得执业助理医师执业证书后，取得国务院教育行政部门认可的成人高等教育中医类医学专业专科以上学历，其执业时间和取得成人高等教育学历时间符合规定的，可以报考具有规定学历的中医类别相应的执业医师资格。

（八）其他

取得国外医学学历学位的中国大陆居民，其学历学位证书须经教育部留学服务中心认证，同时符合《执业医师法》及其有关文件规定的，可以按照本规定报考。

四、护 士 条 例

第一章 总 则

第一条 为了维护护士的合法权益，规范护理行为，促进护理事业发展，保障医疗安全和人体健康，制定本条例。

第二条　本条例所称护士,是指经执业注册取得护士执业证书,依照本条例规定从事护理活动,履行保护生命、减轻痛苦、增进健康职责的卫生技术人员。

第三条　护士人格尊严、人身安全不受侵犯。护士依法履行职责,受法律保护。全社会应当尊重护士。

第四条　国务院有关部门、县级以上地方人民政府及其有关部门以及乡(镇)人民政府应当采取措施,改善护士的工作条件,保障护士待遇,加强护士队伍建设,促进护理事业健康发展。

国务院有关部门和县级以上地方人民政府应当采取措施,鼓励护士到农村、基层医疗卫生机构工作。

第五条　国务院卫生主管部门负责全国的护士监督管理工作。县级以上地方人民政府卫生主管部门负责本行政区域的护士监督管理工作。

第六条　国务院有关部门对在护理工作中做出杰出贡献的护士,应当授予全国卫生系统先进工作者荣誉称号或者颁发白求恩奖章,受到表彰、奖励的护士享受省部级劳动模范、先进工作者待遇;对长期从事护理工作的护士应当颁发荣誉证书。具体办法由国务院有关部门制定。

县级以上地方人民政府及其有关部门对本行政区域内做出突出贡献的护士,按照省、自治区、直辖市人民政府的有关规定给予表彰、奖励。

第二章　执　业　注　册

第七条　护士执业,应当经执业注册取得护士执业证书。

申请护士执业注册,应当具备下列条件:

(一) 具有完全民事行为能力;

(二) 在中等职业学校、高等学校完成国务院教育主管部门和国务院卫生主管部门规定的普通全日制 3 年以上的护理、助产专业课程学习,包括在教学、综合医院完成 8 个月以上护理临床实习,并取得相应学历证书;

(三) 通过国务院卫生主管部门组织的护士执业资格考试;

(四) 符合国务院卫生主管部门规定的健康标准。

护士执业注册申请,应当自通过护士执业资格考试之日起 3 年内提出;逾期提出申请的,除应当具备前款第(一)项、第(二)项和第(四)项规定条件外,还应当在符合国务院卫生主管部门规定条件的医疗卫生机构接受 3 个月临床护理培训并考核合格。

护士执业资格考试办法由国务院卫生主管部门会同国务院人事部门制定。

第八条　申请护士执业注册的,应当向拟执业地省、自治区、直辖市人民政府卫生主管部门提出申请。收到申请的卫生主管部门应当自收到申请之日起 20 个工作日内做出决定,对具备本条例规定条件的,准予注册,并发给护士执业证书;对不具备本条例规定条件的,不予注册,并书面说明理由。

护士执业注册有效期为 5 年。

第九条　护士在其执业注册有效期内变更执业地点的,应当向拟执业地省、自治区、直辖市人民政府卫生主管部门报告。收到报告的卫生主管部门应当自收到报告之日起7个工作日内为其办理变更手续。护士跨省、自治区、直辖市变更执业地点的,收到报告的卫生主管部门还应当向其原执业地省、自治区、直辖市人民政府卫生主管部门通报。

第十条　护士执业注册有效期届满需要继续执业的,应当在护士执业注册有效期届满前30日向执业地省、自治区、直辖市人民政府卫生主管部门申请延续注册。收到申请的卫生主管部门对具备本条例规定条件的,准予延续,延续执业注册有效期为5年;对不具备本条例规定条件的,不予延续,并书面说明理由。

护士有行政许可法规定的应当予以注销执业注册情形的,原注册部门应当依照行政许可法的规定注销其执业注册。

第十一条　县级以上地方人民政府卫生主管部门应当建立本行政区域的护士执业良好记录和不良记录,并将该记录记入护士执业信息系统。

护士执业良好记录包括护士受到的表彰、奖励以及完成政府指令性任务的情况等内容。护士执业不良记录包括护士因违反本条例以及其他卫生管理法律、法规、规章或者诊疗技术规范的规定受到行政处罚、处分的情况等内容。

第三章　权利和义务

第十二条　护士执业,有按照国家有关规定获取工资报酬、享受福利待遇、参加社会保险的权利。任何单位或者个人不得克扣护士工资,降低或者取消护士福利等待遇。

第十三条　护士执业,有获得与其所从事的护理工作相适应的卫生防护、医疗保健服务的权利。从事直接接触有毒有害物质、有感染传染病危险工作的护士,有依照有关法律、行政法规的规定接受职业健康监护的权利;患职业病的,有依照有关法律、行政法规的规定获得赔偿的权利。

第十四条　护士有按照国家有关规定获得与本人业务能力和学术水平相应的专业技术职务、职称的权利;有参加专业培训、从事学术研究和交流、参加行业协会和专业学术团体的权利。

第十五条　护士有获得疾病诊疗、护理相关信息的权利和其他与履行护理职责相关的权利,可以对医疗卫生机构和卫生主管部门的工作提出意见和建议。

第十六条　护士执业,应当遵守法律、法规、规章和诊疗技术规范的规定。

第十七条　护士在执业活动中,发现患者病情危急,应当立即通知医师;在紧急情况下为抢救垂危患者生命,应当先行实施必要的紧急救护。

护士发现医嘱违反法律、法规、规章或者诊疗技术规范规定的,应当及时向开具医嘱的医师提出;必要时,应当向该医师所在科室的负责人或者医疗卫生机构负责医疗服务管理的人员报告。

第十八条　护士应当尊重、关心、爱护患者,保护患者的隐私。

第十九条　护士有义务参与公共卫生和疾病预防控制工作。发生自然灾害、公共卫生事件等严重威胁公众生命健康的突发事件,护士应当服从县级以上人民政府卫生主管部门或者所在医疗卫生机构的安排,参加医疗救护。

第四章　医疗卫生机构的职责

第二十条　医疗卫生机构配备护士的数量不得低于国务院卫生主管部门规定的护士配备标准。

第二十一条　医疗卫生机构不得允许下列人员在本机构从事诊疗技术规范规定的护理活动：

（一）未取得护士执业证书的人员；

（二）未依照本条例第九条的规定办理执业地点变更手续的护士；

（三）护士执业注册有效期届满未延续执业注册的护士。

在教学、综合医院进行护理临床实习的人员应当在护士指导下开展有关工作。

第二十二条　医疗卫生机构应当为护士提供卫生防护用品，并采取有效的卫生防护措施和医疗保健措施。

第二十三条　医疗卫生机构应当执行国家有关工资、福利待遇等规定，按照国家有关规定为在本机构从事护理工作的护士足额缴纳社会保险费用，保障护士的合法权益。

对在艰苦边远地区工作，或者从事直接接触有毒有害物质、有感染传染病危险工作的护士，所在医疗卫生机构应当按照国家有关规定给予津贴。

第二十四条　医疗卫生机构应当制定、实施本机构护士在职培训计划，并保证护士接受培训。

护士培训应当注重新知识、新技术的应用；根据临床专科护理发展和专科护理岗位的需要，开展对护士的专科护理培训。

第二十五条　医疗卫生机构应当按照国务院卫生主管部门的规定，设置专门机构或者配备专（兼）职人员负责护理管理工作。

第二十六条　医疗卫生机构应当建立护士岗位责任制并进行监督检查。

护士因不履行职责或者违反职业道德受到投诉的，其所在医疗卫生机构应当进行调查。经查证属实的，医疗卫生机构应当对护士做出处理，并将调查处理情况告知投诉人。

第五章　法　律　责　任

第二十七条　卫生主管部门的工作人员未依照本条例规定履行职责，在护士监督管理工作中滥用职权、徇私舞弊，或者有其他失职、渎职行为的，依法给予处分；构成犯罪的，依法追究刑事责任。

第二十八条　医疗卫生机构有下列情形之一的，由县级以上地方人民政府卫生主管部门依据职责分工责令限期改正，给予警告；逾期不改正的，根据国务院卫生主管部门规定的护士配备标准和在医疗卫生机构合法执业的护士数量核减其诊疗科目，或者暂停其6个月以上1年以下执业活动；国家举办的医疗卫生机构有下列情形之一、情节严重的，还应当对负有责任的主管人员和其他直接责任人员依法给予处分：

（一）违反本条例规定，护士的配备数量低于国务院卫生主管部门规定的护士配备标准的；

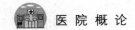

（二）允许未取得护士执业证书的人员或者允许未依照本条例规定办理执业地点变更手续、延续执业注册有效期的护士在本机构从事诊疗技术规范规定的护理活动的。

第二十九条　医疗卫生机构有下列情形之一的，依照有关法律、行政法规的规定给予处罚；国家举办的医疗卫生机构有下列情形之一、情节严重的，还应当对负有责任的主管人员和其他直接责任人员依法给予处分：

（一）未执行国家有关工资、福利待遇等规定的；

（二）对在本机构从事护理工作的护士，未按照国家有关规定足额缴纳社会保险费用的；

（三）未为护士提供卫生防护用品，或者未采取有效的卫生防护措施、医疗保健措施的；

（四）对在艰苦边远地区工作，或者从事直接接触有毒有害物质、有感染传染病危险工作的护士，未按照国家有关规定给予津贴的。

第三十条　医疗卫生机构有下列情形之一的，由县级以上地方人民政府卫生主管部门依据职责分工责令限期改正，给予警告：

（一）未制定、实施本机构护士在职培训计划或者未保证护士接受培训的；

（二）未依照本条例规定履行护士管理职责的。

第三十一条　护士在执业活动中有下列情形之一的，由县级以上地方人民政府卫生主管部门依据职责分工责令改正，给予警告；情节严重的，暂停其 6 个月以上 1 年以下执业活动，直至由原发证部门吊销其护士执业证书：

（一）发现患者病情危急未立即通知医师的；

（二）发现医嘱违反法律、法规、规章或者诊疗技术规范的规定，未依照本条例第十七条的规定提出或者报告的；

（三）泄露患者隐私的；

（四）发生自然灾害、公共卫生事件等严重威胁公众生命健康的突发事件，不服从安排参加医疗救护的。

护士在执业活动中造成医疗事故的，依照医疗事故处理的有关规定承担法律责任。

第三十二条　护士被吊销执业证书的，自执业证书被吊销之日起 2 年内不得申请执业注册。

第三十三条　扰乱医疗秩序，阻碍护士依法开展执业活动，侮辱、威胁、殴打护士，或者有其他侵犯护士合法权益行为的，由公安机关依照治安管理处罚法的规定给予处罚；构成犯罪的，依法追究刑事责任。

第六章　附　　则

第三十四条　本条例施行前按照国家有关规定已经取得护士执业证书或者护理专业技术职称、从事护理活动的人员，经执业地省、自治区、直辖市人民政府卫生主管部门审核合格，换领护士执业证书。

本条例施行前，尚未达到护士配备标准的医疗卫生机构，应当按照国务院卫生主管部门规定的实施步骤,自本条例施行之日起 3 年内达到护士配备标准。

第三十五条　本条例自 2008 年 5 月 12 日起施行。

五、医疗纠纷预防和处理条例

第一章　总　　则

第一条　为了预防和妥善处理医疗纠纷,保护医患双方的合法权益,维护医疗秩序,保障医疗安全,制定本条例。

第二条　本条例所称医疗纠纷,是指医患双方因诊疗活动引发的争议。

第三条　国家建立医疗质量安全管理体系,深化医药卫生体制改革,规范诊疗活动,改善医疗服务,提高医疗质量,预防、减少医疗纠纷。

在诊疗活动中,医患双方应当互相尊重,维护自身权益应当遵守有关法律、法规的规定。

第四条　处理医疗纠纷,应当遵循公平、公正、及时的原则,实事求是,依法处理。

第五条　县级以上人民政府应当加强对医疗纠纷预防和处理工作的领导、协调,将其纳入社会治安综合治理体系,建立部门分工协作机制,督促部门依法履行职责。

第六条　卫生主管部门负责指导、监督医疗机构做好医疗纠纷的预防和处理工作,引导医患双方依法解决医疗纠纷。

司法行政部门负责指导医疗纠纷人民调解工作。

公安机关依法维护医疗机构治安秩序,查处、打击侵害患者和医务人员合法权益以及扰乱医疗秩序等违法犯罪行为。

财政、民政、保险监督管理等部门和机构按照各自职责做好医疗纠纷预防和处理的有关工作。

第七条　国家建立完善医疗风险分担机制,发挥保险机制在医疗纠纷处理中的第三方赔付和医疗风险社会化分担的作用,鼓励医疗机构参加医疗责任保险,鼓励患者参加医疗意外保险。

第八条　新闻媒体应当加强医疗卫生法律、法规和医疗卫生常识的宣传,引导公众理性对待医疗风险;报道医疗纠纷,应当遵守有关法律、法规的规定,恪守职业道德,做到真实、客观、公正。

第二章　医疗纠纷预防

第九条　医疗机构及其医务人员在诊疗活动中应当以患者为中心,加强人文关怀,严格遵守医疗卫生法律、法规、规章和诊疗相关规范、常规,恪守职业道德。

医疗机构应当对其医务人员进行医疗卫生法律、法规、规章和诊疗相关规范、常规的培训,并加强职业道德教育。

第十条　医疗机构应当制定并实施医疗质量安全管理制度,设置医疗服务质量监控部门或者配备专(兼)职人员,加强对诊断、治疗、护理、药事、检查等工作的规范化管理,优化服务流程,提高服务水平。

医疗机构应当加强医疗风险管理,完善医疗风险的识别、评估和防控措施,定期检查措施落实情况,及时消除隐患。

第十一条 医疗机构应当按照国务院卫生主管部门制定的医疗技术临床应用管理规定,开展与其技术能力相适应的医疗技术服务,保障临床应用安全,降低医疗风险;采用医疗新技术的,应当开展技术评估和伦理审查,确保安全有效、符合伦理。

第十二条 医疗机构应当依照有关法律、法规的规定,严格执行药品、医疗器械、消毒药剂、血液等的进货查验、保管等制度。禁止使用无合格证明文件、过期等不合格的药品、医疗器械、消毒药剂、血液等。

第十三条 医务人员在诊疗活动中应当向患者说明病情和医疗措施。需要实施手术,或者开展临床试验等存在一定危险性、可能产生不良后果的特殊检查、特殊治疗的,医务人员应当及时向患者说明医疗风险、替代医疗方案等情况,并取得其书面同意;在患者处于昏迷等无法自主作出决定的状态或者病情不宜向患者说明等情形下,应当向患者的近亲属说明,并取得其书面同意。

紧急情况下不能取得患者或者其近亲属意见的,经医疗机构负责人或者授权的负责人批准,可以立即实施相应的医疗措施。

第十四条 开展手术、特殊检查、特殊治疗等具有较高医疗风险的诊疗活动,医疗机构应当提前预备应对方案,主动防范突发风险。

第十五条 医疗机构及其医务人员应当按照国务院卫生主管部门的规定,填写并妥善保管病历资料。

因紧急抢救未能及时填写病历的,医务人员应当在抢救结束后 6 小时内据实补记,并加以注明。

任何单位和个人不得篡改、伪造、隐匿、毁灭或者抢夺病历资料。

第十六条 患者有权查阅、复制其门诊病历、住院志、体温单、医嘱单、化验单(检验报告)、医学影像检查资料、特殊检查同意书、手术同意书、手术及麻醉记录、病理资料、护理记录、医疗费用以及国务院卫生主管部门规定的其他属于病历的全部资料。

患者要求复制病历资料的,医疗机构应当提供复制服务,并在复制的病历资料上加盖证明印记。复制病历资料时,应当有患者或者其近亲属在场。医疗机构应患者的要求为其复制病历资料,可以收取工本费,收费标准应当公开。

患者死亡的,其近亲属可以依照本条例的规定,查阅、复制病历资料。

第十七条 医疗机构应当建立健全医患沟通机制,对患者在诊疗过程中提出的咨询、意见和建议,应当耐心解释、说明,并按照规定进行处理;对患者就诊疗行为提出的疑问,应当及时予以核实、自查,并指定有关人员与患者或者其近亲属沟通,如实说明情况。

第十八条 医疗机构应当建立健全投诉接待制度,设置统一的投诉管理部门或者配备专(兼)职人员,在医疗机构显著位置公布医疗纠纷解决途径、程序和联系方式等,方便患者投诉或者咨询。

第十九条 卫生主管部门应当督促医疗机构落实医疗质量安全管理制度,组织开展医疗质量安全评估,分析医疗质量安全信息,针对发现的风险制定防范措施。

第二十条　患者应当遵守医疗秩序和医疗机构有关就诊、治疗、检查的规定,如实提供与病情有关的信息,配合医务人员开展诊疗活动。

第二十一条　各级人民政府应当加强健康促进与教育工作,普及健康科学知识,提高公众对疾病治疗等医学科学知识的认知水平。

第三章　医疗纠纷处理

第二十二条　发生医疗纠纷,医患双方可以通过下列途径解决:

(一)双方自愿协商;

(二)申请人民调解;

(三)申请行政调解;

(四)向人民法院提起诉讼;

(五)法律、法规规定的其他途径。

第二十三条　发生医疗纠纷,医疗机构应当告知患者或者其近亲属下列事项:

(一)解决医疗纠纷的合法途径;

(二)有关病历资料、现场实物封存和启封的规定;

(三)有关病历资料查阅、复制的规定。

患者死亡的,还应当告知其近亲属有关尸检的规定。

第二十四条　发生医疗纠纷需要封存、启封病历资料的,应当在医患双方在场的情况下进行。封存的病历资料可以是原件,也可以是复制件,由医疗机构保管。病历尚未完成需要封存的,对已完成病历先行封存;病历按照规定完成后,再对后续完成部分进行封存。医疗机构应当对封存的病历开列封存清单,由医患双方签字或者盖章,各执一份。

病历资料封存后医疗纠纷已经解决,或者患者在病历资料封存满3年未再提出解决医疗纠纷要求的,医疗机构可以自行启封。

第二十五条　疑似输液、输血、注射、用药等引起不良后果的,医患双方应当共同对现场实物进行封存、启封,封存的现场实物由医疗机构保管。需要检验的,应当由双方共同委托依法具有检验资格的检验机构进行检验;双方无法共同委托的,由医疗机构所在地县级人民政府卫生主管部门指定。

疑似输血引起不良后果,需要对血液进行封存保留的,医疗机构应当通知提供该血液的血站派员到场。

现场实物封存后医疗纠纷已经解决,或者患者在现场实物封存满3年未再提出解决医疗纠纷要求的,医疗机构可以自行启封。

第二十六条　患者死亡,医患双方对死因有异议的,应当在患者死亡后48小时内进行尸检;具备尸体冻存条件的,可以延长至7日。尸检应当经死者近亲属同意并签字,拒绝签字的,视为死者近亲属不同意进行尸检。不同意或者拖延尸检,超过规定时间,影响对死因判定的,由不同意或者拖延的一方承担责任。

尸检应当由按照国家有关规定取得相应资格的机构和专业技术人员进行。

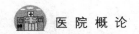

医患双方可以委派代表观察尸检过程。

第二十七条　患者在医疗机构内死亡的,尸体应当立即移放太平间或者指定的场所,死者尸体存放时间一般不得超过 14 日。逾期不处理的尸体,由医疗机构在向所在地县级人民政府卫生主管部门和公安机关报告后,按照规定处理。

第二十八条　发生重大医疗纠纷的,医疗机构应当按照规定向所在地县级以上地方人民政府卫生主管部门报告。卫生主管部门接到报告后,应当及时了解掌握情况,引导医患双方通过合法途径解决纠纷。

第二十九条　医患双方应当依法维护医疗秩序。任何单位和个人不得实施危害患者和医务人员人身安全、扰乱医疗秩序的行为。

医疗纠纷中发生涉嫌违反治安管理行为或者犯罪行为的,医疗机构应当立即向所在地公安机关报案。公安机关应当及时采取措施,依法处置,维护医疗秩序。

第三十条　医患双方选择协商解决医疗纠纷的,应当在专门场所协商,不得影响正常医疗秩序。医患双方人数较多的,应当推举代表进行协商,每方代表人数不超过 5 人。

协商解决医疗纠纷应当坚持自愿、合法、平等的原则,尊重当事人的权利,尊重客观事实。医患双方应当文明、理性表达意见和要求,不得有违法行为。

协商确定赔付金额应当以事实为依据,防止畸高或者畸低。对分歧较大或者索赔数额较高的医疗纠纷,鼓励医患双方通过人民调解的途径解决。

医患双方经协商达成一致的,应当签署书面和解协议书。

第三十一条　申请医疗纠纷人民调解的,由医患双方共同向医疗纠纷人民调解委员会提出申请;一方申请调解的,医疗纠纷人民调解委员会在征得另一方同意后进行调解。

申请人可以以书面或者口头形式申请调解。书面申请的,申请书应当载明申请人的基本情况、申请调解的争议事项和理由等;口头申请的,医疗纠纷人民调解员应当当场记录申请人的基本情况、申请调解的争议事项和理由等,并经申请人签字确认。

医疗纠纷人民调解委员会获悉医疗机构内发生重大医疗纠纷,可以主动开展工作,引导医患双方申请调解。

当事人已经向人民法院提起诉讼并且已被受理,或者已经申请卫生主管部门调解并且已被受理的,医疗纠纷人民调解委员会不予受理;已经受理的,终止调解。

第三十二条　设立医疗纠纷人民调解委员会,应当遵守《中华人民共和国人民调解法》的规定,并符合本地区实际需要。医疗纠纷人民调解委员会应当自设立之日起 30 个工作日内向所在地县级以上地方人民政府司法行政部门备案。

医疗纠纷人民调解委员会应当根据具体情况,聘任一定数量的具有医学、法学等专业知识且热心调解工作的人员担任专(兼)职医疗纠纷人民调解员。

医疗纠纷人民调解委员会调解医疗纠纷,不得收取费用。医疗纠纷人民调解工作所需经费按照国务院财政、司法行政部门的有关规定执行。

第三十三条　医疗纠纷人民调解委员会调解医疗纠纷时,可以根据需要咨询专家,并可以从本条例第三十五条规定的专家库中选取专家。

第三十四条　医疗纠纷人民调解委员会调解医疗纠纷,需要进行医疗损害鉴定以明确责任的,由医患双方共同委托医学会或者司法鉴定机构进行鉴定,也可以经医患双方同意,由医疗纠纷人民调解委员会委托鉴定。

医学会或者司法鉴定机构接受委托从事医疗损害鉴定,应当由鉴定事项所涉专业的临床医学、法医学等专业人员进行鉴定;医学会或者司法鉴定机构没有相关专业人员的,应当从本条例第三十五条规定的专家库中抽取相关专业专家进行鉴定。

医学会或者司法鉴定机构开展医疗损害鉴定,应当执行规定的标准和程序,尊重科学,恪守职业道德,对出具的医疗损害鉴定意见负责,不得出具虚假鉴定意见。医疗损害鉴定的具体管理办法由国务院卫生、司法行政部门共同制定。

鉴定费预先向医患双方收取,最终按照责任比例承担。

第三十五条　医疗损害鉴定专家库由设区的市级以上人民政府卫生、司法行政部门共同设立。专家库应当包含医学、法学、法医学等领域的专家。聘请专家进入专家库,不受行政区域的限制。

第三十六条　医学会、司法鉴定机构作出的医疗损害鉴定意见应当载明并详细论述下列内容:

(一)是否存在医疗损害以及损害程度;

(二)是否存在医疗过错;

(三)医疗过错与医疗损害是否存在因果关系;

(四)医疗过错在医疗损害中的责任程度。

第三十七条　咨询专家、鉴定人员有下列情形之一的,应当回避,当事人也可以以口头或者书面形式申请其回避:

(一)是医疗纠纷当事人或者当事人的近亲属;

(二)与医疗纠纷有利害关系;

(三)与医疗纠纷当事人有其他关系,可能影响医疗纠纷公正处理。

第三十八条　医疗纠纷人民调解委员会应当自受理之日起30个工作日内完成调解。需要鉴定的,鉴定时间不计入调解期限。因特殊情况需要延长调解期限的,医疗纠纷人民调解委员会和医患双方可以约定延长调解期限。超过调解期限未达成调解协议的,视为调解不成。

第三十九条　医患双方经人民调解达成一致的,医疗纠纷人民调解委员会应当制作调解协议书。调解协议书经医患双方签字或者盖章,人民调解员签字并加盖医疗纠纷人民调解委员会印章后生效。

达成调解协议的,医疗纠纷人民调解委员会应当告知医患双方可以依法向人民法院申请司法确认。

第四十条　医患双方申请医疗纠纷行政调解的,应当参照本条例第三十一条第一款、第二款的规定向医疗纠纷发生地县级人民政府卫生主管部门提出申请。

卫生主管部门应当自收到申请之日起5个工作日内作出是否受理的决定。当事人已经向人民法院提起诉讼并且已被受理,或者已经申请医疗纠纷人民调解委员会调解并且已被受理的,卫生主管部门不予受理;已经受理的,终止调解。

卫生主管部门应当自受理之日起30个工作日内完成调解。需要鉴定的,鉴定时间不计入调解期限。超过调解期限未达成调解协议的,视为调解不成。

第四十一条　卫生主管部门调解医疗纠纷需要进行专家咨询的,可以从本条例第三十五条规定的专家库中抽取专家;医患双方认为需要进行医疗损害鉴定以明确责任的,参照本条例第三十四条的规定进行鉴定。

医患双方经卫生主管部门调解达成一致的,应当签署调解协议书。

第四十二条　医疗纠纷人民调解委员会及其人民调解员、卫生主管部门及其工作人员应当对医患双方的个人隐私等事项予以保密。

未经医患双方同意,医疗纠纷人民调解委员会、卫生主管部门不得公开进行调解,也不得公开调解协议的内容。

第四十三条　发生医疗纠纷,当事人协商、调解不成的,可以依法向人民法院提起诉讼。当事人也可以直接向人民法院提起诉讼。

第四十四条　发生医疗纠纷,需要赔偿的,赔付金额依照法律的规定确定。

第四章　法律责任

第四十五条　医疗机构篡改、伪造、隐匿、毁灭病历资料的,对直接负责的主管人员和其他直接责任人员,由县级以上人民政府卫生主管部门给予或者责令给予降低岗位等级或者撤职的处分,对有关医务人员责令暂停6个月以上1年以下执业活动;造成严重后果的,对直接负责的主管人员和其他直接责任人员给予或者责令给予开除的处分,对有关医务人员由原发证部门吊销执业证书;构成犯罪的,依法追究刑事责任。

第四十六条　医疗机构将未通过技术评估和伦理审查的医疗新技术应用于临床的,由县级以上人民政府卫生主管部门没收违法所得,并处5万元以上10万元以下罚款,对直接负责的主管人员和其他直接责任人员给予或者责令给予降低岗位等级或者撤职的处分,对有关医务人员责令暂停6个月以上1年以下执业活动;情节严重的,对直接负责的主管人员和其他直接责任人员给予或者责令给予开除的处分,对有关医务人员由原发证部门吊销执业证书;构成犯罪的,依法追究刑事责任。

第四十七条　医疗机构及其医务人员有下列情形之一的,由县级以上人民政府卫生主管部门责令改正,给予警告,并处1万元以上5万元以下罚款;情节严重的,对直接负责的主管人员和其他直接责任人员给予或者责令给予降低岗位等级或者撤职的处分,对有关医务人员可以责令暂停1个月以上6个月以下执业活动;构成犯罪的,依法追究刑事责任:

(一) 未按规定制定和实施医疗质量安全管理制度;

(二) 未按规定告知患者病情、医疗措施、医疗风险、替代医疗方案等;

(三) 开展具有较高医疗风险的诊疗活动,未提前预备应对方案防范突发风险;

(四) 未按规定填写、保管病历资料,或者未按规定补记抢救病历;

(五) 拒绝为患者提供查阅、复制病历资料服务;

(六) 未建立投诉接待制度、设置统一投诉管理部门或者配备专(兼)职人员;

(七) 未按规定封存、保管、启封病历资料和现场实物;

(八) 未按规定向卫生主管部门报告重大医疗纠纷;

(九) 其他未履行本条例规定义务的情形。

第四十八条　医学会、司法鉴定机构出具虚假医疗损害鉴定意见的,由县级以上人民政府卫生、司法行政部门依据职责没收违法所得,并处5万元以上10万元以下罚款,对该医学会、司法鉴定机构和有关鉴定人员责令暂停3个月以上1年以下医疗损害鉴定业务,对直接负责的主管人员和其他直接责任人员给予或者责令给予降低岗位等级或者撤职的处分;情节严重的,该医学会、司法鉴定机构和有关鉴定人员5年内不得从事医疗损害鉴定业务或者撤销登记,对直接负责的主管人员和其他直接责任人员给予或者责令给予开除的处分;构成犯罪的,依法追究刑事责任。

第四十九条　尸检机构出具虚假尸检报告的,由县级以上人民政府卫生、司法行政部门依据职责没收违法所得,并处5万元以上10万元以下罚款,对该尸检机构和有关尸检专业技术人员责令暂停3个月以上1年以下尸检业务,对直接负责的主管人员和其他直接责任人员给予或者责令给予降低岗位等级或者撤职的处分;情节严重的,撤销该尸检机构和有关尸检专业技术人员的尸检资格,对直接负责的主管人员和其他直接责任人员给予或者责令给予开除的处分;构成犯罪的,依法追究刑事责任。

第五十条　医疗纠纷人民调解员有下列行为之一的,由医疗纠纷人民调解委员会给予批评教育、责令改正;情节严重的,依法予以解聘:

(一)偏袒一方当事人;

(二)侮辱当事人;

(三)索取、收受财物或者牟取其他不正当利益;

(四)泄露医患双方个人隐私等事项。

第五十一条　新闻媒体编造、散布虚假医疗纠纷信息的,由有关主管部门依法给予处罚;给公民、法人或者其他组织的合法权益造成损害的,依法承担消除影响、恢复名誉、赔偿损失、赔礼道歉等民事责任。

第五十二条　县级以上人民政府卫生主管部门和其他有关部门及其工作人员在医疗纠纷预防和处理工作中,不履行职责或者滥用职权、玩忽职守、徇私舞弊的,由上级人民政府卫生等有关部门或者监察机关责令改正;依法对直接负责的主管人员和其他直接责任人员给予处分;构成犯罪的,依法追究刑事责任。

第五十三条　医患双方在医疗纠纷处理中,造成人身、财产或者其他损害的,依法承担民事责任;构成违反治安管理行为的,由公安机关依法给予治安管理处罚;构成犯罪的,依法追究刑事责任。

第五章　附　　则

第五十四条　军队医疗机构的医疗纠纷预防和处理办法,由中央军委机关有关部门会同国务院卫生主管部门依据本条例制定。

第五十五条　对诊疗活动中医疗事故的行政调查处理,依照《医疗事故处理条例》的相关规定执行。

第五十六条　本条例自2018年10月1日起施行。

参 考 文 献

［1］徐江雁. 中国医学史［M］. 上海：上海科学技术出版社,2017.

［2］卡斯蒂廖尼. 医学史（上、中、下）［M］. 程之范,甄橙,译. 南京：译林出版社,2014.

［3］张鹭鹭,王羽. 医院管理学［M］. 北京：人民卫生出版社,2014.

［4］曹荣桂. 医院管理学：概论分册［M］. 2 版. 北京：人民卫生出版社,2011.

［5］曹建文,刘越泽. 医院管理学［M］. 3 版. 上海：复旦大学出版社.2010.

［6］黄明安,申俊龙. 医院管理学［M］. 北京：中国中医药出版社,2015.

［7］蒋炳武. 医学概论［M］. 北京：清华大学出版社,2013.

［8］张亮,胡志. 卫生事业管理学［M］. 北京：人民卫生出版社,2013.

［9］梁万年. 卫生事业管理学［M］. 3 版. 北京：人民卫生出版社,2012.

［10］徐名额. 医学导论［M］. 北京：人民军医出版社,2013.

［11］胡殿宇. 临床医学概论［M］. 2 版. 武汉：华中科技大学出版社,2016.

［12］杨英华. 护理管理学［M］. 北京：人民卫生出版社,1999.

［13］林菊英. 医院护理管理学［M］. 北京：中央广播电视大学出版社,2000.

［14］张立明,罗臻. 药事管理学［M］. 北京：清华大学出版社,2011.

［15］樊立华. 卫生法律制度与监督学［M］. 北京：人民卫生出版社,2012.

［16］王锦帆. 医患沟通学［M］. 北京：人民卫生出版社,2006.

［17］陈斌. 杭州 XY 民营医院营销战略研究［D］. 杭州：浙江工业大学,2014.

［18］帅李娜. 中国基本医疗保险制度研究：以丹尼尔斯医疗保健公正理论为基本分析工具［D］. 武汉：华中师范大学,2013.

［19］周璐靖. 美国医疗：以患者为中心服务的四项"基本原则"［EB/OL］[2019-5-19] https://www.cn-healthcare.com/article/20140903/content-459980.html.

［20］翁惠敏. 节录明代袁一中"言医·序"［J］. 中国医学人文,2018(10).

［21］王一方. 特鲁多：敬畏与关爱才是医生职业的底色［J］. 英国医学杂志（中文版）,2015(10).

［22］陈嘉,黄辉. 护理学导论［M］. 长沙：中南大学出版社,2017.

后　记

　　本书是编者在多年从事医院管理工作和"医院管理学概论"课程授课经验基础上，总结编写而成的。在书籍编撰和教学过程中，编委们和其他很多同志参与其中，做出了贡献。

　　在"医院管理学概论"课程开设过程中，蚌埠医学院夏俊和陈明华教授给予了认真的指导；在教学改革和编著《医院概论》时，齐玉龙教授参与并在结构安排上提出有益的见解；蚌埠医学院卫生管理学教研室的同志一方面参与教学改革，一方面为本书编撰付出辛劳；很多学生参与到教学改革中，提出了一些建设性的意见；姚仁斌同志在文稿校核方面给予帮助。本书的出版还得到中国科学技术大学出版社的支持，在此表达诚挚谢意！

作　者

2019 年 10 月